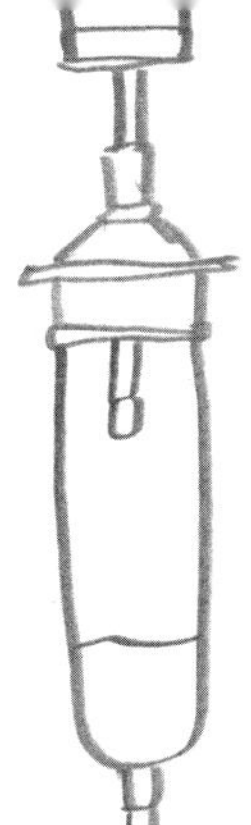

DU MUSST DEN DRACHEN REITEN

DIE HERAUSGEBERINNEN

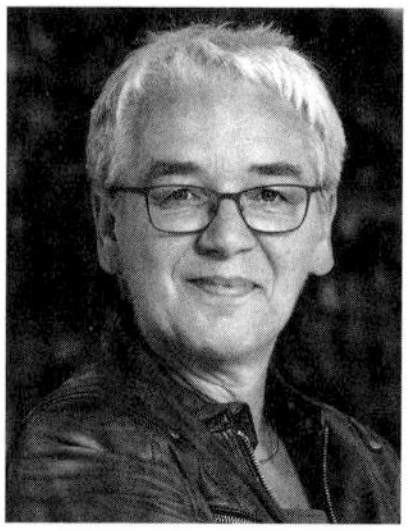

Ute Engelmann ist langjährige Trainerin und Coach; sie lehrte bis 2017 an der European Business School in Bochum. Als Coach begleitet sie Einzelpersonen bei beruflichen und privaten Veränderungen und bietet Unternehmen Kommunikationstrainings und Organisationsberatung an. Im Jahr 2005 erkrankte sie zum ersten Mal an Brustkrebs, 2020 hatte sie ein Rezidiv mit Knochenmetastasen.

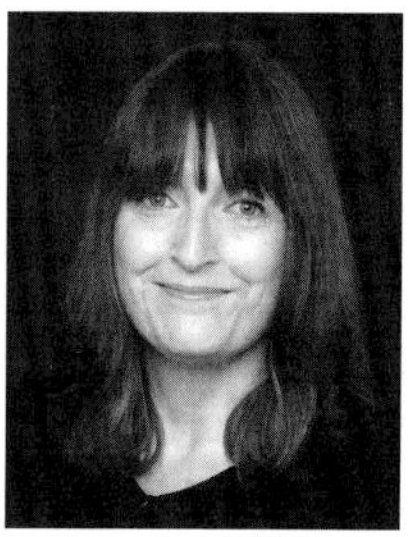

Annette Waschbüsch, geboren 1975, ist freie Journalistin und Autorin. In der Vergangenheit arbeitete sie in der Kunst- und Kulturszene, als Lokalreporterin und veröffentlichte ein Buch über Life-Hacks. 2016 ließ sie sich mit ihrem Mann in Irland nieder. Die Diagnose Brustkrebs bekam sie im Mater Misericordiae Hospital in Dublins Norden, wo sie sich auch durch die Therapie kämpfte.

Für Pia und Manu

Ein Gesamtverzeichnis der lieferbaren Titel schicken wir Ihnen gerne zu.
Bitte senden Sie eine E-Mail mit Ihrer Adresse an:
vertrieb@koehler-books.de
Sie finden uns auch im Internet unter: www.koehler-books.de

Bibliografische Information der Deutschen Nationalbibliothek
Die Deutsche Nationalbibliothek verzeichnet diese Publikation in der Deutschen Nationalbibliografie;
Daten sind im Internet über https://portal.dnb.de abrufbar.

ISBN: 978-3-7822-1534-3

Illustrationen: Charlotte Götze
Satz: Marisa Tippe
Druck und Bindung: Plump Druck & Medien GmbH,
Rolandsecker Weg 33, 53619 Rheinbreitbach

MIX
Papier | Fördert gute Waldnutzung
FSC® C104521
www.fsc.org

eco zoom
natureOffice.com/DE-742-MMNDTPD
Rohstoffe
Transporte
Produktion
kg CO2e 1 pro Produkt
CO2e-Emissionen ausgeglichen

Ute Engelmann · Annette Waschbüsch (Hrsg.)

DU MUSST DEN DRACHEN REITEN

Diagnose Krebs – Vom Leben in der Krise

Koehler

INHALT

Ein Vorwort? 8

Hummer und Champagner 10
7 Abgründe und 7 Auswege 16
Immer jetzt 29
Dreimal „hier“ gerufen und noch eine Zugabe 42
Ich bin gerne Pippi Langstrumpf 56
Du findest deinen Weg 67
Mama hat einen Affenbrotbaum 74
Auf einem Bein durchs Leben stehn 87
Aperol Spritz 100
Hausbesetzung 115
Mein Herz sagt, alles wird gut 124
Die andere Welt 128
Pia 146
Es kommt, wie es kommt 154
Eiche und Bambus 158
Rendezvous mit einem Knilch 172
Besuch vom Tumorschwein 184
Glückskind 195
Von guten Mächten 202
Furchtlos, stark und stolz 217
Maskottchen Hase 224
Mein Plan 237

The Big Bang 242
Höher als ein Dreitausender 258
Fass mich nicht an 267
WTF – oder einfach eine Mutmachgeschichte 282
Achterbahn 289
Erntezeit 296
Krebs hat keine Zielgruppe 309
Davonleben 314

Danksagung 318
Autorinnen und Autoren 320

SEITENBLICKE

Selbsthilfe rund um die Uhr 39
Psychoonkologische Unterstützung 64
Wie erklären Sie sich das? 111
Hilfen für Familien mit Kindern 126
Wenn die Forderung nach positivem Denken uns vergiftet 167
Einige hilfreiche Tools aus der Psychoonkologie 193
Ekstase mit Zähneknirschen 232
Man darf nicht lockerlassen 252
Die lila Hüte 280
Ein Hörbuch für Jonas 306

EIN VORWORT?

Seit Tagen überlege ich hin und her: Wie schreibt man ein Vorwort zu einem Buch von 30 völlig unterschiedlichen Krebsbetroffenen? Ein Buch, über das mir als Erstes einfällt, was es alles nicht ist: kein Krebsratgeber, kein Buch über die Krise als Chance, keine Schritt-für-Schritt-Anleitung, wie man diese Krankheit besiegt. Ein Buch, das immer noch etwas mehr und etwas anderes ist, je länger ich darüber nachdenke.

Schließlich frage ich meine Freundin und Mitherausgeberin Ute um Rat. „Warum schreibst du nicht genau darüber", sagt sie. „Es gibt so viele Wege, mit dieser Diagnose umzugehen. Ich finde, das ist der Kern unseres Buches."

Sie hat recht. In unserem Buch geht es nicht um den richtigen Weg, um die einzige Formel oder das korrekte Schema. Es geht um 30 Leben und um diesen einen Satz, der mitten hineinkracht: „Es ist Krebs."

Dreißig Erkrankte, ihre Kinder, Eltern oder Partner haben aufgeschrieben, wie sich ihr Leben mit der Diagnose anfühlt. Wie es ist, sich zu fragen: und jetzt? Sterben? Wann? Schmerzen, Unsicherheit, Angst. Aber auch: Ich will nicht sterben. Ich will leben!

Wir leben mit Krebs, und niemand hat uns gesagt, wie das geht. Und so nutzen wir alles, was wir haben, um damit fertig zu werden. Wir folgen erst mal unseren üblichen Bewältigungsstrategien, stecken den Kopf in den Sand oder wollen mit dem Kopf durch die Wand. Wir suchen uns psychoonkologische Hilfe, wir vertrauen unser Leben den Ärztinnen und Ärzten an, und manchmal forschen wir selbst detektivisch nach zur Diagnose, zu Studien und zu möglichen Behandlungsmethoden. Auch darum geht es in diesem Buch, in den „Seitenblicken“ zwischen den Geschichten.

Für andere sind wir oft die Schwachen. Die Verzweifelten mit der Glatze, die auf Hilfe angewiesen sind. Um uns muss man sich kümmern, man muss uns bedauern und uns gute Ratschläge geben.

Aber das ist nicht die ganze Wahrheit. Denn wir sind auch noch etwas anderes, und zwar jeden Tag ein bisschen mehr: Wir sind Expertinnen für existenzielle Krisen. Ob wir wollen oder nicht. Denn immer, auf unserem Weg zur Arbeit oder zur Chemo, beim Schulausflug der Kinder oder bei der Fahrt zum Supermarkt, geht es für uns um die ganz großen Lebensthemen. Kontrollverlust, Überlebenswille und Todesangst haben sich ins Zentrum unseres Alltags gedrängt.

Ein Onkologe sagte mal zu einer von uns: „Sie müssen den Drachen reiten.“ Das wollen wir alle nicht. Aber wir tun es trotzdem. Und wie wir das machen, möchten wir anderen zeigen. Weil wir alle in einer Welt leben, die große Fragen stellt, in Zeiten von Krieg, Klimakrise und unsicherer Zukunft.

Wir Autorinnen und Autoren dieses Buches wissen, wie es ist, den Drachen zu reiten, jeden Tag, ohne dabei komplett durchzudrehen. Und davon erzählen wir.

Annette Waschbüsch und Ute Engelmann
Als Herausgeberinnen

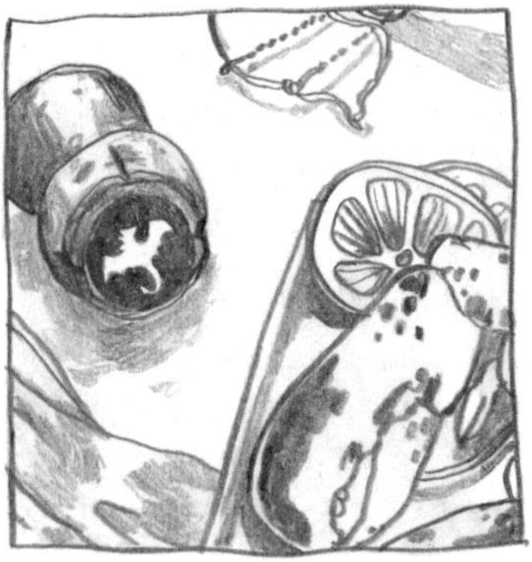

HUMMER UND CHAMPAGNER

Ute Engelmann

Brustkrebs-Erstdiagnose mit 46, mit 61 Knochenmetastasen

Es ist Sommer, die Balkontür ist offen, die Abendsonne taucht den Tisch in goldenes Licht. Wir trinken Schampus und essen Hummer. Mein Mann Lutz, Karin und Marie. Wir sind uns nah.

Ein paar Stunden zuvor war ich zum Termin bei Dr. Markus, einem Orthopäden. Wir wollten über die Einzelheiten einer Reha für meine Rückenschmerzen reden. Er hatte eine andere Idee: „Ich habe leider keine guten Nachrichten. Sie haben Knochenmetastasen." Bäm. Ich sagte: „Das habe ich mir schon gedacht." Hä? Nix hatte ich gedacht, hatte monatelang die Augen vor den Symptomen verschlossen. Und die Ohren auch.

Im Auto rief ich Lutz an: „Scheiße, ich hab Knochenmetastasen!" Ich fuhr rechts ran, heulte. Dann kamen mein Trotz und der alte Kampfgeist. Ich rief noch mal meinen Mann an: „Ich möchte heute Abend Hummer essen und Champagner trinken. Und ich möchte meine Mädels um mich haben und dich. Ich hab keine Ahnung, wie lange ich jetzt noch lebe, dann fang ich mit Carpe diem gleich mal an. Ich will mir nicht das Leben von diesem Krebs bestimmen lassen."

Wir lachen viel an diesem Abend. Ja. Ich habe Krebs und kann trotzdem lachen. Aber wir weinen auch. Ich bin unsicher, hab keinen Schimmer, wie es jetzt weitergeht. Ich will leben. Auf jeden Fall leben.

Meine Erstdiagnose Brustkrebs hatte ich 2005. Die Ärztinnen versicherten mir, dass Brustkrebs zu 95 Prozent heilbar sei. Behandlung nach den Leitlinien. OP, Tumor raus, Wächterlymphknoten waren frei. Es folgten sechs Zyklen Chemo alle drei Wochen immer am Freitag, mein Heilchemotag. Danach Bestrahlungen der Brust, die noch da war. Es ging mir ganz gut. Hatte durch die Chemo wenig Nebenwirkungen. Und wenn es welche gab, suchte ich, so schnell es ging, eine Lösung. Zum Beispiel versagte meine Peristaltik. Ich hatte tagelang keinen Stuhlgang, und als ich endlich konnte, dauerte es ewig und tat weh. Ich fand einen milchsauer vergorenen Sauerkrautsaft. Der half. Malaise festgestellt, Problemlösung gesucht, gefunden und abgehakt.

Ich war ein Jahr krankgeschrieben und genoss das auch irgendwie. Endlich hatte ich Zeit für mich. Mein Beruf war jetzt Patientin sein. Ich organisierte für mich eine Fußreflexzonenmassage, nutzte Imagination bei einer befreundeten Therapeutin. Sie führte mich behutsam durch meine Fantasie. Damals fand ich einen riesengroßen Gnomen, in dessen Hand ich sicher und behütet liegen konnte. Dadurch fühlte ich mich so sicher, dass ich tief im Inneren spürte: Alles wird gut.

Nach der Diagnose, aber vor den Therapien begann ich eine Coaching-Ausbildung. Ich hatte mich schon lange zuvor dafür angemeldet und wollte es auch durchziehen. Eine gute Entscheidung. Ich durfte mich zurückziehen, wenn es mir nicht gut ging. Das war ungewohnt für mich. Ich war sonst diejenige, die Adressenlisten erstellte, organisierte und immer alle im Blick hatte. Jetzt hatte ich die offizielle Erlaubnis, mich nur um mich selbst zu kümmern. Ich tastete mich da vorsichtig ran. Und es fühlte sich gut an.

Ich bat die anderen Teilnehmerinnen, mich als Lernende genau wie sie selbst zu betrachten. Auch wenn ich mit einer Glatze käme. Manche hat das überfordert. Sie suchten nie das Gespräch mit mir, tuschelten, wenn ich in die Nähe kam. Einige kritisierten mich. Sie fanden, dass ich die Gruppe belasten würde. Ich lernte, mich davon abzugrenzen. Nur auf mich zu achten. Anfangs fühlte sich das egoistisch an. Aber mit der Zeit ging das immer besser.

Nach zwei Rehas sortierte ich mein Leben neu, kündigte meinen Job, machte mich selbstständig und arbeitete von da an als Trainerin und Coach. Die Nachsorge stellte ich irgendwann ein. Es war ja nix. Jahre vor dem Champagner-Hummer-Abend bemerkte ich, dass neben der operierten Brust etwas wuchs. Eine kleine Delle, außen, eher am Busen als an der Brust. Ich fasste mir ein Herz und ging zum Radiologen. Zum selben, der den ersten Tumor entdeckt hatte. Ein MRT mit Kontrastmittel sollte Klarheit bringen. Ich musste es vorzeitig beenden. Herzrasen, Schweißausbruch, ich hyperventilierte. Auf dem Heimweg kreisten schon die Gedanken, wie ich das ein zweites Mal durchstehen sollte. Ich fuhr rechts ran und schlief 15 Minuten. Ich war fertig, mein Blutzucker im Keller. Ich schaffte es gerade noch zum Pommesstand. Ich stopfte mit zitternden Händen die heißen Pommes in mich rein. Mit viel Salz. Himmlisch. Das Zittern hörte auf.

Der Radiologe rief an, er habe genug gesehen, nichts gefunden. Ich bräuchte nicht noch mal ins MRT. Ich war so glücklich. Was ich mir nicht klarmachte: Im MRT konnte die Delle gar nicht zu sehen sein. Sie lag außerhalb der Brust, daneben. Ich wollte erleichtert sein. Damals schon meldete sich mein Unterbewusstsein mit einer winzigen Stimme – die ich mühelos überhörte. Ich kniff. Immer mal wieder fiel mir auf, dass das Teil langsam größer wurde. Mein Unterbewusstsein wurde lauter. Unter der Dusche hielt ich ein Zwiegespräch mit meinem Inneren: Lass das untersuchen! Nein! Und wenn was ist? Dann ist das so, und ich werde sterben. Ich halte das nicht noch mal aus.

Mit der ersten Diagnose war bei mir Schuppenflechte ausgebrochen. Mehr oder weniger hatte ich das über die Jahre im Griff gehabt. Doch im April 2020 gab es einen massiven Ausbruch. Ich hatte kaum eine Stelle am Körper ohne Flechten, offene Fersen, die Kopfhaut übersät, und es juckte überall. Dann kamen die Rückenschmerzen. Physiotherapie half nicht. Die Schmerzen wurden schlimmer. Wenn ich nachts aufs Klo musste, tat es so weh, dass ich nicht aufrecht gehen konnte. Ich musste mich an der Wand entlangtasten. Ich gönnte mir Osteopathie. Brach mir in dieser Zeit eine Rippe, unbemerkt. Noch mehr Schmerzen. Ein Orthopäde röntgte. Nichts zu sehen. Natürlich war ich erleichtert und signalisierte nach innen: „Wusst ich's doch, alles okay." Vielleicht ein Bandscheibenvorfall.

Ich konnte kaum mit dem Hund raus, ein paar Schritte, und schon wieder tat alles weh. War zweimal beim Orthopäden, der mich einrenkte. Es half nicht. Termin im Rückenzentrum. Um keinen pathologischen Bruch zu übersehen, schickte man mich zum MRT. Das überstand ich diesmal, weil ich mich stur aufs Atmen konzentrierte und zählte. Einen Tag später spricht es Dr. Markus endlich aus. Ich habe wieder Krebs, nun mit Knochenmetastasen. Ich habe eine Diagnose. Und was für eine.

In diesem Moment beginne ich, meine Augen wieder zu öffnen. Ich werde aktiv. Starte die Überlebensphase. Die ratlose, kneifende, ängstliche und realitätsverweigernde Ute kann abgeben an die aktive, lebensbejahende, selbstfürsorgliche Ute. Es fühlt sich wie eine Wiederauferstehung an.

Warum habe ich so lange gewartet? Wovor hatte ich solche Angst? Ich wollte nicht krank sein. Ich krümmte mich innerlich bei der Vorstellung, ich könnte Metastasen haben. Bei der Erstdiagnose war ich so erleichtert gewesen, dass mein Krebs heilbar war. Unendlich froh, keine Metastasen zu haben. Genau das hatte mich damals aufrecht gehalten, grenzte mich ab zu den armen Frauen mit Metastasen. Ich hatte Glück im Unglück. Und jetzt sollte ich eine dieser Bemitleidenswerten werden? Niemals. Ich wollte einfach leben, mich nicht mit Krankheit befassen, nicht mit dem Tod, Leiden, Siechtum, dem Mitleid in den Augen meiner Freunde. Davor fürchtete ich mich am meisten. Diese Blicke, die Erleichterung der anderen, selbst nicht betroffen zu sein, der Schreck, die Distanz.

Jetzt werde ich wieder lebendig, unternehme etwas, kümmere mich. Und noch etwas passiert nach der Diagnosestellung: Ich habe keine Schmerzen mehr. Abgestellt. Bereits zwei Tage nach der Verkündung habe ich einen Termin bei einem Onkologen. Beginne, mich wieder einzulesen in Behandlungsmethoden, Ernährung, Therapieoptionen, melde mich bei einem sehr hilfreichen Forum an. Starte mit gesunder Ernährung, esse viel Gemüse, Obst, koche viel selbst. Ich achte auf gute Fette, meide konsequent Fast Food. Ich bin beschäftigt. Ich brauche diese radikale Änderung. Nach vier Wochen ist die Schuppenflechte komplett symptomfrei.

Das Rezidiv und die Knochenmetastasen werden unter Vollnarkose biopsiert. Zwischen Biopsie und Ergebnis gönne ich mir zehn Tage Auszeit auf Sylt, mit Mann und Hund. Ich kann diese Tage genießen, lebe leicht. Es ist für mich so befreiend, wieder durchatmen zu können, wieder aktiv zu sein. Resultat der Biopsien: alles vom selben ursprünglichen Tumor, stark hormonpositiv. Das nennt man Glück im Unglück. Weil das gut behandelbar ist.

Ich starte Ende August 2020 mit den Medikamenten: ein Aromatasehemmer, ein CDK4/6-Hemmer und ein Antikörper für die Knochenmetastasen. Ich suche mir Unterstützung für meine Mikronährstoffe. Im Januar wird mittels Kontroll-CT geschaut, ob die Medikamente tun, was sie sollen. Mir geht der Arsch auf Grundeis. Ich bin fahrig, vergesse Termine. Stehe plötzlich im Schlafzimmer und weiß nicht mehr, was ich hier will. Ich entdecke Malen nach Zahlen wieder, vergesse dabei die Zeit und alles andere auch. Die Forumsfrauen warnen mich vor, es dauere seine Zeit, bis meine Therapie anspräche. Doch die Onkologin strahlt mich an. Das Rezidiv neben der Brust, das ich so lange ignoriert habe, ist verschwunden. Nach sechs Monaten ist nur noch Narbengewebe da. Knochenmetastasen beginnen zu sklerosieren, was sie auch sollen. Es folgen vier weitere CTs, und bis heute ist alles stabil.

Noch ist nix mit Siechtum und Tod. Ich lebe überraschend gut. Ich lauf auf dünnem Eis und mach mich leicht. Manchmal kracht es im Eis, und ich weiß nicht, ob es mich noch hält. Aber stehen bleiben geht nicht, Gewicht gut verteilen, damit die Eisdecke nicht bricht. Mein Mann ist immer an meiner Seite. Egal welche verrückte Idee ich habe, er geht mit. Manchmal fliehe ich alleine für ein paar Tage an die See und komme zur Ruhe. Sitze stundenlang am Strand und denke gar nichts. Entspanne mich, genieße den Wind, höre auf die Wellen.

Ich habe keine Ahnung, wie lange das so gut geht. Manchmal kommen düstere Gedanken hoch. Doch das passiert nicht häufig. Es gibt sogar Zeiten, da vergesse ich, dass ich Krebs habe. Auch, weil ich kaum Nebenwirkungen der Medikamente habe. Okay, die Gelenke stöhnen manchmal, vor allem wenn ich lange sitze. Dann fühle ich mich 80 Jahre alt und vollkommen steif. Ein paar Schritte und es geht wieder. Ich horche ab und an nach innen. Da ist aber Ruhe.

Kontrolltermine kann ich inzwischen gut ertragen, ich habe gelernt zu warten. Zu warten und nicht zu wissen, ob es stabil bleibt oder nicht. Mich abzulenken. Auf dünnem Eis laufen und leicht machen. Wenn der Besprechungstermin zum Befundergebnis des Kontroll-CTs ansteht, gucke ich hochgradig alarmiert in das Gesicht der Ärztin. Bisher hat sie jedes Mal gelächelt. Wie wunderbar. Wieder ein halbes Jahr normales Leben. Bis zum nächsten CT-Termin in sechs Monaten. Aber abends gibt's erst mal Hummer und Champagner. ■

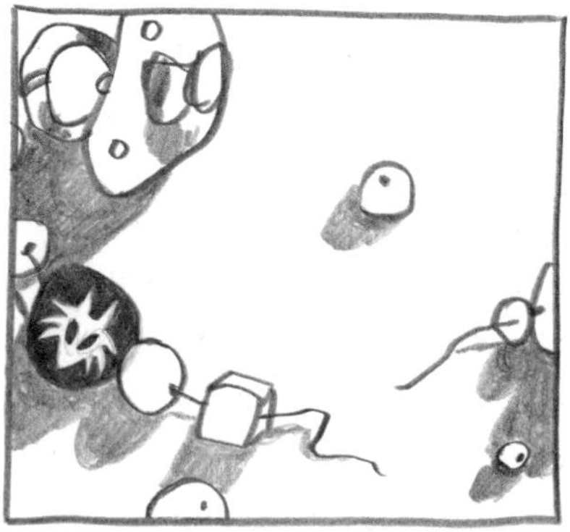

7 ABGRÜNDE UND 7 AUSWEGE

Jasmin Karoline Knuppinski

Alter bei Brustkrebs-Erstdiagnose: 33

Abgrund Nummer eins: Diagnose Brustkrebs. „War's das jetzt?", schoss es mir durch den Kopf. „Frau Knuppinski, es ist ein Mammakarzinom", sagte meine Gynäkologin. „Verstehen Sie, was ich Ihnen sage? Sie müssen sich in einem Brustzentrum vorstellen, am besten noch heute."

Meine Augen brannten. Ich konnte kaum atmen. „Also, muss ich sterben?" Mir war, als würde ich fallen. Tief fallen. Einen endlosen Abhang hinunter. Ich musste mich verhört haben. Ich war doch erst 33 Jahre alt. Krebs gibt es nicht in unserer Familie, das bekommen doch ältere Leute, ich war doch wegen meines Kinderwunschs hier. Warum jetzt Krebs?

Die Ärztin unterbrach meine Gedanken: „Frau Knuppinski", sagte sie. „Sie müssen im Brustzentrum unbedingt ihren Kinderwunsch ansprechen. Eventuell versetzt man Sie in die künstliche Menopause. Das schießt Sie von jetzt auf gleich in die Wechseljahre, aber es kann helfen, Ihre Eierstöcke zu schützen." Sie reichte mir einen Überweisungsschein, während sie weiter auf mich einredete. „Für eine Kinderwunsch-Sprechstunde. Überlegen Sie sich, wie wichtig Ihnen eigene Kinder sind. Die Therapie kann Ihre Fruchtbarkeit zerstören. Vielleicht müssen die Eierstöcke entfernt werden.“ Ich hörte nur noch halb zu. Ich sei noch jung, der Tumor sei sehr aggressiv, sie redete von einem BRCA-Gen, von Tumorbiologie und Chemotherapie. Die Worte prasselten auf mich ein. Aus dem Augenwinkel sah ich, wie mein Mann Johannes Notizen machte. Er hatte in den Funktionsmodus geschaltet. Ich starrte vor mich hin.

Seit ich die harte, stecknadelgroße Stelle zum ersten Mal in meiner rechten Brust ertastet hatte, war da dieses schlechte Gefühl. Zwar hatte ich mir die Hoffnung erlaubt, dass ich mich irrte. Doch es ließ sich irgendwann nicht mehr leugnen, dass da etwas war. Und nun, mit dem Ergebnis der Stanzbiopsie, gab es keinen Platz mehr für Hoffnung. Es war Brustkrebs, und ich musste mich der Sache stellen, ob ich wollte oder nicht. Ich umklammerte Johannes' Hand. Benommen und ängstlich verließen wir die Praxis. Ich hing am Arm meines Mannes und taumelte. Aus den losen Zetteln, die er im Sprechzimmer der Ärztin mit Notizen gefüllt hatte, sollte später ein dicker Aktenordner prall gefüllt mit Unterlagen werden. Aber noch standen wir ganz am Anfang.

Ausweg Nummer eins: Kämpfen! Am besten nicht allein. Ich sah Johannes an, als wir am Auto ankamen. „Hat sie echt gesagt, dass ich Krebs habe? Ich will nicht sterben.“ Er schüttelte den Kopf: „Das wirst du nicht. Wir fahren jetzt erst mal heim. Dann machen wir einen Termin im Brustzentrum. Und dann sehen wir weiter.“ Da wusste ich, dass ich nicht allein gefallen war und dass es einen Plan gab. Das beruhigte mich. Ich hatte jetzt viele Termine, da konnte ich nicht einfach sterben. Ich beschloss, nicht kampflos aufzugeben. Ich wollte leben.

Abgrund Nummer zwei: ade Kinderwunsch. „Kommen Sie bitte?“ Wir folgten Dr. Brandt in ihr stilvoll eingerichtetes Behandlungszimmer. Die junge Ärztin im Kinderwunschzentrum sollte uns erklären, wie die Chancen auf eine Schwangerschaft nach einer Brustkrebstherapie standen. Mir kam es absurd vor, mich jetzt über meine Zukunft zu unterhalten. „Macht das alles denn überhaupt Sinn?“, fragte ich. „Soll ich ein Kind in die Welt setzen, das dann vielleicht als Halbwaise aufwachsen muss?“ Das könne mir niemand beantworten, sagte Dr. Brandt. Aber die Heilungschancen bei Brustkrebs stünden mittlerweile gut. Sie lächelte mit traurigem Blick, überreichte uns einige Broschüren und begann, verschiedene Möglichkeiten aufzuzählen.

Es gebe, sagte sie, eine Spritze, die die Hirnanhangsdrüse so manipuliere, dass die Eierstöcke ihre Aktivität herunterfahren und vermutlich nicht so stark von der Chemotherapie geschädigt würden. Diese Option zahle die Krankenkasse, allerdings sei der Nutzen umstritten. Besser sei es, Eizellen einzufrieren. Am besten befruchtete, da diese stabiler seien. Zur Sicherheit könne man auch ein paar unbefruchtete Eizellen mit einfrieren für den Fall, dass die Beziehung zu meinem Mann die Therapie nicht überstehen sollte. Entschuldigend blickte sie in Johannes' Richtung. Man müsse jedenfalls umgehend mit einer Hormonstimulation starten, um vor Beginn der Chemo möglichst viele Eizellen ernten zu können. Hormonstimulation. Mein Instinkt riet mir von dieser Methode ab. Ich hatte gelesen, dass viele Tumore abhängig von Geschlechtshormonen wachsen. Würde ich damit dem Krebs nicht unfreiwillig helfen? Auch müssten die Eizellen unter Vollnarkose entnommen werden. Routine, sagte Dr. Brandt. Aber noch eine Operation? Abgesehen davon gab es ein weiteres Problem: Woher sollten wir das Geld nehmen? Es würde ein vierstelliger Betrag an Selbstbeteiligung anfallen. „Wie ungerecht“, dachte ich. „Die aussichtsreichsten Methoden sind für Menschen, die Geld haben.“

„Es gibt noch eine dritte Methode.“ Dr. Brandt riss mich aus meinen Gedanken. „Man entnimmt operativ Eierstockgewebe, friert es ein und transplantiert es nach den Therapien wieder zurück. Mit Glück wächst es an. Es hat dann die Therapien nicht miterlebt und ist deshalb auch nicht geschädigt." Dr. Brandt gab sich alle Mühe, aber ich hatte bei keiner der Alternativen ein gutes Gefühl. Ich sah Johannes an, dann die Ärztin: „Was passiert, wenn wir gar nichts machen?" „Die Chancen, dass Sie dann noch auf natürlichem Wege schwanger werden können, sind nicht null, aber deutlich reduziert."

Wieder war ich im freien Fall. Endlich hatte ich mich bereit für eigene Kinder gefühlt, und jetzt war alles nur noch eine geplatzte Seifenblase. Der Krebs griff nicht nur in mein jetziges Leben ein, sondern auch in meine Zukunftspläne und, für mich am schlimmsten zu ertragen, auch in die meines Mannes.

Ausweg Nummer zwei: auf den Instinkt vertrauen. Wir beschlossen, so schnell wie möglich mit den Therapien zu starten. Keine Verzögerung – denn der Tumor wuchs aggressiv. Ihn zu bekämpfen, hatte höchste Priorität. Sollte das Schicksal Kinder für Johannes und mich vorgesehen haben, würde sich dieser Wunsch irgendwie erfüllen, da war ich sicher. „Mir ist wichtig, dass du lebst", sagte er. „Das hat jetzt Vorrang vor allem anderen!"

Abgrund Nummer drei: Tumore in beiden Brüsten. Ich musste zum MRT und kurz darauf ins Brustzentrum zur Befundbesprechung. Das Wartezimmer war voll. Viele der Frauen hier waren schon mitten in der Therapie. Sie trugen Perücken, Haarbänder, Mützen und Tücher. Meine Ärztin war hochschwanger. Na toll. Sie setzte sich hinter den Schreibtisch, und ich sah auf ihre Brüste. „Wie ironisch, sie trägt Leben in sich, ich den Tod", dachte ich. „Moment", sagte sie und schaute auf ihren Monitor. „Ah, okay. Also hier steht, rechts sind es vier Tumorherde und links vermutlich zwei, also insgesamt sechs in beiden Brüsten." Ich erstarrte. Sechs. Hatte sie gerade sechs gesagt? Es war doch bislang nur die Rede von einem Tumor. Die Tränen schossen mir in die Augen.

Ich hatte das Gefühl zu ersticken. Waren die anderen Tumore in der kurzen Zeit seit der Diagnose entstanden? Wie aggressiv ist dieser scheiß Krebs? Die Tür ging auf, und die Oberärztin betrat den Raum. Sie lächelte mich an und strahlte eine unglaubliche Ruhe aus. Ich atmete tief ein. „Wenn ich es richtig lese, sind es insgesamt sechs Tumorherde. Also beidseitige Mastektomie, oder?", fragte die schwangere Ärztin. „Ja. In jedem Fall", sagte die Oberärztin. Mir wurde schwindelig. Ich fiel noch weiter den Abhang hinunter.

Ausweg Nummer drei: aktive Patientin sein. Später im Gespräch erfuhr ich, dass ein plastischer Aufbau erfolgen würde. Ich las mich schnell und intensiv ins Thema ein, hörte mich um. Gelächter, als ich den Mitarbeiter meiner Krankenkasse am Telefon nach einem „Kassengestell" fragte. Mit der Oberärztin spielte ich alle möglichen Wege durch, und ich konnte aktiv mitentscheiden. Trotzdem war es schwer. Nach Ende meiner Chemotherapien schob man mich in den OP. Glatzköpfig, ohne Wimpern, ohne Augenbrauen, aufgeschwemmt vom Kortison und gleichzeitig abgemagert von der Chemo. Ich musste mich hinlegen und die Arme abwinkeln. Einmal sah ich noch an mir herunter, auf meine Brüste. Eine Träne lief mir über die Wange. Die Schwester sah es, streichelte mir übers Gesicht, und dann schlief ich ein.

Ich vermisse meine ursprüngliche Brust. Es ist nicht dasselbe wie früher, und das ist schwer zu akzeptieren. Selbst einen schönen BH zu finden, der nicht nach beigefarbenem Sanitätshausmodell aussieht, ist plötzlich frustrierend langwierig. Aber ich habe gelernt, meine großen Narben zu pflegen, und habe mir mit Physiotherapie meine Beweglichkeit zurückerobert. Und letztendlich habe ich meinen Frieden mit meinem neuen Körperbild gemacht.

Abgrund Nummer vier: ein Fleck in der Lunge – unheilbar krank? Eine Ärztin betrat das Krankenzimmer. Ich solle mitkommen. Etwas stimmte nicht, das sah ich ihr an. „Viel Glück!", rief mir meine Zimmernachbarin hinterher, als ich mich hinausschleppte.

Auch sie hatte die ernste Miene der Ärztin bemerkt. Ich konnte mich kaum auf den Beinen halten. Die letzten zwölf Stunden hatte ich mit dem Kopf über einem Eimer verbracht. Noch immer war mir übel von der Vollnarkose, und ich hatte Schmerzen. Man hatte mir Lymphknoten entnommen und einen Dauer-Venenzugang für die Chemotherapie am Schlüsselbein implantiert. Um festzustellen, ob mein Krebs bereits gestreut hatte, war ich außerdem gründlich durchleuchtet worden: CT, Knochenszintigrafie, Brust-MRT. Ich wusste, dass es für die Überlebenswahrscheinlichkeit einen enormen Unterschied machte, ob es Metastasen gab oder nicht. Lag die Heilungschance ohne Metastasen bei 80 bis 90 Prozent, sank sie dagegen rapide, sobald der Tumor gestreut hatte.

Als ich es mit der Ärztin ins Sprechzimmer geschafft hatte, schlug mir das Herz bis zum Hals. Was hatten sie gefunden? „Im CT ist ein Fleck auf der Lunge zu sehen", sagte sie ruhig. „Der Fleck ist metastasensuspekt. Wir müssen das abklären." Eine Lungenmetastase. Wieder fühlte ich den Boden unter mir wegbrechen. „Eine einzelne Metastase ist noch nicht so tragisch", hörte ich die Ärztin sagen. Sie wollte mich trösten. „Es gibt schlimmere Befunde. Wir haben immer noch Optionen."

Ausweg Nummer vier: Warten aushalten lernen. Später kam der Befund der Lymphknotenuntersuchung. Man hatte keine Tumorzellen gefunden. Es war damit sehr unwahrscheinlich, dass der Fleck eine Metastase war. Die meisten Tumorzellen wandern über das Lymphsystem. Nur wenige über das Blut. Mir fiel eine schwere Last vom Herzen. Ich fiel meiner Ärztin in die Arme. Wir schluchzten beide vor Freude. Es würde noch viele solcher Situationen geben. Unerträglich lange Stunden und Tage des Wartens, mit den Nerven am Ende, das ganze Leben hängt ab von nur einem Befund. Aber dennoch: Diese Zeit ist Lebenszeit. Und wenn mir der Krebs eines gezeigt hat, dann dass Lebenszeit nicht selbstverständlich ist. Ich lernte, im Moment zu leben, nicht in den Ängsten von morgen. Achtsamkeitsübungen und Yoga halfen mir dabei. Und so schaffte ich es mit der Zeit immer besser, das Warten Stück für Stück mit Leben zu füllen – und sogar mit schönen Momenten.

Abgrund Nummer fünf: ade Job, hallo Geldnot. Seit meiner Diagnose war ich krankgeschrieben. Der Krebs und die anstrengenden Therapien hatten meinen Alltag übernommen. Ich war im Überlebensmodus. Eines Tages, kurz nach meiner zweiten Chemo, überkam mich dennoch ein seltsames Pflichtgefühl. Ich öffnete mein E-Mail-Programm und fand eine Nachricht meiner Chefin. Sie machte mir Vorwürfe. Was mit dem befristeten Anschlussvertrag sei, die Frist sei abgelaufen, noch eine Deadline, denk an das Team. Die Buchstaben auf dem Bildschirm verschwammen. Mir wurde schwindelig, übel, und ich konnte mein Herz pochen hören. „Was ist los?", fragte Johannes erschrocken. Ich zeigte auf die E-Mail. Er las sie und atmete tief durch. „Ruh dich aus", sagte er dann ruhig und ernst. „Du bist krankgeschrieben. Du musst der Frau nicht antworten. Das ist unnötiger Stress. Was soll diese Drängelei? Sechs Monate? Da bist du noch nicht mal mit der Therapie durch. Sie weiß, dass du Krebs hast. Du hattest vor sechs Tagen deine letzte Chemo. Du legst dich jetzt hin!" Ich war zu müde, um zu widersprechen, und irgendwie wusste ich auch, dass er recht hat. Ich ging offline.

Dennoch kreisten mir Gedanken durch den Kopf. Nun verliere ich auch noch meinen Job. Wie sollen wir uns das leisten? Wieder brach der Boden unter mir weg. Ich liebte meine Arbeit. In ihr hatte ich auch Halt gefunden nach der Diagnose. Nun also waren meine Tage gezählt. Krebskrank, glatzköpfig, vermutlich unfruchtbar, schwerbehindert – und bald auch noch arbeitslos. All das innerhalb von vier Wochen. Konnte es schlimmer werden?

Ausweg Nummer fünf: Trennung von dem, was nicht guttut. Auch später hielt sich die Hilfsbereitschaft meiner Chefin in deutlichen Grenzen. Ich lehnte ihr Vertragsangebot ab.

Ein Kündigungsschutz, wie ihn die meisten in meiner Situation gehabt hätten – Krebskranke genießen in Deutschland Schwerbehindertenstatus –, galt nicht für mich. Ich hatte einen befristeten Arbeitsvertrag gehabt, und der wurde nicht verlängert. Natürlich war es schwierig, ohne Arbeit über ein Jahr allein mit dem Krankengeld und später dann mit Arbeitslosengeld zu überbrücken. Ich musste mich verschulden. Mittlerweile, fünf Jahre später, habe ich meine Schulden beglichen, ich habe einen neuen Job, der mich unfassbar glücklich macht. Ich werde gefördert, die neue Arbeit tut mir gut, und für meine Karriere war der Wechsel sogar hilfreich.

Der Krebs enthüllt auf wundersame Weise den wahren Charakter eines Menschen. Im Lauf der Zeit trennte ich mich von Personen, die mir zeigten, dass ich ihnen egal war. Als ich meiner Freundin Manja von meiner Diagnose erzählte, sagte sie, es sei schon alles nicht so schlimm. Danach war Funkstille. Erst als man bei ihrer Mutter etwas Suspektes im Unterleib gefunden hatte, meldete sie sich wieder bei mir und bat um Hilfe.

Ein Bekannter riet mir strikt von herkömmlichen Therapien ab, überschüttete mich ungefragt mit Ratschlägen zu obskuren Diäten und Fastenkuren und referierte darüber, wie ein unerfüllter Kinderwunsch und nicht gelebtes Frausein angeblich Brustkrebs auslösen könnten. Seiner Ansicht nach war ich also offenbar selbst schuld an meiner Misere, schließlich war ich nicht früh genug schwanger geworden.

Andere waren schlichtweg überfordert. Ich merkte ihnen an, dass ihnen der Kontakt nicht leichtfiel. Es tat weh. Doch sah ich auch, wer meine echten Vertrauten sind, Menschen, die sich nicht abwenden, wenn es schwierig wird. Und ich habe auch Beziehungen zu anderen Betroffenen aufgebaut. Was wir erlebt haben, schafft eine Verbindung, die selten zu finden ist.

Abgrund Nummer sechs: Genmutationsträgerin. Es war nur ein einfacher Bluttest, der mir kaum Angst gemacht hatte. Sie wollten mein Erbgut nach Mutationen durchsuchen, die Krebs begünstigen – eine reine Vorsichtsmaßnahme, weil ich jünger als 35 Jahre gewesen war, als ich Krebs bekam. Brustkrebs hatte in meiner Familie noch nie jemand gehabt. Eigentlich kein Grund zur Sorge. Routine.

Als der Humangenetiker mir die Ergebnisse der Tests präsentierte, trafen mich seine Worte wie ein Blitz. „Sie haben eine sehr seltene Genmutation", sagte er, „die Li-Fraumeni-Mutation. Das bedeutet, sie haben nicht nur ein erhöhtes Risiko für Brust- und Eierstockkrebs, sondern für alle Krebsarten, auch seltene und sehr gefährliche." Mir verschwamm der Blick, als er fortfuhr. „Die Mutation ist in allen Körperzellen. Also kann der Krebs in allen Körperzellen auftreten. Möglicherweise muss die Chemotherapie geändert werden, weil der Krebs durch die Mutation resistent sein könnte. Eventuell müssen die Eierstöcke präventiv entfernt werden."

Ich ertrank in den Worten. Verzweifelt versuchte ich, nach einem Rettungsring zu greifen. „Aber es kann auch sein, dass ich nur noch mal Darmkrebs oder so bekomme und dann Ruhe habe?" Der Mann begann, mir allerhand Krebsarten aufzuzählen, darunter sehr aggressive Sarkome, für die ebenfalls ein hohes Risiko bestünde. Ich setzte noch mal anders an: „Aber es ist nur ein erhöhtes Risiko. Es muss nicht so sein, oder?" Er lächelte belehrend und schaute mich an, als sei ich ein wenig naiv. Ich bohrte weiter: „Aber in meiner Familie gibt es kaum Krebsfälle und schon gar keine schweren." Es musste einfach alles ein großes Missverständnis sein. Möglicherweise sei die Mutation bei mir neu aufgetreten, sagte er. Ich müsse nun entscheiden, ob ich meine Familie informieren wolle.

An diesem Tag dachte ich zum ersten Mal, dass der ganze Scheiß ja doch nichts bringt. Dass ich aufgeben sollte. Warum noch kämpfen, wenn ich dazu verdammt wäre, immer wieder Krebs zu bekommen? Kämpfen, bis der Krebs eines Tages siegt? Ich begann, mich vor meinem eigenen Körper zu fürchten. Ich war verstört und ängstlich, aber um mich wirklich aufzuregen, fehlte mir die Kraft. Die drei vorangegangenen Chemo- und Antikörperzyklen hatten mich maßlos erschöpft. Ich fühlte mich zum ersten Mal in meinem Leben leer und hoffnungslos.

Ausweg Nummer sechs: Suche nach kompetenten Personen. Nachdem ich geschlafen hatte, packte mich erneut der Überlebenswille. Ich war fest entschlossen, wieder selbst die Führung zu übernehmen. Die Li-Fraumeni-Mutation ist äußerst selten, vielleicht war der Humangenetiker einfach überfordert und kannte sich nicht aus, dachte ich. Ich beschloss, Informationen zu sammeln und rief bei einem Selbsthilfenetzwerk an, das auf familiäre Krebserkrankungen spezialisiert ist. Die Frau am Telefon hörte ruhig zu. Sie kannte sich aus und machte mir Mut. Eine Genmutation, sagte sie, sei kein Todesurteil.

Im Lauf der Zeit lösten sich viele meiner Befürchtungen in Luft auf. Ich beendete meine Chemotherapie, und sie war trotz Mutation sehr wirkungsvoll. Auch meine Eierstöcke musste ich nicht opfern. Die Schreckensbilder, die mein erster Humangenetiker an die Wand gemalt hatte, bewahrheiteten sich nicht. Ich suchte mir erfahrene Fachleute und fühle mich bis heute von ihnen bestens betreut.

Manchmal ist die Art, wie man Dinge gesagt bekommt, ebenso entscheidend wie die Dinge selbst. Sie kann den Unterschied ausmachen zwischen Mut und Kampfwillen – oder Hoffnungslosigkeit und Selbstaufgabe. Heute empfehle ich allen, bei Unklarheiten eine Zweitmeinung einzuholen, sich Spezialistinnen und Spezialisten zu suchen. Ich habe gelernt, dass die Menschen mit den vermeintlich genauesten Prognosen nicht unbedingt die mit der größten Expertise sind. Krebs ist unberechenbar. Das macht ihn so tückisch. Aber es lässt auch Raum für Hoffnung.

Abgrund Nummer sieben: was die Therapie übrig ließ. Die alte, traurige, dicke Frau? Ich hatte es geschafft. Anderthalb Jahre Therapie, Chemo, beidseitige Mastektomie, Antikörperinfusionen, dazu noch ein zusätzliches, neuartiges Medikament, das mir einen weiteren minimalen Überlebensvorteil bringen sollte. Nur noch eine Tablette täglich für die nächsten zehn Jahre, das war's. Und eines Tages verkündete man mir, dass keine Tumorzellen mehr im Brustgewebe nachgewiesen werden konnten. Ich war offiziell in Remission.

Der Tag, an dem ich das erfuhr, war einer der schönsten in meinem Leben. Mein zweiter Geburtstag. Mein Kopf war voller Pläne. So viele Dinge, die ich jetzt wieder anpacken könnte, dachte ich. Endlich wollte ich mein Dasein wieder mit Leben füllen, dem Krebs davontanzen. Doch es sollte sich herausstellen, dass das alles nicht so einfach war wie gedacht.

Kurz nach dem Start der Antihormontherapie war ich plötzlich nicht mehr dieselbe. Fast über Nacht schien ich uralt geworden zu sein. Ich hatte Gelenkschmerzen, meine Hüfte war steif, ich litt unter Migräne, ständig wurde mir schwindelig. Ich schlief schlecht, dauernd war mir übel. Ich nahm zu, denn mein Sättigungsgefühl war auf einmal weg. Meine Haut machte Probleme. Auch emotional verlor ich die Balance. Meine Stimmung kippte manchmal innerhalb von Sekunden. Und oft konnte ich mich zu nichts aufraffen, ich war schnell erschöpft, fühlte mich überfordert. Wenn ich in den Spiegel schaute, erkannte ich mich nicht mehr. Wer war diese alte, traurige, dicke Frau? Ich schämte mich. Was musste ich für eine Belastung für alle anderen sein? Wie sollte ich in dieser Verfassung den beruflichen Neustart schaffen? Überhaupt irgendetwas schaffen?

„Du siehst schon wieder viel gesünder aus", hörte ich oft, wenn ich auf Bekannte traf. Was sicher gut gemeint war, löste in mir unglaubliche Schuldgefühle aus. Die Haare sind dünner, die

Augenbrauen nur spärlich nachgewachsen und die Wimpern kaum der Rede wert – aber „Du bist doch jetzt gesund, oder?“ Für Außenstehende ist das sicher schwer nachzuvollziehen. Aber ich bin eben nicht wieder gesund. Ich bin krebsfrei und in Remission. Gesund bin ich erst fünf Jahre nach den Akuttherapien. Und ich bin fest davon überzeugt, dass man diesen Zeitraum auch braucht, um wieder auf die Beine zu kommen.

Ausweg Nummer sieben: die Wellen surfen, wie sie kommen. Die Zeit nach dem Ende der Akuttherapie stellte mich vor ganz eigene Herausforderungen. Irgendwie sollte ich zurück ins Leben finden. Gleichzeitig musste ich weiter Medikamente nehmen, deren Nebenwirkungen genau dies verhinderten. Früher war ich leistungsfähig und belastbar gewesen, hatte immer alles im Griff. Es war schwierig zu akzeptieren, dass nun vieles langsamer ging, dass nicht mehr alles parallel funktionierte, dass Dinge liegen bleiben mussten und dass es Tage gab, an denen ich mich einfach furchtbar fühlte. Ich musste einen Ausweg finden, die Kontrolle zurückerlangen. Es ist schließlich mein Leben!

Und so begann ich, mich selbst zu beobachten. Ich führte Tagebuch, füllte Excel-Tabellen mit Ereignissen und versuchte so, Zusammenhänge zu erkennen. So hatte ich nachts oft starke Hitzewallungen. Ich musste mich dann komplett umziehen, mehrmals pro Nacht. Am nächsten Tag fühlte ich mich wie gerädert, und die Müdigkeit verschlimmerte die Nebenwirkungen der Medikamente. Ich fand heraus, dass diese Hitzewallungen vor allem dann kamen, wenn ich abends Kohlenhydrate gegessen hatte. Die ließ ich nun weg.

Auch merkte ich, wie hilfreich Sport für mich war, denn durch die Bewegung setzte der Körper Glückshormone frei. Um den erlösenden Effekt zu erreichen, mussten es allerdings mindestens 30 Minuten sein – was hart war, wenn ich es gerade ohnehin kaum schaffte, mich zu irgendetwas aufzuraffen. Ich zwang mich – jeden

Tag aufs Neue. Ich brachte meine schmerzenden Glieder durch Bewegungen so lange in Schwung, bis ich merkte, wie mich ein Glücksgefühl überkam und der dunkle Vorhang im Kopf verschwand. Ich lernte, wie wichtig regelmäßige Pausen sind. Ich lernte zu delegieren.

Es gibt sie, diese Tage ohne Gelenkschmerzen. Tage, an denen ich mich nicht aus dem Bett hieven muss und dann erst einmal die Hüftgelenke durch Bewegung aufwärmen muss. Tage, an denen ich mich konzentrieren kann und mich sogar richtig gut fühle. Tage, an denen ich überhaupt etwas fühle. Diese Tage feiere ich. Die schlechten Tage akzeptiere ich als Teil der Lebenszeit, die ich durch die Behandlung erkaufe. Ich weiß, dass alle Dinge endlich sind, auch die schlechten. Am Morgen weiß ich nie, ob mich ein guter oder schlechter Tag erwartet. Es ist wie beim Surfen: Ich muss die Wellen surfen, wie sie kommen.

Ich bin gelassener und nachsichtiger geworden. Mit anderen, aber vor allem mit mir selbst. Diese Frau dort im Spiegel, sie fühlt sich nicht mehr immer alt. Der dicke Wechseljahresbauch ist dank regelmäßigem Sport Vergangenheit. Auch ist sie immer seltener traurig. Sie weiß, dass sie kämpfen kann. Und sie hat den unbedingten Willen, sich ihr Leben zurückzuholen. ■

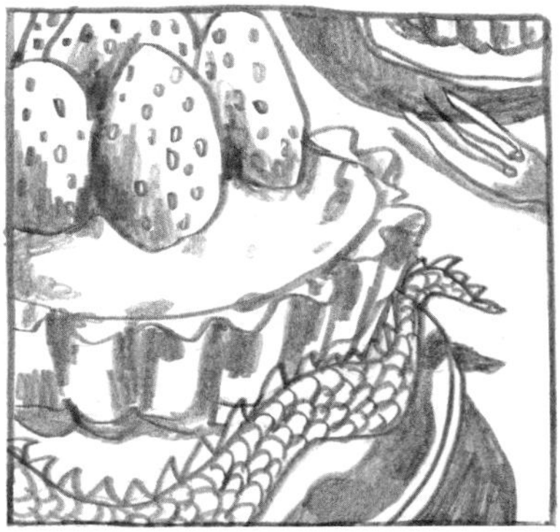

IMMER JETZT

Bettina

Erstdiagnose mit 47: Brustkrebs mit Knochenmetastasen

„Wie kannst du damit leben?“ Als meine Freundin Meike mich das fragte, im Mai 2022, saßen wir bei schönstem Wetter in Heidelberg auf ihrem Balkon und aßen Erdbeertörtchen. Ich wusste darauf keine Antwort. Diese Frage stelle ich mir selbst manchmal.

Im Herbst 2021 war mein Leben noch in ruhigen Bahnen verlaufen. Ich arbeitete seit 20 Jahren als Lehrerin, war seit Längerem zufriedener Single und besaß ein Pferd, einen etwas unberechenbaren Haflinger namens Aurelius, der einen großen Teil meiner Freizeit beanspruchte. Das einzige Störende waren meine Rückenprobleme, mit denen ich schon seit einer Weile zu kämpfen hatte – vermutlich durch das viele Sitzen während des Distanzunterrichts in der Corona-Zeit. Weshalb ich in meinem ohnehin schon vollen Tagesplan noch manuelle Therapie und Rückentraining unterbrachte. Als ein Vorsorgetermin bei meiner Gynäkologin anstand, schmerzten auch meine Hüften. Oder war es doch eine Leistenzerrung?

Das Ergebnis der Untersuchung kam völlig unerwartet: In meiner linken Brust war am äußeren oberen Rand ein Knoten tastbar, der im Ultraschall nicht eindeutig als gut- oder bösartig zu erkennen war. Ich sollte eine Mammografie durchführen lassen. Gedanken machte ich mir deshalb keine – schließlich hatte es in meiner erweiterten Großfamilie noch nie eine Krebserkrankung gegeben. Einige Tage später, beim Termin in der Radiologie, sah die Ärztin das Ganze allerdings weniger locker: Zur weiteren Abklärung musste eine Biopsie vorgenommen werden. Das änderte erst mal nichts an meiner festen Überzeugung, dass der Knoten schon etwas Harmloses sein würde: Krebs kriegen ja nur die anderen, ich doch nicht!

Um die Sache kurz zu machen: Es war Krebs. Mindestens ein Lymphknoten, der im Ultraschallbild zerfleddert aussah und gleich mit biopsiert worden war, war ebenfalls befallen. Der Arzt, der die Aufnahme untersuchte, schien besorgt, und allmählich kroch in mir doch Angst hoch. Ein zweiter Arzt, der mir ein paar Tage später die schlechte Botschaft überbringen durfte, war hingegen zuversichtlich: „Brustkrebs ist heute gut behandelbar. Die starke Hormonabhängigkeit der Krebszellen ist auch positiv für Sie. Viele Frauen haben das, was Sie haben. In den allermeisten Fällen ist das heute heilbar.“ Ich bekam noch Termine für ein CT des Oberkörpers und für eine Knochenszintigrafie. Danach wurde ich ins lange Wochenende geschickt. Montag war Allerheiligen.

Dieses Wochenende war eines der härtesten meines Lebens. Ich konnte an nichts anderes denken, kaum essen. Natürlich telefonierte ich mit Freundinnen, traf mich mit einigen von ihnen auf einen Kaffee und fuhr zu meiner Mutter, um die Hiobsbotschaft zu überbringen. Das war das Allerschlimmste, ich wollte ihr auf keinen Fall Sorgen bereiten. An Schlaf war kaum zu denken. Und bei alldem die Ungläubigkeit: Ich habe Brustkrebs? Ich? Das kann doch nicht wahr sein!

Trotz allem Aktionismus blieb an diesen Tagen und Nächten noch viel zu viel Zeit übrig, um exzessiv im Internet zu recherchieren. Dabei stieß ich auf die Information, dass Brustkrebs häufig in die Knochen metastasiert. Und fand gleich, dass das eine passende Erklärung für meine diversen Schmerzen im Bereich der Wirbelsäule und in den Hüftgelenken sein konnte. Ich recherchierte den Begriff „Knochenmetastasen“ und stieß sofort auf die Frage: „Wie lange lebt man noch mit Knochenmetastasen?“ Die dazugehörige Antwort: „in der Regel sechs bis 48 Monate“. Monate! Mein Gehirn hatte mir beim Lesen zunächst automatisch „Jahre“ signalisiert – bevor ich dann auf einen Schlag den tatsächlichen kurzen Zeitraum realisierte. Ich war fassungslos. Auf das Internetforum der Frauenselbsthilfe, bei dem ich mich später anmeldete, war ich da noch nicht gestoßen. Mir hatte also noch niemand den Rat gegeben: „Nicht googeln! Die Ergebnisse im Netz sind zu einem großen Teil veraltet!“ Während der folgenden Tage verbrachte ich also noch viel Zeit mit der Suche nach Begriffen wie Patientenverfügung, Vorsorgevollmacht und Hospiz. Ich lebe allein, wie soll ich das nur machen? Und wie geht es eigentlich Leuten, die Chemo gemacht haben? – Die Fragen ratterten durch meinen Kopf. Das Recherchieren wurde fast manisch, als könnte ich die Kontrolle wiedergewinnen, wenn ich mir nur schnell genug Wissen aneignete. Es heißt immer, die Zeit des Wartens auf den Beginn der Behandlung sei die schlimmste. Das stimmt.

Irgendwann war das Warten vorbei, und meine Gynäkologin teilte mir die Ergebnisse der Staging-Untersuchungen mit: Dass ich Knochenmetastasen habe, hat mich da schon nicht mehr überrascht. Dass ein Brustwirbel bereits gebrochen war und einer bruchgefährdet, genau wie die Hüftgelenke, dann schon. Aber hier, in der Frauenarztpraxis, erhielt ich auch die Information, dass Knochenmetastasen zwar nicht heilbar, aber gut behandelbar sind. Auch wenn ich fortan also chronisch krank sein werde: Viele

Patientinnen können damit noch viele Jahre ein Leben mit guter Lebensqualität führen. Paradoxerweise verließ ich mit der sicheren Diagnose, unheilbar an Krebs erkrankt zu sein, die Praxis in viel besserer Stimmung, als ich sie betreten hatte. Endlich hatte ich Gewissheit. Und immerhin waren „nur" die Knochen betroffen.

Die Suche im Netz wurde konkreter. Mit den Befundberichten der Biopsie und des CT recherchierte ich unverständliche Begriffe. Innerhalb weniger Wochen hatte ich meinem bisherigen Fachgebiet der Hobbyvirologie, das ich in langen Stunden während der Corona-Pandemie erworben hatte, noch das der Hobbyonkologie hinzugefügt. Ich war über mich selbst erstaunt, wie viel Wissen ich mir in kurzer Zeit aneignen konnte, wenn es mich existenziell betraf.

Vor Beginn der Behandlung standen weitere Untersuchungen und ein Gespräch mit einem Unfallchirurgen an. Er sollte beurteilen, ob meine Wirbelsäule zunächst operativ stabilisiert werden müsste. Glücklicherweise war das nicht der Fall, mir wurde aber eine Bestrahlung der instabilen Teile der Brustwirbelsäule und der Hüftgelenke empfohlen. Außerdem sollte ich mich nur vorsichtig bewegen und mich sofort ins Krankenhaus begeben, falls meine Füße gefühllos werden würden. Super! Kaum hatte ich mich an den Gedanken gewöhnt, unheilbar krebskrank zu sein, schwebte schon die nächste Bedrohung über mir. Mein erster Gedanke nach dem Aufwachen war jetzt nicht mehr: „Das kann doch alles nur ein schlechter Traum sein", sondern die beängstigende Frage: „Kann ich meine Füße noch bewegen, oder bin ich schon querschnittsgelähmt?"

Dann – endlich – erhielt ich einen Termin am Nationalen Centrum für Tumorerkrankungen (NCT) in Heidelberg. Am Tag zuvor war auch die Empfehlung der Tumorkonferenz meiner Kleinstadtklinik eingetroffen, die ich nun direkt mit ins NCT nehmen konnte. Die vorgeschlagene Behandlung folgte den Leitlinien für die Erstlinientherapie bei hormonpositivem Brustkrebs. Ich hatte Glück und wurde zusätzlich in eine Studie aufgenommen, in der es um personalisierte Krebstherapie ging. Sollte also die aktuelle medikamentöse Behandlung nicht mehr wirken, würde dann die weitere Behandlung passend zu den genetischen Eigenschaften der Tumorzellen ausgewählt werden. Die Teilnahme an der Studie ermöglicht mir, in den Genuss der „Krebstherapie der Zukunft" zu kommen, bevor diese zum Behandlungsstandard wird. Ich erhoffe mir viel davon.

Zwei Wochen vor Weihnachten begann schließlich meine Behandlung, zunächst mit der Bestrahlung meiner instabilen Knochen. Hierfür waren zehn Termine vorgesehen, eine lockere Sache – dachte ich. Und beschloss, so weit wie möglich zum Alltag zurückzukehren: Nach der ersten Bestrahlung fuhr ich zum Reitstall. Während ich dort mein Pferd putzte und die Box ausmistete, unterhielt ich mich mit der Pächterin des Stalls und versicherte ihr, dass meine erste Bestrahlung ganz problemlos verlaufen war und ich mich völlig normal fühlte. Tatsächlich hatte ich bei meinen Internetrecherchen mehrfach gelesen, dass die Bestrahlungen ja ein Spaziergang seien. Ich ging also davon aus, dass das auch für mich gelten musste und ignorierte das seltsame Gefühl von Benommenheit, das sich in mir ausbreitete. Am Abend schlug es dann in Übelkeit um. Über der Kloschüssel hängend, fühlte ich mich zum ersten Mal richtig krebskrank.

Glücklicherweise erhielt ich Medikamente gegen die Übelkeit, und mein Körper gewöhnte sich nach zwei Tagen an die ungewohnte Belastung durch die Strahlentherapie. Es blieb eine seltsame Erschöpfung, die sich mit jedem Tag ein bisschen stärker in mir ausbreitete. Allmorgendlich den Weg zur Praxis für Strahlentherapie zu gehen, fiel mir daher schwer, auch wenn ich wusste, dass die Bestrahlungen wichtig für mich waren. Gegen Ende der Behandlung kam noch eine verbrannte Speiseröhre mit starken Schluckbeschwerden hinzu – ausgerechnet an Weihnachten. Aber ich hatte Glück: Zwei, drei Tage nach der Behandlung war die Müdigkeit verflogen und die Speiseröhre war nach einer Woche verheilt.

Ende Dezember begann meine medikamentöse Behandlung. Die Funktion der Eierstöcke wurde blockiert, die Östrogenproduktion meines Körpers heruntergefahren. Dazu bekam ich den CDK4/6-Hemmer Ibrance. Das Mittel hemmt die Zellteilung der Krebszellen und soll so das Tumorwachstum hemmen. Vor den im Beipackzettel aufgelisteten Nebenwirkungen hatte ich großen Respekt. Die erste Tablette schluckte ich widerwillig am alkoholfreien Silvesterabend, von Partystimmung keine Spur. Ich war allein, hatte mir ein magenschonendes Süppchen mit Karotten- und Kartoffelstücken gekocht und, nach den Erfahrungen mit der ersten Bestrahlung, sicherheitshalber einen Eimer in Griffweite gestellt. Minütlich rechnete ich mit beginnender Übelkeit. Nichts geschah. Ich war erleichtert. Nach zwei Wochen waren dann allerdings meine durch die Bestrahlung ohnehin schon angeschlagenen Blutwerte so schlecht, dass ich zur Erholung eine Ibrance-Pause einlegen musste. Eine skurrile Nebenwirkung der verlangsamten Zellteilung hält bis heute an: Der Fingerabdrucksensor meines iPads erkennt meinen Daumen nicht mehr. Später erfuhr ich, dass es vielen behandelten Frauen so geht.

Zur Vorbereitung auf die „Knochenspritze", deren Wirkstoff den Abbau der Knochen verhindern soll, musste ich zunächst zahllose Zahnarzttermine absolvieren. Eine Nebenwirkung dieser Spritze ist die gefürchtete Kiefernekrose. Um ein solches Absterben der Hart- und Weichgewebe im Kiefer zu verhindern, müssen die Zähne vor der Behandlung top in Schuss sein.

Von jetzt auf gleich in die Menopause geschossen zu werden, habe ich erstaunlich gut vertragen. Hitzewallungen sind selten und verursachen nicht mehr als ein kurzes Wärmegefühl. Schlafstörungen waren anfangs heftig, haben sich aber schnell wieder abgemildert. Meine Haut ist trockener geworden, und nach dem Aufstehen muss ich meine Fußgelenke kurz einlaufen. Das nehme ich aber gern in Kauf dafür, dass meine Schmerzen in der

Wirbelsäule und in den Hüftgelenken fast vollständig weg sind. Vor der Behandlung konnte ich nur hinkend und langsam gehen; vor allem das Treppensteigen war unangenehm. Jetzt fühlte sich das Gehen wieder normal an, und ich konnte erstaunlich schnell ausgedehnte Spaziergänge unternehmen. Nur Rennen ging noch nicht. Das sollte ich aber ohnehin nicht, solange meine Knochen nicht alle wieder stabil waren. Bei einem CT im Februar war dann zu sehen, dass eine Sklerosierung der geschädigten Knochen begonnen hatte. Die Löcher im Skelett füllen sich also allmählich, und ich habe Hoffnung, dass sie sich wieder vollständig schließen werden. Auch Reiten wird vielleicht irgendwann wieder möglich sein, wenn auch nicht mit meinem unberechenbaren Aurelius, sondern einem ruhigeren Pferd.

Trotz dieser erfreulichen Entwicklung bleibt es dabei: Meine Krankheit ist unheilbar. Die Behandlung ist nicht kurativ, also auf Heilung ausgerichtet, sondern palliativ. Dieses Wort war zunächst ein großer Schock für mich, bedeutete es doch für mich: austherapiert, nur noch Schmerzlinderung möglich. Ich habe aber gelernt, dass das gar nicht der Fall ist. Palliativ bedeutet, durch die Behandlung Lebenszeit zu gewinnen bei möglichst großer Lebensqualität. Und natürlich setze ich viel Hoffnung auf den rasant voranschreitenden medizinischen Fortschritt. Vielleicht wird es in ein paar Jahren möglich sein, auch eine metastasierte Krebserkrankung zu heilen oder wenigstens dauerhaft zu stoppen. Bis dahin hoffe ich, dass mein Zustand stabil bleibt oder dass nach einem Progress wieder gut wirksame Medikamente gefunden werden. Dass es irgendwann ein Fortschreiten der Krankheit geben wird, ist klar. Die Frage lautet, wann? Und auch, wie lange es bei einer Metastasierung der Knochen bleibt, die leichter zu therapieren ist als zum Beispiel Lebermetastasen. Ob ich mit meiner Erkrankung noch fünf, zehn oder vielleicht sogar 20 Jahre leben werde, kann niemand wissen. Und genau dieses Damoklesschwert, das nun dauerhaft über mir schwebt, meinte Meike mit ihrer Frage: Wie kannst du damit leben?

Wie also lebe ich mit dem Krebs? Die vergangenen Monate waren geprägt von meiner Diagnose, von vielen Sorgen und Ängsten. Es gab Phasen, in denen ich mich körperlich sehr gut gefühlt habe. Aber auch immer wieder gesundheitliche Probleme. Da war die Clostridieninfektion, nachdem ich Antibiotika einnehmen musste wegen eines Infekts, mit dem mein Körper aufgrund der schlechten Blutwerte nicht allein fertig wurde. Dann war da dieses Kribbeln in meinen Beinen, von dem niemand so recht wusste, woher es kam. Die Neurochirurgen, die mich bei einem kurzen Krankenhausaufenthalt untersuchten, befürchteten, dass ein von Metastasen befallener Wirbel aufs Rückenmark drücken könnte. Sofort war sie wieder da, die Angst vor der Querschnittslähmung. Oder zumindest die vor einer aufwendigen Operation der Wirbelsäule. Ein MRT der Brust- und Lendenwirbelsäule ergab zum Glück keine Auffälligkeiten, alles war stabil und der Spinalkanal durchgehend frei. Wo das Kribbeln herkam, blieb weiter unklar.

Heute weiß ich vom Strahlentherapeuten, dass es sich wohl um eine Nervenreizung infolge der Bestrahlung gehandelt hatte. Die Oberärztin im Krankenhaus vermutete eine andere Ursache: „Wild guess", sagte sie beim Entlassungsgespräch, „es kommt von Ihren Medikamenten." Was sie wohl dazu gebracht haben mag, den jugendlich anmutenden Anglizismus zu verwenden? Meine ganz und gar nicht jugendliche Erscheinung nach einer schlaflosen Nacht im harten Krankenhausbett war sicher kaum der Grund dafür, wohl eher der junge Assistenzarzt in ihrer Begleitung.

Trotz der harten Zeit habe ich es in den vergangenen Wochen und Monaten auch genossen, viel Freizeit zu haben und aus dem alltäglichen Hamsterrad zwangsweise herausgeworfen zu sein. Ich habe lange Spaziergänge gemacht, oft allein, Podcasts und Hörbüchern lauschend oder manchmal mit einer Freundin. Manche meiner Freundschaften haben sich intensiviert durch diese gesundheitliche Krise. Mithilfe einer App habe ich begonnen, zu meditieren, und ich merke, dass es mir mittlerweile leichter fällt, die dunklen Gedanken zu stoppen. Ich lese viel mehr, als das in meinem früheren Alltag möglich war, und ich lerne wieder Hebräisch. Auch an einem Online-Yogakurs für Krebserkrankte habe ich teilgenommen, der mir ein wenig von dem verloren gegangenen Vertrauen in meinen Körper zurückgegeben hat. Es bleibt aber fragil und wird immer noch durch jedes Ziepen sofort wieder aus dem Gleichgewicht gebracht.

Auch nehme ich an Selbsthilfetreffen für Frauen mit Metastasen teil, die wöchentlich stattfinden, teils von Ehrenamtlichen moderiert, teils mit psychoonkologischer Begleitung. Die Treffen sind für mich eine gute Alternative zu Selbsthilfegruppen, wo Frauen mit Metastasen oft die personifizierte Angst der anderen sind, die meist gerade ihre Akutbehandlung hinter sich haben und hoffen, nun geheilt zu sein.

Ein Highlight der vergangenen Monate war für mich das „stärkende Wochenende“, das die Frauenselbsthilfe Krebs (FSH) speziell für Frauen mit fortgeschrittenen Krebserkrankungen organisiert. Ich hatte mich für den Termin in Boppard angemeldet – das Wochenende war großartig. Wir waren 19 Frauen im Alter von Ende 30 bis Anfang 70 in den unterschiedlichsten Lebenssituationen sowie mehrere tolle Referentinnen. Keine der Frauen musste erklären, warum sie trotz schwerer Erkrankung gesund aussieht oder was es bedeutet, unheilbar erkrankt, aber trotzdem nicht fast tot zu sein. Ich hoffe sehr, dass es auch weiterhin Angebote wie dieses geben wird. Wenn das eigene Leben so existenziell durcheinandergewirbelt wird, hilft es ungemein, Menschen zu treffen, denen es ähnlich geht und mit denen man sich austauschen kann.

Ist es also meine Resilienz, die es mir ermöglicht, damit zu leben? Eine große Rolle spielt sicher, dass ich keine Schmerzen habe und körperlich nicht stark eingeschränkt bin. Ich habe wieder Pläne – eine Reha in schöner Umgebung, zwei kürzere Urlaube –, und im Herbst möchte ich wieder anfangen zu arbeiten, mit einer schrittweisen Wiedereingliederung. Der Alltag kehrt also zurück, und die Krankheit tritt damit ein wenig in den Hintergrund. Zumindest so lange, bis es wieder irgendwo ziept oder kribbelt.

Ich weiß nicht, wie viele gute Jahre ich noch haben werde. Sicher weniger als eine gesunde Frau meines Alters. Aber möglicherweise liegt doch noch eine lange Zeit vor mir ohne gravierende Beschwerden. Ich weiß zwar, woran ich aller Wahrscheinlichkeit nach einmal sterben werde, aber der Zeitpunkt ist so unbestimmt wie bei allen anderen auch. Zwischen „wenn's richtig gut läuft, 20 Jahre" und „wenn's richtig gut läuft, 40 Jahre" ist qualitativ kein Unterschied. Aber ich komme gar nicht erst in Versuchung, Dinge, die ich gerne tun möchte, aufs Rentenalter zu verschieben. Der richtige Zeitpunkt ist immer jetzt. ■

SEITENBLICKE: SELBSTHILFE RUND UM DIE UHR

Nach einem Interview mit Barbara Quenzer, stellvertretende Bundesvorsitzende der Frauenselbsthilfe Krebs

Aufgeschrieben von Ute Engelmann

In der Nacht, wenn alle schlafen, beginnen die Gedanken, sich im Kreis zu drehen. Die Ängste nach einer Krebsdiagnose scheinen dann übergroß und noch bedrohlicher als ohnehin, und niemand ist da zum Reden. Das Internetforum der Frauenselbsthilfe Krebs (FSH) ist rund um die Uhr geöffnet. Hier können sich Betroffene jederzeit von der Seele schreiben, was sie belastet. Damit verlieren die eigenen Gedanken oft wenigstens ein bisschen an Dramatik. Und wenn die anderen Foris nicht sofort antworten, hilft es den nächtlichen Schreiberinnen zu wissen, dass sie spätestens am nächsten Morgen Zuspruch oder Tipps bekommen.

Die FSH unterstützt Menschen mit einer Krebserkrankung seit fast 50 Jahren. Das Onlineforum gibt es seit 2013. Es hat mehr als 7.300 Nutzerinnen und Nutzer. Die Betroffenen sollen aufgefangen werden, wenn sie Unterstützung brauchen – unabhängig von Ort und Zeit.

In Lebenskrisen – und in den meisten Fällen ist eine Krebsdiagnose genau das – ist psychosoziale Unterstützung wichtig. Das zeigt sich im Forum unter anderem im unangefochtenen Spitzenreiter aller Themenstränge: dem Ich-drück-die-Daumen-Thread. Hier wird aktiv an die Foris gedacht, bei denen in der laufenden Woche Untersuchungen, Operationen, Chemotherapien,

Nachsorgekontrollen oder andere wichtige Termine anstehen. Die gegenseitige Anteilnahme und die gedankliche Begleitung können sehr wohltuend wirken. Die Betroffenen wissen, dass sie bei guten Ergebnissen ihre Freude im Forum teilen können und bei weniger guten Mitgefühl und Trost erhalten.

Daneben gibt es ein großes Bedürfnis nach Informationen. Im Zusammenhang mit einer Krebserkrankung haben die Betroffenen viele Fragen zu den anstehenden Therapien und deren möglichen Nebenwirkungen. Dabei suchen sie im Forum keinen medizinischen Rat, sondern möchten von den Erfahrungen der anderen Betroffenen hören.

Die gebündelte Erfahrung der Foris kann wie eine Schwarmintelligenz wirken. Gemeinsam wird viel hilfreiches Wissen zusammengetragen, und falsche Annahmen können richtiggestellt werden. Das kann helfen, Ängste vor Therapien und deren möglichen Nebenwirkungen abzumildern. Neuerkrankte erhalten aus der Betroffenenperspektive Informationen zu Therapien, zum Umgang mit Nebenwirkungen, und wo sie Hilfe finden können. Sie erfahren, welche Fragen sie in der Arztpraxis stellen sollten oder worauf bei Krankenkassen und Behörden zu achten ist. Das kann helfen, sich besser auf bevorstehende Termine vorzubereiten.

Einige der Foris haben während ihrer Erkrankung und Therapie auch schlechte Erfahrungen gemacht und erzählen davon. Doch in der Vielzahl der Beiträge relativieren sich die negativen Berichte meist. Niemand soll heruntergezogen werden, es geht darum einander aufzufangen.

Der Austausch unter Betroffenen tut gut. Hier kann sich das Gefühl einstellen, wirklich verstanden zu werden mit all den Fragen, Sorgen und Ängsten, die eine Krebsdiagnose auslöst. Und so wächst bei manchen auch irgendwann das Bedürfnis, diejenigen kennenzulernen, mit denen sie virtuell lachen, weinen und mitfühlen. Regelmäßig gibt es deshalb selbst organisierte Treffen der Foris, und es sind mehrere FSH-Selbsthilfegruppen entstanden.

Die FSH ist durch die vielfältigen Beiträge im Forum in der Lage, Rückschlüsse auf die Versorgungssituation von Menschen mit Krebs in Deutschland zu ziehen. Was fehlt? Wofür könnte sich die FSH als Interessenvertretung einsetzen? Mehrfach wurden schon Themen, die häufig im Forum angesprochen werden, recherchiert. Das FSH-eigene Onlinemagazin „perspektive" veröffentlicht dann umfangreiche und qualitätsgesicherte Informationen zu Dingen, die Krebsbetroffenen aktuell auf den Nägeln brennen.

Ein Forum kann auf Dauer nur gut funktionieren, wenn es Regeln gibt und gut moderiert wird. Das Thema Krebs ist hochsensibel. Der Schutz der Nutzerinnen muss hier Priorität haben. Auch deshalb ist das Forum absolut werbefrei, und die Moderatorinnen achten sehr genau darauf, dass diese Regel eingehalten wird. Der FSH ist es ein hohes Anliegen, dass sich die Mitglieder im Forum jederzeit sicher und aufgehoben fühlen können. ■

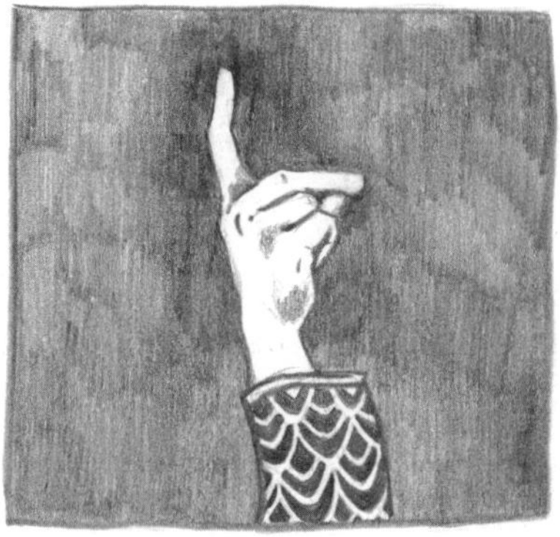

DREIMAL „HIER“ GERUFEN UND NOCH EINE ZUGABE

Anke

Erstdiagnose mit 13, Zweit- und Drittdiagnose mit 47

Guten Morgen! Ich werde wach und spüre in meinen Körper hinein. Was tut heute weh? Fühle ich meine Füße? Wie geht es meinen Händen? Ich recke mich, mache Fußgymnastik. Diese Routine habe ich in der Anschlussheilbehandlung gelernt. Denn die Chemotherapie hat die Nerven in meinen Füßen angegriffen. Sie fühlen sich oft taub an, die Muskeln werden schwächer. Die Sturzgefahr steigt. Und ein gebrochenes Bein oder ein verstauchter Knöchel, das ist mein größter Horror. Ich könnte mich nämlich nicht auf Gehhilfen stützen. Das alles hat mit meiner Geschichte zu tun.

Herbst 1983. Ich bin 13 und gerade in die achte Klasse gekommen. Mit meinem Vater sitze ich in der Orthopädie der Dresdner Uniklinik. Der Arzt erklärt mir, wie er die bösartige Geschwulst in meiner rechten Elle vollständig entfernen will. „Im schlimmsten Fall“, sagt er, „muss der Unterarm abgenommen werden.“ Mir kommen die Tränen, und ich beginne am ganzen

Körper zu zittern. „Aber dann kann ich keine Flöte mehr spielen", stammele ich. Ich hasse Flöte spielen – trotzdem ist es das Erste, woran ich denke.

Ein Untersuchungsmarathon startet, und ich staune, was es alles gibt. Mein Körper wird geröntgt, die inneren Organe und die Gefäße mit Kontrastmitteln untersucht. Bei dieser Angiografie wird mir überall so heiß, als ob ich verbrenne, und dann sagt die Ärztin: „Ich weiß nicht, ob die Untersuchung gelungen ist." Ich breche in Tränen aus. Die nächsten Minuten vergehen unendlich langsam, bis die Ärztin mich erlöst und sagt: „Es hat doch geklappt."

Ich habe Angst, nicht mehr aus der Narkose aufzuwachen. Aber die Ärzte lenken mich ab. Mein erster Blick nach der OP fällt auf meinen Verband, und ich bin glücklich und erleichtert: Er reicht bis zur Hand. Der Arm ist noch da! Ich freue mich sogar ehrlich auf mein verhasstes Flötespielen.

Zunächst erhalte ich Bestrahlung und Chemo parallel. Oft muss ich pausieren, weil mein Blutbild schlecht ist wegen Infekten und kaputten Schleimhäuten. All das zieht den Krankenhausaufenthalt in die Länge. Besuchszeit ist nur am Wochenende. An den anderen Tagen kann ich meiner Familie nur vom Fenster aus zuwinken. Wie sehr hätte ich mir eine Umarmung gewünscht.

Irgendwann wird es möglich, die Blutbildkontrollen in der Lungenklinik in meinem Heimatort machen zu lassen. So darf ich zwischen den Chemozyklen für ein paar Tage nach Hause und kann auch in die Schule gehen. Ich bin aufgedunsen vom Kortison und schäme mich mit meiner Perücke. Einmal wird sie mir von Mitschülern heruntergerissen. Oft kann ich vor Übelkeit nichts essen oder trinken. Überhaupt wird die Chemo mehr und mehr zur Hölle, denn kaputte Venen und Kotzerei begleiten mich die ganze Zeit. Aber allmählich werden die Fehltage in der Schule weniger. In den Sommerferien vor der zehnten Klasse male ich mir schon einen normalen Schulbeginn aus. Dann kommt eine neue Richtlinie heraus, die eine abschließende Lungenbestrahlung bei meinem Krebs vorsieht. Und so beginnt mein Schuljahr wieder mit einem Klinikaufenthalt. Erst nach den Herbstferien starte ich in die zehnte Klasse.

32 Jahre später ertaste ich einen Knoten in der linken Brust. Eine Verspannung, denke ich. So etwas hatte ich schon mal. Das kommt von der einseitigen Belastung, davon, dass meinem rechten Arm seit meiner OP damals elf Zentimeter Elle fehlen. Daraus hat sich eine Fehlstellung entwickelt. Trotzdem bin ich fit, achte auf meinen Körper, mache Nordic Walking und Rückenschule. Das brauche ich auch als Ausgleich zu meinem stressigen Job: Ich führe zusammen mit meinem Onkel ein Rundfunk- und Fernsehfachgeschäft.

Den Knoten zeige ich meiner Gynäkologin, und sie überweist mich gleich zur Mammografie. Schon für den nächsten Tag bekomme ich einen Termin. Ich funktioniere wie fremdgesteuert. In mir ist eine Welt zusammengebrochen. Ich erinnere mich an die Dresdner Uniklinik, wo ich als Kind gewesen bin, diese Stadt in der Stadt mit ihren vielen Gebäuden und eigenen Straßen. Ich spüre wieder dieses Gefühl der Desorientierung und Isolation. Fremde Menschen, die mich zur Untersuchung in Haus F, K oder P bringen. Stickige, dunkle Räume und hohe, grelle Flure, in denen ich allein warten muss. Nein, nicht noch einmal. Der Mammografie folgt ein Brustultraschall, und die Ärztin sagt mir gleich, dass auch eine Biopsie nötig ist. An diesem Abend erzähle ich es meinem Mann. Sonst niemandem. Er nimmt mich tröstend in die Arme.

Ich fahre allein zur Biopsie. Der Arzt nimmt sich Zeit, stellt Fragen und erklärt mir, was passieren wird. An den verdächtigen Stellen werden Proben entnommen, und nach deren Untersuchung arbeiten mehrere Fachärzte gemeinsam einen Behandlungsvorschlag aus. Das alles beruhigt mich für den Moment, und der kleine Schuss der Biopsienadel fühlt sich nicht schlimm an.

Quälend ist die anschließende Warterei. Ich traue mich kaum aus dem Haus, um den Anruf nicht zu verpassen. In meinem Kopf male ich mir furchtbare Diagnosen aus. Ich recherchiere zu Themen wie Patientenverfügung und Vorsorgevollmacht und lese über Studien, die zeigen, dass Brusttumore nach kindlichem Knochenkrebs etwa 30 Jahre später auftreten. Warum habe ich nicht schon früher Vorsorge gehabt? Diese Frage lässt mich nicht los.

Nach einer Woche sitze ich trotz sommerlicher Hitze mit eiskalten Händen und zitternd bei Chefarzt Dr. Lohengrin. Mein Tumor sei aggressiv und versprengt, also kleine Tumore schrotschussartig um den Haupttumor verteilt. Es gebe zwei Möglichkeiten: erst Chemo, um den Krebs zu verkleinern, und dann OP oder gleich OP und danach Chemo, um ein weiteres Ausbreiten zu verhindern. Eine Bestrahlung würde sicher auch folgen.

Ich erinnere mich an die Chemo in meiner Kindheit. Fast zwei lange Jahre, in denen ich mich so schwach und krank gefühlt habe, dass ich nicht einmal lesen mochte. Das ständige Frieren. Meine Venen haben sich bis heute nicht erholt, jede stinknormale Blutabnahme ist eine Qual. Ich sage dem Arzt, dass ich auf keinen Fall noch einmal eine Chemo machen werde. Doch er beruhigt mich: Heute gebe es viel bessere Medikamente gegen die Übelkeit, und für die Infusionen werde ein Port gelegt, also ein dauerhafter Venenzugang. Ich müsse keine Angst haben.

Das Thema Chemo schiebe ich erst mal beiseite und entscheide mich für die sofortige OP. Ich will diesen Tumor los sein. Auch als der Arzt sagt, dass es so auf eine Mastektomie, also Brustabnahme, hinauslaufe, bleibe ich dabei. Es gibt keine Garantie, dass durch eine Chemo die Brust erhalten werden kann, dann lieber den Herd gleich rausschneiden.

Ich rufe meine Tochter an, sie bricht in Tränen aus, und ich kann sie nur schwer trösten. Später helfen mir meine Kinder sehr. Meine Tochter ist Sozialversicherungs-Fachangestellte, sie beantragt beispielsweise die Pflegestufe für mich. Und mein Sohn fährt mich zur Chemo. Jetzt spreche ich auch endlich mit meiner Mutter. „Irgendwie habe ich das schon geahnt“, sagt sie. „Wir schaffen das auch diesmal.“ Sie hält mich im Arm. Ich begreife erst jetzt so richtig, was damals sie und auch meine Familie alles geopfert haben. Jeden Tag kam sie nach ihrer Arbeit als Lehrerin zu mir ins Krankenhaus. Was hat mein kleiner Bruder in dieser Zeit gemacht? Mein Vater konnte sich als Selbstständiger nicht um ihn kümmern.

Mir ist klar, dass meine Mutter dieses Mal nicht immer bei mir sein kann. Meine 90-jährige Großmutter, die bei uns im Haus wohnt, ist überbesorgt und für mich oft schwer auszuhalten. Heute verstehe ich, wie hilflos sie sich damals gefühlt haben muss. Ich schreibe Briefe an meine Freundinnen, die mir schon als Kind beigestanden haben. Alle melden sich und tragen mich durch diese Therapie. Im Job bereite ich alles so vor, dass ich ein paar Tage wegbleiben kann. Ich denke noch, eine Chemo machst du ja eh nicht. Mein Onkel meint nur: „Hoffentlich fällst du nicht lange aus.“

Der Arzt, der die Wächterlymphknoten-Markierung vornimmt, erzählt mir von jungen Patienten, die ihre Therapie nicht so erfolgreich beenden konnten wie ich als Kind. Ich denke oft an damals – an die kleine Nicole, die immer Taubenbrühe von ihren Eltern bekam und dann plötzlich nicht mehr da war. Ich spüre wieder diese Verlorenheit, dieses Gefühl des Ausgeliefertseins, die Angst.

Die OP lasse ich im kleinen Krankenhaus in unserer alten Kreisstadt machen. Es ist einem Brustzentrum angeschlossen, und ich schätze die kurzen Wege. Die Schwester erklärt mir, wie ich den Arm nach der OP lagern soll und dass ich ihn lange nicht belasten darf. Aber als Rechtshänder sei das auf der linken Seite ja nicht ganz so schlimm. Doch, denke ich, bei mir schon! Denn vieles muss ich mit links machen, da es rechts nicht mehr geht. Aber ich sage nichts.

Die Nacht wird unruhig. Die Gedanken kreisen, draußen quaken Frösche, und der Wind pfeift unter den Türen durch.

Ich bin froh, als es endlich losgeht. Nach dem Eingriff kommt der Chirurg Dr. Lohengrin an mein Bett. Er sagt, ich hätte ihnen einen ganz schönen Schrecken eingejagt. Dort, wo durch die Bestrahlung in meiner Jugend Lungengewebe geschädigt war, seien sämtliche kleinen Blutgefäße geplatzt. Entsprechend lange habe die OP gedauert.

Ich liege da und traue mich kaum zu atmen, so eng und schmerzhaft fühlt es sich an. Wie ein Reif um die Brust. Ich erinnere mich an den treuen Heinrich im Märchen vom Froschkönig, der drei Eisenringe um die Brust trägt, damit sein Herz nicht vor Kummer zerspringt. Ich muss die Wunde ständig kühlen, später muss mehrfach punktiert werden. Als ich zum ersten Mal unter den Verband schaue, denke ich spontan an einen Verkehrsunfall. Alles ist grün und blau, auch die gesunde Brust. Nach sechs Tagen werde ich entlassen, obwohl ich mich wirklich noch nicht danach fühle.

Zu Hause ist es kompliziert: Unser Schlafzimmer liegt unterm Dach und ist nur über eine Treppenleiter zu erreichen. Mein Mann räumt unser Bett kurzerhand in das ehemalige Zimmer unserer Tochter. Das Bett ist allerdings sehr niedrig, und das Rein- und Rauskommen fällt mir schwer. Meine Großmutter hilft mir manchmal heraus. Meine heiße Narbe kühlen wir mit Kohlblättern und Retterspitz.

All diese Probleme erscheinen nichtig, als mir Dr. Lohengrin das Ergebnis der Tumorkonferenz mitteilt. Man habe sich die Mammografie noch einmal genauer angeschaut und festgestellt, dass auf der anderen Seite ein Lymphknoten in der Achsel vergrößert sei. Ich müsse für ein abklärendes MRT ins Brustzentrum fahren. Still verlasse ich das Besprechungszimmer. Auf der Heimfahrt sage ich mir immer wieder: Das kann nicht sein. Warum hat man das nicht gleich gesehen? Ich beiße die Zähne vor Wut zusammen, und mir schmerzt der Kopf, als ich zu Hause ankomme.

Zum MRT-Termin begleitet mich meine Mutter. Es ist heiß, meine Wunde ist immer noch grün und blau, die Narbe spannt, die letzte Punktion ist erst wenige Tage her. Ich möchte eigentlich nur im Bett liegen und kühlen. Der Ablauf im Brustzentrum ist chaotisch, und auf dem Heimweg bemerke ich, dass man vergessen hat, die Nadel für den Zugang in meiner Hand zu entfernen. Ich will trotzdem nur nach Hause. Meine Nachbarin, eine Pflegerin, befreit mich von der Nadel.

Und dann wieder warten. Ich habe keinen Appetit, feile an den Formulierungen für meine Patientenverfügung und erledige Dringendes für die Arbeit. Dann ein Anruf: Ich soll gleich vorbeikommen. Wenn sie am Telefon nichts erzählen, steht dann die Diagnose schon fest? „Ich hätte Ihnen das gern erspart", sagt Dr. Lohengrin, als ich in seinem Besprechungszimmer sitze, „Wir haben auch in der rechten Brust einen Herd gefunden."

Nach der Biopsie, die ich resigniert über mich ergehen lasse, warte ich wieder auf den Befund. In dieser Zeit bekomme ich viele Besuche und Anrufe, vor allem von ehemaligen Schulkameraden, die das schon einmal mit mir durchlebt haben. Jetzt viel sensibler und vorsichtiger, sprechen wir miteinander. Mit meiner Freundin aus Kanada habe ich über einen Messengerdienst nun plötzlich wieder Kontakt. Über unser Bett hängen mein Mann und ich eine Girlande, an der wir alle Karten befestigen, die ich erhalte. Endlich der Anruf. Wieder soll ich vorbeikommen. „Es ist keine Metastase", sagt Dr. Lohengrin. „Sie haben in der anderen Brust einen anderen Tumor." So etwas kommt äußerst selten vor. Ich kann es kaum glauben. Habe ich denn beim Schicksal dreimal „hier" gerufen?

Ich habe Angst. Wird es wieder so eine lange Heilungsphase werden wie nach der vorigen OP? Dr. Lohengrin verspricht, sie würden diesmal besser vorsorgen. Und ich will gleich die Mastektomie auch auf dieser Seite. Das Ungleichgefühl mag ich nicht, und die Kompressions-BHs mit den Einlagen hasse ich. Es geht schnell, alle kümmern sich liebevoll um mich, und diesmal verläuft der Eingriff komplikationslos. Es spannt weniger, und beim ersten Aufstehen fühle ich mich sofort viel wohler. Mein Gleichgewicht ist wiederhergestellt.

Sechs Zyklen Chemo sind nun für mich geplant, alle drei Wochen eine Dosis. Das ist ja Pillepalle gegenüber meiner Chemo früher, denke ich. Mit speziellen Gelhandschuhen und -socken soll ich während der Infusion meine Hände und Füße kühlen. Das kann verhindern, dass eines der Chemomedikamente, das Docetaxel, dort die Nerven angreift. Am Tag nach der Chemo werde ich eine Neulasta-Spritze bekommen, die dem Körper helfen soll, Leukozyten zu bilden – die Chemo greift die weißen Blutkörperchen an.

Minutiös bereite ich mich vor. Ich koche Hühnersuppe und friere kleine Portionen ein. Ich mische mir leckere Kräutertees, und auf mein Handy lade ich meine Lieblingsmusik. Eigentlich wollen mein Mann und ich noch ein paar Tage wegfahren, aber da nun alles so schnell losgeht, verschieben wir unsere Reise zwischen den ersten und den zweiten Zyklus. Dr. Lohengrin versichert uns, dass es erfahrungsgemäß den meisten Patienten in dieser Zeit gut gehe. Also planen wir vier Tage Oberlausitz, nur 45 Minuten vom Krankenhaus entfernt – sicher ist sicher.

Meinem Onkel sage ich Bescheid, dass ich so schnell nicht wiederkomme. Das Immunsystem fährt bei der Chemo ja runter, da mache ich die dringende Arbeit lieber von zu Hause. Er willigt ein, aber gute Wünsche oder einen Blumenstrauß vermisse ich weiter. Ich arbeite trotz aller Belastung, und er fragt kein einziges Mal, wie es mir geht.

Dem ersten Chemotag sehe ich gelassen entgegen. Ich habe einen Port, Venenstecherei ist also nicht nötig. Ich habe Medikamente gegen Übelkeit. Ein Kuschelkissen, die Thermoskanne mit Tee, Bonbons gegen blöden Geschmack, mein Handy, auch die

Kühltasche mit den Handschuhen und Socken habe ich dabei. Auf der Station begegne ich vertrauten Gesichtern aus der Gynäkologie. Das beruhigt mich. Ich bin auch froh, dass wir maximal zu viert im Raum sind. Besser als ein Saal mit vielen. Es geht los.

Am Tag nach der Neulasta-Spritze bekomme ich plötzlich unsägliche Schmerzen bis in die Zehenspitzen – wie eine Ganzkörper-Gehirnerschütterung. Ich habe Angst, und mein Mann ruft in der Klinik an. Das Knochenmark arbeite, sagt man ihm, ich solle Paracetamol nehmen. Es wirkt nicht. Bei der Blutbildkontrolle in der darauffolgenden Woche erklärt mir Dr. Lohengrin, die Chemo im Kindesalter habe das Knochenmark angegriffen, dadurch komme es jetzt mit der Spritze zu diesen Schmerzen. Wie soll ich das noch fünfmal aushalten? Er verschreibt mir höher dosierte Schmerzmittel und gibt sein Okay für unseren Kurzurlaub. Es sind wunderschöne Tage. Als mir währenddessen die ersten Haare ausgehen, bin ich froh, meinen Sonnenhut dabeizuhaben.

In den folgenden fünf Zyklen muss ich dreimal zwischendurch ins Krankenhaus und mit Infusionen aufgepäppelt werden. Trotz der Mittel gegen die Übelkeit kann ich vor Ekel irgendwann nichts mehr essen und mich kaum noch auf den Beinen halten. Durch das Neulasta sind jedoch meine Leukozytenwerte immer äußerst hoch. Und so diskutiere ich während der gesamten Chemo, ob wir die Spritze nicht weglassen können. Aber Dr. Lohengrin bleibt hart, das Risiko einer lebensbedrohlichen Infektion sei sonst zu hoch. Heute würde ich es nicht mehr machen, Risiko hin oder her. Denn die Schmerzen, die ich durch meine Vorgeschichte nach jeder Spritze habe, sind kaum zu ertragen.

Nach dem vierten Zyklus fragt mich Dr. Lohengrin, ob ich die restlichen zwei Zyklen noch machen will. Mein Körper sagt unüberhörbar Nein, mein Kopf ruft: was, wenn etwas wiederkommt? Der Kopf gewinnt. Der Arzt reduziert daraufhin die Medikamentendosis auf 80 Prozent.

Als am 27. November die letzte Chemo einläuft, mache ich drei Kreuze. Die Ärzte warne ich vor einem Wutausbruch, sollten die Nebenwirkungen nicht rechtzeitig abklingen und ich Heiligabend die Gans nicht genießen können. Über Nikolaus werde ich noch einmal im Krankenhaus aufgepäppelt, dann ist die Chemotherapie vorbei.

Schon kurz vor Weihnachten ruft die Strahlenpraxis an, ich solle mich am 27. Dezember vorstellen. Keine Pause zum Erholen. Ich fühle mich überrumpelt, sage aber trotzdem Ja.

Nach einer Weile kann ich wieder essen und trinken, sogar kleine Spaziergänge sind möglich. Als die Bestrahlungen geschafft sind, fahre ich zur Anschlussheilbehandlung ans Meer, und der Abstand tut mir gut. Aber ich fehle im Geschäft. Am Telefon erkläre ich meinem Onkel mühsam, was zu tun ist. „Wann kommst du wieder?“, fragt er. Ich weiche aus. Zu Hause fällt mir der Alltag schwer. Ich ermüde schnell. Einen Ordner aus dem Regal zu nehmen, wird zur Höchstleistung. Nach einer Stunde Arbeit brauche ich eine Pause. Ich informiere meinen Onkel, dass ich wahrscheinlich nicht zurück ins Geschäft komme und schlage ihm andere Möglichkeiten vor. Doch er sträubt sich.

Ich suche mir eine Psychoonkologin und spreche mit ihr über die körperliche Schwäche, die mich behindert, und die Angst bei jedem neuen Schmerz, dass wieder etwas ist. Auch darüber, wie sehr mich meine Jobsituation belastet. Eine Weile arbeite ich noch von zu Hause aus, aber es kann so nicht weitergehen. Im April folgenden Jahres bespreche ich mit meinem Onkel, dass wir zum Jahresende das Geschäft aufgeben, da er allein auch keine Perspektive damit sieht. Ich bereite meinen Teil vor, er den seinen. Denke ich.

Mein Vater ist ein Jahr zuvor in ein Heim umgezogen. Bei meiner Großmutter beginnt eine Demenz. Mein Sohn zieht zur weiteren Ausbildung weg, das regeln wir kurz vor unserer Silberhochzeit. Die verbringen wir in Kanada und erfüllen uns damit einen Lebenstraum. Im September heiratet meine Tochter, im November nimmt sich mein Onkel das Leben. Die Todesnachricht erschüttert mich tief. „Hoffentlich kommt jetzt nicht der Krebs zurück“, denke ich. Warum habe ich diese Ahnung?

Anfang Dezember stirbt meine Großmutter. Kurz darauf werde ich 50 und fahre trotz allem mit meinem Mann nach Stockholm, um dort das Luciafest zu erleben. Wieder zu Hause, feiern wir wie geplant meinen Geburtstag, und zwei Tage später beerdigen wir die Oma. Dann ist Weihnachten. Im Januar breche ich mir bei einem Sturz auf Glatteis die linke Hand und bin sechs Wochen lang bei fast allem auf fremde Hilfe angewiesen. Wegen Corona arbeitet mein Mann im Frühjahr von zu Hause aus, und wir räumen gemeinsam meine Firma aus und wickeln sie ab.

Im Mai 2020 taste ich einen kleinen Knoten in der linken Achsel. Dann wieder nicht. Ich habe Anfang Juni einen Kontrolltermin bei der Gynäkologin und warte ab. Im Verdrängen bin ich mittlerweile gut. Aber was, wenn es wieder Krebs ist, warum hat dann die Chemo nur zwei Jahre geholfen? Dafür habe ich mich so gequält? Die Gynäkologin schickt mich weiter zum Brustultraschall, und die Radiologin sagt mir gleich, dass das keine Zyste ist. Kurz darauf bekomme ich den Befund: wieder ein Tumor, wenn auch ein sehr kleiner. Der Arzt schlägt mir eine OP vor, und ich stimme zu. Ich hoffe, das reicht. Der Eingriff ist tatsächlich minimal, und ich kann schon am Folgetag nach Hause.

Wieder warten. Bei der Befundbesprechung sagt Dr. Lohengrin, der Knoten sei eine kleine Metastase von anderthalb Zentimetern gewesen. Was passiert noch in meinem Körper? Er sagt auch, man habe diesmal nicht alle Krebszellen erwischt, eine weitere OP sei aber wegen zu wenig Gewebematerial unmöglich. Er rate daher zu einer weiteren Bestrahlung und einer Umstellung der Antihormontherapie auf die Medikamente Fulvestrant und Ribociclib. Ich muss jetzt zu einem niedergelassenen Onkologen.

Dr. Lohengrin empfiehlt mir eine Dr. Oheim, sie sei fachlich gut, wenn auch etwas speziell. Ich vertraue ihm.

Beim Planungs-CT für die Bestrahlung habe ich eine interessante Begegnung: Der Radiologe kennt mich noch von meiner Therapie 1983. Ich staune. Auch meine Tante hat Aufnahmen meines postoperativen Arms in ihrer Ausbildung zur Röntgenassistentin gesehen – als Anschauung. Ich komme mir fast prominent vor. „Ich wünsche Ihnen, dass Sie dann endlich Ruhe haben", sagt der Radiologe.

Zum ersten Termin bei Dr. Oheim fahre ich allein. Ich habe Badesachen dabei, denn es ist ein sonniger Tag, und in der Nähe gibt es mehrere schöne Seen. Aber aus meinen Plänen wird nichts. Was Dr. Oheim mir zu Ribociclib erklärt, erinnert mich an eine Tablettenchemo. Das Medikament sei dafür bekannt, die weißen Blutkörperchen zu schwächen. Ich spreche meine Bedenken an, weise auf die Probleme hin, die ich bei meinen vergangenen Chemos hatte, doch sie bügelt alles ab. Diese Therapie habe schon vielen Frauen geholfen, also sei sie auch für mich gut. „Sie müssen den Nutzen sehen", sagt sie knapp. Damit ist das Gespräch beendet. Die ersten beiden Spritzen Fulvestrant bekomme ich sofort, baden darf ich damit nicht. Künftig soll ich mit dem Taxi kommen. Wird es mir so schlecht gehen, dass ich nicht selbst fahren kann?

Die folgenden zwei Monate chauffiert mich nun werktäglich ein Taxi zur Bestrahlung und regelmäßig zur Onkologin. Mir wird das zu viel, aber weder ein Aussetzen der Bestrahlung noch des Onkologietermins ist möglich. Dr. Oheim nimmt mich nicht ernst, lässt sich auf nichts ein, was von ihrem Plan abweicht. Was wäre schlimm daran gewesen, wenn sich die Bestrahlung vier Tage länger hingezogen hätte? Ich fühle mich komplett unverstanden. So traurig war ich vorher noch nie.

Kurz nach einer weiteren Reha muss ich zum Kontrollröntgen der Lunge. Mir geht es recht gut, und so erschrecke ich, als die

Bestrahlungsklinik anruft und einen CT-Termin durchgibt. Es ist Advent. Ich will nach drei Jahren endlich einmal nur Plätzchen backen, Geschenke basteln, Lichteln und Musik hören – und jetzt das. Ich bin so angefasst, dass ich bei kleinsten Schwierigkeiten weinen muss. Aber im Forum für krebskranke Frauen, in dem ich mich kurz zuvor angemeldet habe, bekomme ich gute Ratschläge, wie ich mich von den dunklen Gedanken ablenken kann. Einen Tag vor Heiligabend ruft mich meine Gynäkologin mit dem CT-Ergebnis an: „Es sind keine Metastasen, die Schatten auf dem Scan sind nur eine Strahlenschädigung, schöne Weihnachten!" Ich bin erleichtert.

Aber ich schnaufe immer mehr beim Treppensteigen, bei Spaziergängen werde ich langsamer und muss Pausen einlegen, nach Anstrengungen und längerem Sprechen huste ich. Beim Routinetermin im Februar stellt meine Lungenärztin eine Entzündung fest und macht gleich einen Termin in einer Fachklinik. Die Bronchoskopie zeigt fibrotische Veränderungen in meinem Lungengewebe. Diese Vernarbungen sind Folgen der Bestrahlung und werden nicht mehr verschwinden. Doch die Entzündung bekomme ich mit Kortison bald in den Griff.

Mit der neuen Diagnose konfrontiere ich Dr. Oheim. Weil sich Ribociclib auch negativ auf die Lunge auswirken kann, sage ich ihr, dass ich es nicht mehr nehmen möchte. Aber sie setzt nur die Dosis herab. Mein Blutbild wird besser, sonst nichts. Ich will weg aus dieser Praxis, will zumindest eine zweite Meinung.

Nach langer Suche und einigen Absagen bekomme ich endlich einen Termin in einer onkologischen Praxis in Dresden. Dr. Hase ist aufmerksam und zugewandt und fragt mich, was ich mir wünsche. Ribociclib absetzen und die Therapie aus Rücksicht auf meine vorgeschädigte Lunge nur mit Faslodex fortsetzen sei möglich, sagt er. Sollte doch noch einmal etwas auftreten, bleibe das Ribociclib ja als Therapieoption. „Würden Sie mich denn als

Patientin übernehmen?", frage ich vorsichtig. „Natürlich", sagt Dr. Hase. Ich fahre wie auf Wolke sieben nach Hause. Gut gelaunt kündige ich Dr. Oheim, sage die nächste Taxifahrt ab und bitte um Endabrechnung. Diese Entscheidung ist meine bisher wichtigste, und ich bereue sie nicht.

Ich fahre jetzt selbst zu meinen Terminen nach Dresden, verbinde das oft mit einem Museumsbesuch oder treffe mich mit einer Freundin. Seit März 2022 ist meine dauerhafte Erwerbsunfähigkeit bestätigt – eine Odyssee, die Stoff für eine eigene Geschichte ist. Meine Psychoonkologin hat mich mit den Worten, ich sei gut geerdet, entlassen. Immer wieder kommen Erinnerungen an meine Kindheit und die Chemo. Aber das ist nicht mehr wichtig. Es geht mir gut. In den letzten Jahren klappt es auch mit den Ärzten. Heute achte ich mehr auf meine eigene Wahrnehmung und bestehe darauf, dass meine Wünsche gehört werden.

Ich muss wöchentlich zur Ergotherapie und Lymphdrainage, monatlich zur Onkologie mit Faslodex, vierteljährlich zur Gynäkologin, halbjährlich zum Lungenarzt, zum Ultraschall von Brust und Bauchorganen, und einmal jährlich bekomme ich Bisphosphonat für die Knochen. Die Zeit dazwischen teile ich mir bewusst ein. Ich muss nichts, und das genieße ich. Arbeit läuft nicht fort. Das habe ich schon meiner Oma immer gesagt. ■

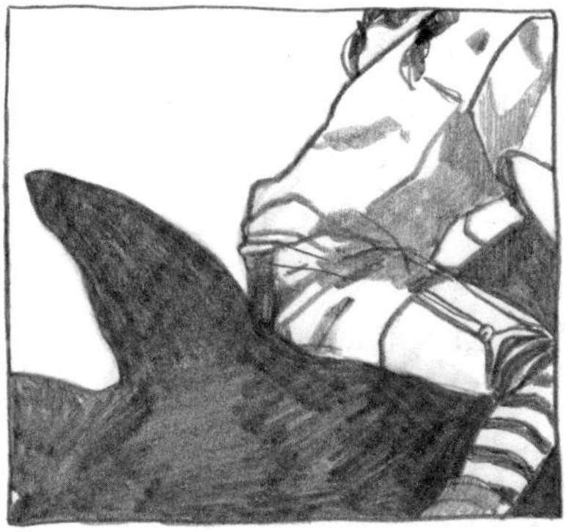

ICH BIN GERNE PIPPI LANGSTRUMPF

Carlotta

62 Jahre bei Brustkrebsdiagnose

„Sie sind wie Pippi Langstrumpf", sagte mein Onkologe. „Sie machen sich die Welt, wie sie Ihnen gefällt!" Eben hatte er mir verkündet, dass bei meiner Brustkrebs-OP überraschend befallene Lymphknoten entdeckt worden waren. Jetzt also das volle Programm, einschließlich Chemotherapie. Als ich in Tränen ausbrach und stammelte, mir sei doch versichert worden, dass bei meinem Tumor die OP und die anschließende Antihormontherapie ausreichen würden, fiel dieser Satz. „Ist das ein einstimmiger Beschluss der Tumorkonferenz?", fragte ich. Er murmelte vor sich hin, manche hätten auch für eine palliative Behandlung gestimmt. PALLIATIV!! Das verschlug mir die Sprache. Es klang nach Endstation und hoffnungslos. Das war in meinem Fall völlig unzutreffend, ich hatte keine Metastasen. Wusste der Arzt nicht, was er mit diesem Wort für Ängste auslöste? Oder wollte er mich absichtlich erschrecken und einschüchtern, damit ich endlich gehorchte und mich brav ohne Nachfrage und Zetern auf all die folgenden Prozeduren einließe?

Ich musste wohl eine Zumutung für ihn sein, den renommierten Mediziner, der mir in den zehn Minuten zwischen zwei OPs das Pathologieergebnis hinknallte. Während ich weinend zusammenbrach, versuchte er hektisch, die Psychoonkologin oder zumindest eine Schwester zu erreichen, um mich mitsamt meinen lästigen Emotionen abzuschieben.

Er hatte mich mitten ins Herz getroffen. Pippi Langstrumpf ist die unangefochtene Heldin meiner Kindheit. Mein kreativer Umgang mit der Realität, das Hinterfragen von Autoritäten und das Suchen nach bisweilen unkonventionellen Problemlösungen waren mein Lebensmotto und hatten mir schon oft geholfen. Und ausgerechnet in dem Moment, als ich am verletzlichsten war, wurde all dies infrage gestellt. Nachdem ich gerade erst mühsam aus dem mentalen Loch nach der Diagnosestellung herausgerobbt war, fiel ich jetzt ins Bodenlose.

Dabei war dieses Gespräch nur das i-Tüpfelchen auf einer von Beginn an misslungenen Kommunikation mit diesem Arzt. Nennen wir ihn Professor H. Ich hatte mich bewusst für dieses Brustzentrum in der nahe gelegenen Großstadt entschieden, denn es genießt einen hervorragenden Ruf. Auch über meinen Arzt hatte ich im Internet zunächst nur Positives gelesen.

Vor dem Erstgespräch fühlte ich mich gut gerüstet. Ich war über die verschiedenen Brustkrebstypen umfassend informiert. Das Ergebnis meiner Stanzbiopsie zeigte einen weniger aggressiven Tumor. Professor H. inspizierte zunächst meine betroffene Brust und stellte mit vorwurfsvollem Unterton gleich die Machtverhältnisse klar: „Wieso sind Sie nicht eher gekommen? Da sieht man doch gleich, dass die nicht in Ordnung ist!“ Ich erwiderte, dass ich meine Frauenärztin seit drei Jahren mehrfach darauf hingewiesen hätte, dass meine rechte Brust kleiner geworden und die Brustwarze eingezogen sei. Er hörte gar nicht mehr hin. Er schien gedanklich meine Brust zu zerlegen. Sein

Lieblingsthema. Er wolle mir nach der Entfernung der alten ein neues „Brüstchen basteln". Er schien fast beleidigt, dass ich einbrüstig als Amazone weiterleben wollte. Später erfuhr ich zufällig, dass er den Frauen, die sich auf eine zweite, kosmetische OP eingelassen hatten, sogar seine Handynummer gab, für Notfälle. Ich hingegen bekam vor meiner OP nicht einmal einen Rückruf, obwohl ich mehrfach dringend darum gebeten hatte. Stattdessen trat er kurz vor der OP, die Narkose lief schon in meine Adern, an mein Bett und fragte scheinheilig: „Sie wollten mich sprechen?" Ich antwortete lallend, dass ich das Tumorgewebe für eventuelle Prognosetests einfrieren lassen wolle. Ich hörte im Wegdämmern nur noch: „Ich kann Ihnen versichern, dass wir hier wissen, was wir zu tun haben."

Nach der OP wurde ich herumgereicht, die heulende Pippi Langstrumpf kam erst zur Breast Nurse, dann zu einer Schwester und schließlich zum Hauspsychologen. Sie alle dachten, ich hätte Angst vor der Chemo. Keiner verstand meinen Schock: dass ich mich zunächst ganz ruhig gefühlt hatte, denn das Ergebnis der Stanzbiopsie hatte einen langsam wachsenden und wenig aggressiven Tumor gezeigt. Ich hatte also mit einer vergleichsweise milden Therapie gerechnet, und genauso hatte ich mir die Welt herbeigewünscht. Und jetzt sollte ich plötzlich ein schwerer Fall sein?

Ich arrangierte mich, fand meinen Glauben an meine eigene Kraft wieder. Doch dann riss Professor H. alles gleich wieder ein, und ich fühlte mich von einem Moment zum anderen ein zweites Mal komplett ausgeliefert. Er verkündete das Pathologieergebnis: „Durch meine klinische Erfahrung habe ich unter der OP gesehen, dass die Lymphknoten vergrößert sind, und sie vorsichtshalber mit rausgenommen. So bleibt Ihnen eine zweite OP erspart. Und ich verspreche Ihnen, dass Sie kein Lymphödem bekommen." Ich hielt es für ein Wunder, dass er die Narbe nicht noch signiert hat. In diesem denkwürdigen Gespräch fand ich gerade noch die Kraft, ihm mitzuteilen, dass ich mir, was die Chemo betreffe, alles noch mal durch den Kopf gehen lassen und eine Zweitmeinung einholen wolle. Das hätte ich mir allerdings sparen können. Das Vorgehen war aufgrund der vorliegenden Daten leitliniengerecht. Ich war wütend. Ein Test auf die Chemosensitivität meines Tumors war nicht mehr möglich. Das Tumorgewebe einzufrieren – wie ich es hätte fordern können, hätte man vor der OP mit mir gesprochen –, war versäumt worden.

Meine große Stütze in dieser Zeit war ein anthroposophischer Onkologe, den ich mir selbst gesucht hatte. Er behandelte mich komplementär mit Misteln und stand mir psychisch zur Seite. Er bestärkte mich darin, bei der Entscheidung für oder gegen eine Chemo weiterhin meiner Intuition zu folgen: „Sie müssen den Drachen reiten!" Dieser Satz wurde meine eigene Leitlinie. Der Onkologe versicherte mir, dass die befallenen Lymphknoten meine Prognose nicht wesentlich verschlechterten.

Leider tötet Angst die Intuition, und seine Sätze erreichten mich zunächst nicht. Zu groß war die Erschütterung durch Professor H.'s Drohszenario. Der drängte mit drastischen Worten auf eine Chemo. So stolperte ich in die Behandlung. Gleich nach der ersten Infusion wartete die nächste Herausforderung: Die Anzahl der weißen Blutkörperchen war zu niedrig, und ich hatte erhöhte Temperatur. Das könne lebensbedrohende Infekte zur Folge haben, sagte man mir. Ich hatte keinen Infekt, dennoch sollten präventiv Antibiotika verabreicht werden. Auch hier wirkte das Szenario, ich bekam Angst und schluckte zunächst brav die Tabletten. Jetzt ging es mir richtig schlecht. Nach vier Tagen hatte ich genug, und Pippi Langstrumpf wurde wach. Die Chemoärztin empfahl mir, die Misteltherapie abzusetzen und während der starken EC-Chemos durchgehend Antibiotika zu nehmen. Pippi war sofort zur Stelle und formulierte ein deutliches Nein! Um

Kräfte zu schonen, diskutierte ich nicht mehr, sondern ging meinen eigenen Weg, mit Mistel und ohne Antibiotika.

Von nun an verlief die Chemo relativ komplikationslos. Einen Tag nach Weihnachten entschied ich, das zweite Chemomittel nach zehn von zwölf Sitzungen abzubrechen. Ich hatte Gefühlsstörungen in den Fingern, die möglicherweise irreversibel sein könnten. Das Risiko einer dauerhaften Nervenschädigung wollte ich nicht eingehen. Kopfschüttelnd wurde das von meiner Onkologin akzeptiert.

Das neue Jahr sollte mit aufbauenden Dingen beginnen. Ich begab mich für eine Woche in eine anthroposophische Klinik, wo ich unter anderem mithilfe von Hyperthermie und psychoonkologischen Gesprächen versuchte, mich körperlich und mental zu stabilisieren. Anschließend ging es für eine Woche in meine geliebten Berge. Auf langen Schneewanderungen schrie ich all meine Wut und Trauer heraus.

Danach fühlte ich mich halbwegs gewappnet für die nächste Runde, die Bestrahlung. Schon beim Vorgespräch mit dem Strahlenarzt wurde mir klar, dass Professor H. nicht der letzte Arzt gewesen sein sollte, der auf meiner Psyche herumtrampelte. Dieser Arzt, Dr. P., begrüßte mich mit strengem Blick und den missbilligend klingenden Worten: „Sie hatten einen seeeehrrrr großen Tumor!“ Ja, dachte ich, sechs Zentimeter sind nicht gerade klein, aber bei einem Tumor wie meinem nicht unüblich. „Und wenn Ihre Lymphknoten nicht befallen gewesen wären, hätten wir uns die Bestrahlung sparen können.“ Für mich klang es wie: „Durch Ihre Schlamperei, nicht rechtzeitig zum Arzt gegangen zu sein, haben wir jetzt jede Menge Arbeit und Sie eine weitere belastende Behandlung.“ Was nahm sich dieser Mensch heraus, meine Krankengeschichte ungefragt zu bewerten? Ich brachte diese Begegnung wortkarg hinter mich in der Annahme, dass dies hoffentlich unser letztes Aufeinandertreffen sein würde.

Doch als die Therapie nach einem weiteren Planungs-CT losgehen sollte und ich mich bereits halb für die erste Sitzung entkleidet hatte, stürzte Dr. P. in die Umkleidekabine. Mit todernstem Gesicht teilte er mir mit, er müsse mich zuerst noch einmal sprechen. Er hatte es geschafft: Meine latente Angst, beim Planungs-CT würden doch noch weitere Auffälligkeiten gefunden, war getriggert. Benommen zog ich mich an und schlich in Dr. P.'s Büro, wo er bereits mit seiner gesamten ärztlichen Autorität hinter seinem Schreibtisch thronte und mir feierlich eröffnete: „Sie haben verdächtige Flecken auf der Wirbelsäule." Ich stutzte. Flecken waren schon auf dem Staging-CT gesehen worden, aber durch die Knochenszintigrafie nicht bestätigt. „Sind die denn größer geworden", fragte ich. „Wieso größer?" Er wühlte hektisch in meiner Akte, las – und stellte schließlich fest, dass es keine Veränderung gab. „Das müssen wir trotzdem im Auge behalten", gab er mir noch mit auf den Weg, wohl, um sein Gesicht nicht ganz zu verlieren. „Kommen Sie in einem halben Jahr wieder zur Kontrolle!" Ich dachte nur noch, leck mich, hierher komme ich nach der Bestrahlung mit Sicherheit nie wieder.

Trotzdem hatte auch er es geschafft, mich zu erschüttern. Im Laufe des Tages meldete sich die kleine böse Stimme in mir: „Was, wenn doch?" Wieder hatte ein Arzt leichtfertig meine mühsam aufgebaute Stabilität für einige Tage zerstört. Ich hielt erneut Rücksprache mit meinem anthroposophischen Arzt und sogar mit Professor H., der die Bilder kannte und bewertet hatte. Sie schafften es, mich zu beruhigen. Und weil ich mich damit sicherer fühlte, begann ich schon während der Bestrahlung mit meiner Antihormontherapie – gegen die Empfehlung von Doktor P.

Inzwischen sind vier Jahre seit Diagnose vergangen. Knochenmetastasen habe ich bis heute nicht. Ich hoffe, das bleibt so. Regelmäßig gehe ich zu meiner neuen Gynäkologin zur Nachsorge. Was die Herren Professor H. und Dr. P. angeht, so haben die beiden es geschafft, meine Vorbehalte gegen einige männliche Vertreter der Ärzteschaft zu bestärken. Von Menschen in diesem Beruf erwarte ich, dass sie um den seelischen Ausnahmezustand von an Brustkrebs erkrankten Frauen wissen. Es braucht Fingerspitzengefühl, um Fakten sachlich zu überbringen und auch Hoffnung zu vermitteln. Stattdessen schien es meinen beiden Ärzten darum zu gehen, ihre fachliche Überlegenheit unter Beweis zu stellen und mit allen Mitteln dafür zu sorgen, dass ich den von ihnen beschlossenen Weg der Behandlung gehe. Ich als Person schien in ihrem Konzept nicht vorzukommen. Es wundert mich nicht, dass manche Frauen in solchen Situationen zu Heilpraktikern oder dubiosen Heilern abwandern, denn dort wird ihnen wenigstens zugehört. Bei einer Krebserkrankung bietet die leitliniengerechte Medizin die wirkungsvollsten Möglichkeiten. Daneben kann man mit komplementären Behandlungsmethoden bestenfalls unterstützen, optimalerweise in einer gemeinsamen Entscheidung von Patientin und Arzt.

Alle Informationen, die über die Standardbehandlung hinauswiesen, habe ich mir selbst erarbeitet und die damit verbundenen Untersuchungen und Therapien selbst bezahlt. Angefangen mit der Misteltherapie über Vitamin D3 bis hin zu Enzymen, die ich einnehme, um die Nebenwirkungen des Aromatasehemmers zu lindern. Zum ersten Geburtstag nach meiner Diagnose schenkte mir mein Lebensgefährte eine Darmsanierung. Ich entschied mich bewusst für eine Reha in einer anthroposophischen Klinik.

An viele Vorgaben hinsichtlich Ernährung und Bewegung versuchte ich anfangs, mich sklavisch zu halten. Die Folge war ein schlechtes Gewissen, weil ich es nicht schaffte. Aber so langsam kommt auch mein Bauchgefühl zurück, und wenn ich etwas gern essen möchte, geht der Genuss vor. Heute achte ich darauf, mir und meinem Körper Gutes zu tun. Vor allem durch viel Bewegung in der Natur – im Übrigen eine nachgewiesen wirkungsvolle Rückfallprophylaxe.

Meine Pippi Langstrumpf wird stark und stärker und findet zu ihrer alten Kraft zurück, wenn auch mit gelegentlichen kleinen Rückschlägen. Und ihre Welt wird wieder bunter. ■

SEITENBLICKE:

PSYCHOONKOLOGISCHE UNTERSTÜTZUNG

Florentine Larbig und Silke Meier,
Psychologische Psychotherapeutinnen

Was ist Psychoonkologie?

Während sich das Fachgebiet der Onkologie mit der medizinischen Behandlung einer Krebserkrankung befasst, richtet die Psychoonkologie ihre Aufmerksamkeit auf deren seelische Auswirkungen. Die meisten Betroffenen erleben die Diagnose Krebs als ein einschneidendes Lebensereignis, das Belastungen in verschiedensten Lebensbereichen mit sich bringt.

So divers die Krebserkrankungen und ihre Verläufe sich darstellen, so unterschiedlich gehen Betroffene mit den Belastungen um. Der überwiegende Teil der Betroffenen bewältigt die Herausforderungen der Erkrankung ohne professionelle psychoonkologische Unterstützung. Jedoch kann die Belastung zu unterschiedlichen Zeitpunkten so groß werden, dass die eigenen Strategien nicht mehr funktionieren. Manchmal zeigen sich auch Symptome einer psychischen Erkrankung wie Anpassungsstörungen oder eine Depression. Dann kann es sinnvoll sein, psychoonkologische Hilfe in Anspruch zu nehmen. Diese kann von einigen wenigen entlastenden Gesprächen bis hin zu einer längerfristigen psychotherapeutisch-psychoonkologischen Begleitung reichen. Ziel der psychoonkologischen Behandlung ist, die Bewältigung der Krankheit zu unterstützen, indem die individuellen Ressourcen gestärkt werden, um auf diese Weise die Lebensqualität zu verbessern.

Das Angebot der Psychoonkologie ist immer auf freiwilliger Basis und richtet sich auch an belastete Angehörige. Betroffene sollten im Kontakt mit der Psychoonkologin prüfen, ob sie sich gut aufgehoben fühlen. Das ist eine der wichtigsten Voraussetzungen für eine gute und hilfreiche Zusammenarbeit.

Da eine psychoonkologische Unterstützung zu ganz unterschiedlichen Zeitpunkten in der Erkrankung hilfreich sein kann, arbeiten Psychoonkologinnen in verschiedenen Bereichen: im psychoonkologischen Dienst in der Akut- oder Rehaklinik, wo Patientinnen Gespräche in der Regel direkt angeboten werden, in Spezialambulanzen, Beratungsstellen oder in der psychoonkologisch-psychotherapeutischen Praxis, die Patientinnen eigenständig kontaktieren müssen. Im Zuge der neuen digitalen Gesundheitsanwendungen (DiGA) finden sich inzwischen auch vielfältige Unterstützungsmöglichkeiten online. Wichtig ist: Für professionelle Beratungsgespräche muss keine Diagnose einer psychischen Erkrankung vorliegen. Bei einer ambulanten Psychotherapie ist dies allerdings Voraussetzung, damit die Krankenkasse die Kosten übernimmt.

Worum geht es in der Psychoonkologie?

Die psychoonkologische Beratung und Therapie bietet Krebspatientinnen einen geschützten Gesprächsrahmen. Hier können die Betroffenen oder deren Angehörige selbst entscheiden, welche Themen sie aufgreifen möchten.

Nach dem ersten Diagnoseschock, häufig begleitet von Todesängsten und Überforderungserleben, schildern Betroffene vielfältige belastende Gefühle: Sorgen und Ängste zum Beispiel vor der Behandlung und deren Begleiterscheinungen, die Angst zu sterben, Wut auf die Ungerechtigkeit des Schicksals, Trauer oder Schuldgefühle, durch eigenes Verhalten einen Beitrag zur Erkrankung geleistet zu haben. Auch die Nebenwirkungen der medizinischen Behandlung werden oft als belastend erlebt. So können Übelkeit und Erbrechen, Gliederschmerzen, Haarverlust nach der Chemotherapie oder Schmerzen nach Operationen das körperliche und psychische Wohlbefinden beeinträchtigen. Auch hier kann Psychoonkologie bei der Bewältigung unterstützen. Durch die Diagnose zeigen sich darüber hinaus oft auch das soziale und berufliche Umfeld betroffen. Themen sind nicht selten Konflikte in der Partnerschaft, Sorgen im Umgang mit den Kindern oder Überforderungen im Freundeskreis bis hin zu Beziehungsabbrüchen. Lange Krankschreibungen und dadurch bedingte berufliche Veränderungen können existenzielle Sorgen bereiten. Nicht selten haben Patientinnen auch nach abgeschlossener Behandlung längerfristig mit den Folgen der Krebserkrankung zu kämpfen, beispielsweise mit starker Erschöpfung, dem sogenannten Fatigue-Syndrom, das die Bewältigung des Alltags erschwert. Auch die Angst, dass die Erkrankung wiederkommen oder fortschreiten könnte, die sogenannte Rezidiv- oder auch Progredienzangst, wird von Betroffenen häufig als belastend geschildert. All dies sind Beispiele für Themen, die in einer psychoonkologischen Behandlung bearbeitet werden können mit dem Ziel einer besseren Bewältigung. ■

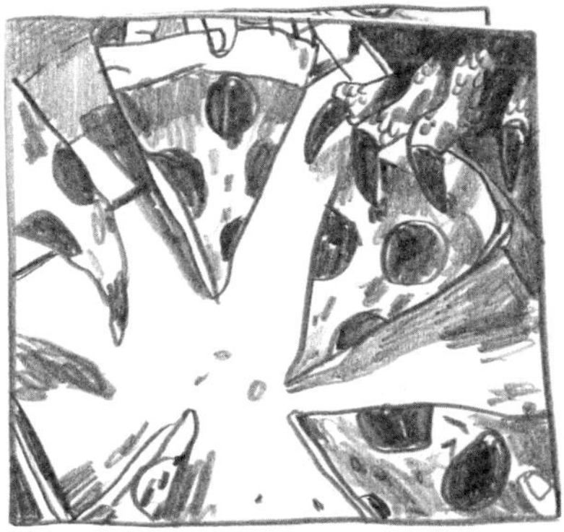

DU FINDEST DEINEN WEG

Lucia

Bei Brustkrebs-Erstdiagnose 50 Jahre

Das Jahr 2019 sollte mein Jahr werden. Ich war glücklich in meiner Beziehung, zu meinem runden Geburtstag ging es für einen grandiosen Urlaub in die Sonne, und wieder zu Hause sollte es dann eine Megaparty geben. Mir standen wunderbare Zeiten bevor. Eine vermasselte Reservierung bei der Reise war mein nervenaufreibendstes Problem. Ärgerlich, doch am Ende klappte alles, und der Urlaub war ein Traum.

Wenige Wochen später sollte ich erfahren, was wirklich nervenaufreibende Tage sind. Aus heiterem Himmel bekam ich eine Krebsdiagnose. Der umgehende Krankenhausaufenthalt machte aus meiner Megaparty kurzerhand einen „Ich-hab-die-OP-überlebt-bestellen-wir-jetzt-einfach-Pizza"-Treff in einem sehr lieben Achtpersonenkreis. Und ja, zumindest den wollte ich unbedingt. Der Krebs sollte mir nicht alles vermasseln. Tat er dann aber doch.

Von himmelhochjauchzend, glücklich und entspannt hin zu atemloser Panik, als ich hörte: „Oh, die Zysten sind jetzt doch Krebs, wollen Sie jemanden anrufen?" In diesen wenigen Wochen zwischen Urlaub, Diagnose und Therapiestart durchlebte ich ein Chaos der Gefühle. Meine schönen Urlaubserinnerungen wurden abgelöst von Zähneklappern, Heulen, Herzrasen, Fassungslosigkeit und schlaflosen Nächten. Neben der wachsenden Angst war mein vorherrschendes Gefühl Empörung: Ich bin jetzt beleidigt, echt beleidigt, wozu renne ich seit Jahren, familiär bedingt frühzeitig, zu Vorsorgeterminen mit abwechselnd Ultraschall, Mammografie und Biopsie. Alles war immer negativ, und jetzt plötzlich sollten da Krebsherde und befallene Lymphknoten sein? Das war nicht fair!

Nach Mammografie mit Biopsie war ich dann wieder die wohl glücklichste Krebspatientin, denn bei einem pathologisch gesicherten sehr langsamen Wachstum der Tumorzellen sollte bei mir nur eine Bestrahlung erfolgen. „Gebucht", dachte ich da noch, vor Glück fast weinend, hatte ich doch in meinem Freundeskreis schon mehrfach Brustkrebs und die Folgen von Chemotherapie und Bestrahlung verfolgen müssen. Puh, nein, das wollte ich nicht erleben!

Leider ergab aber die OP einen überraschend großen Tumor. Ich hatte lobulären Krebs, der tarnt sich gern als Zysten, musste ich erfahren, und auch dass bildgebende Verfahren genau da ihre Grenzen haben. Das macht diesen Krebs so tückisch. Man fand sogar mehrere durchbrochene Lymphknoten. Die dringende Therapieempfehlung lautete daher: Bestrahlung und Chemo. Mein Onkologe sagte, das sei jetzt eine Investition in meine Zukunft, ich sei noch jung und gesund genug, alles körperlich gut durchzustehen, und ich hätte Glück gehabt, dass es operabel gewesen sei. In 35 Jahren würde ich dann vielleicht vom Bus überfahren. Ja, so hatte ich das noch gar nicht betrachtet, alles eine Frage der Perspektive, und ja, ich wollte die Option mit dem Bus! Mein Liebster fand das ebenfalls eine gute Option und war bei allem eng an meiner Seite.

Die akute Therapie mit OP, Chemo und Bestrahlung dauerte ein Jahr, dazu gesellen sich noch zehn Jahre Antihormontherapie. Zu mir hat noch niemand gesagt: „Zum Glück wurde der Krebs so früh entdeckt." Beim Lesen der Befunde schauen die meisten Ärzte eher betroffen: Tumorgröße T3, drei befallene Lymphknoten, in Folge ein Lymphödem, bei dem sich Lymphflüssigkeit schmerzhaft im Gewebe staut. Betroffen schauen sollten sie aber bitte nicht, Ärzte sollten Klartext reden und dennoch dabei Mut machen, für meinen Geschmack. Denn bei mir als Patientin erzeugt jedes Wort ein Bild in meinem Kopf. Das Gleiche gilt für die nonverbale Kommunikation – betroffene Mimik, Sprachlosigkeit, all das hilft mir wenig. Dazu kam anfänglich mein ständiges Haschen nach einem Strohhalm, einer positiven, gesicherten Perspektive ohne Rezidiv und Metastasen.

Und immer die Frage: warum ich? Ja, warum nicht! Und genau das habe ich mir erarbeitet, eine neue Sichtweise mit anderen Fragen: Wie blicke ich jetzt auf mein Leben, was plane ich noch, heute und für die Zukunft? Wie also kann ich selbst für mich sorgen und etwas Gutes für mich tun?

Meine Recherchen und meine Hartnäckigkeit zahlten sich aus. Nach eineinhalb Jahren habe ich dank Reha und ambulanter Nachsorge in einer Naturheilklinik (Kassenleistung, automatisch, auf Rezept!) und Resilienztraining (hey, in einer Großstadt gibt es zahlreiche Angebote) wieder gut ins Arbeitsleben zurückgefunden. Doch vorbei ist nicht gesund. Mein Umfeld vergisst und verdrängt das gern. Dennoch kann ich sagen, dass ich mit all dem Guten um mich herum – toller Partner, liebe Freunde, schöne Wohnung – die besten Umstände hatte, um körperlich und psychisch gut durch die akute Therapiephase zu kommen. Dank ans Universum! Und darauf möchte ich hier den Fokus setzen.

„Du findest deinen Weg", sagte eine gute Freundin, die Jahre zuvor an Krebs erkrankt war und mich von Anfang an aufgefangen, aufgebaut und auf vieles vorbereitet hat. Ihre Infos und die 48-Stunden-Betreuung einer anderen guten Freundin direkt nach der Diagnose haben mich vor dem Durchdrehen bewahrt. Anfangs konnte ich mit dem Satz nichts anfangen. Ich hatte keine Ahnung, dass es überhaupt einen Weg gab, ich konnte kaum weiter als bis zur nächsten Chemo und zu den scheußlichen Nebenwirkungen denken, die mich leider im heißen Sommer voll getroffen haben. Die Begleitmedikation half nur begrenzt. Ich war erst etwas gefestigter, als ich meine Schwäche, die Übelkeit, die Kreislaufbeschwerden und Kopfschmerzen, die sich anfühlten, als wäre ich von einem Lkw überrollt worden, über sieben Tage akzeptieren konnte. Hinzu kam die liebevolle Unterstützung von meiner Familie und Freunden und das empathische medizinische Personal, das mich betreute. Ich bin dankbar für mein doppeltes Netz an Unterstützern.

Zudem holte ich mir Tipps und nutzte Austauschmöglichkeiten in Selbsthilfegruppen. Für mehr Lebensqualität nahm ich an einer Sportstudie (wöchentlich dreimal 45 Minuten Walken) sowie an Tanzworkshops und -kursen für Krebspatienten teil, mit Partner, das war schön. Eine kleine Auszeit zu zweit, in der die Krankheit nicht im Vordergrund stand.

Die Krebserkrankung hatte großen Einfluss auf meinen Alltag und mein gesamtes bisheriges Leben. Sie führte zu ungeahnten Einschränkungen: Zu kognitiven Problemen wie Konzentrationsschwäche und Vergesslichkeit gesellten sich körperliche Auswirkungen, die mich gefühlt um zehn Jahre altern ließen. Nachts suchten mich starke Gelenk-, Gleichgewichts- und Muskelprobleme heim. Zum Glück waren es meist nur temporäre Nebenwirkungen. Irgendwann erkannte ich, dass ich meinen Blick nicht nur auf die schwachen und schmerzhaften Zustände lenken konnte, sondern auf die Zeiten drum herum und dazwischen. Ähnlich wie bei einem Schmerztagebuch (auf einer Skala von 1 bis 10, wie schmerzhaft ist es), habe ich versucht, mich auf gute Ereignisse am Tag zu fokussieren (auf einer Skala von 1 bis 10, wie fühle ich mich genau jetzt). Zum einen konnte ich mich so ein bisschen austricksen, da das Gehirn vorrangig nur einen Zustand und eine Emotion abbilden kann – entweder geborgen und glücklich oder benebelt und schmerzerfüllt. Damit konnte ich abends bei einem Rückblick auf den Tag erkennen, dass die vergangenen Stunden nicht nur schwierige, unangenehme Ereignisse für mich bereitgehalten hatten, sondern auch positive, angenehme Erlebnisse. Selbst wenn sie klitzeklein waren, schrieb ich sie auf. Seitdem notiere ich beharrlich abends mindestens fünf positive Aspekte des Tages in ein schönes Büchlein. Zum anderen versuchte ich, mir täglich etwas Gutes zu gönnen. Damit verschaffte ich mir ein wenig Kontrolle über mein Leben in einer Phase, in der ich fast vollständig fremdbestimmt war. Das tat mir richtig gut.

Ich bin zu einer mündigen, informierten Patientin gereift und treffe Entscheidungen über Therapieformen, alternative oder unterstützende Möglichkeiten. Außerdem habe ich mir viel Wissen angeeignet zu meiner Tumorbiologie, Therapieoptionen, dem Umgang mit Nebenwirkungen und zusätzlicher Naturmedizin, die mit Studien belegt war. Das fühlte sich besser an, als alles über mich hereinbrechen zu lassen.

Dies ist mein Weg geworden, mit allem umzugehen und meine Situation zu gestalten – bis heute. Hinzu kommt, dass ich unverbesserlich neugierig und wissbegierig bin. Das ist hilfreich beim Sammeln von Informationen, beim sich Durchfragen und beim Stöbern in den zahlreichen Themen im Selbsthilfeforum. Beeindruckt hat mich die Erkenntnis, wie gelassen und positiv einige dort mit der Erkrankung und der Therapie umgehen, wie intensiv sich ein Austausch entwickeln und wie nah man sich kommen kann. Hier konnte ich für mich Vorbilder und zahlreiche nützliche Tipps finden. Und wenn ich mal in einem tiefen, schwarzen Loch saß, fand sich immer jemand, der an meiner Seite war und einfach mit mir geweint hat, bevor ich wieder Luft und Kraft hatte, den Kopf aus dem Loch zu heben. Wenn ich verzweifelt und frustriert war, sagte mein Partner immer zu mir: „Wir wissen beide, dass die Chemo kein Vitamincocktail war.“ Dann musste ich lachen, und das war sehr befreiend. Lachen und Spaß waren mir gerade jetzt wichtig.

Ich möchte mich gegenüber meinem Umfeld nicht rechtfertigen, sondern mich erklären und meine Bedürfnisse, Erwartungen und Wünsche vermitteln. Ob sie dann erfüllt werden, steht auf einem anderen Blatt. Die Menschen um mich herum haben darauf positiv reagiert. Ich sage klar, was ich möchte und brauche, damit verhindere ich Interpretationen und falsche Rücksichtnahme. Viele trauen sich kaum zu fragen: „Wie geht's, was brauchst du?“ Das ist mitunter auch schwierig, da ich mit meinen widersprüchlichen Emotionen selbst manchmal völlig überfordert war. Meine gestresste Seele wollte sich oftmals einfach wie ein Embryo zusammenkringeln und eine schützende Decke überziehen. Dann lernte ich positive Psychologie und Techniken wie Visualisierung kennen. Ich begann mir auszumalen, wer oder was mich beschützen und stärken könnte – und dachte mir mein imaginäres Kampfkaninchen mit Schutzschild und Schwert aus. Es beschützt und begleitet mich bis heute.

Ich bin froh, dass ich in Deutschland erkrankt bin und in einer Großstadt lebe. Denn beides ermöglichte mir Zugang und Auswahl zu standardisierten Therapien und eröffnete mir einen Austausch in verschiedenen Selbsthilfegruppen. Deren Wissensschatz habe ich dankbar ausprobiert und genutzt. Als wegen der Corona-Pandemie meine erste Reha mehrfach verschoben wurde, war ich völlig verzweifelt, da meine zunehmende Vergesslichkeit zu argen Problemen geführt hatte (Geld und Schlüssel, einfach verlegt, weg und vergessen). Der Onkologe verschrieb mir kurzfristig sechs Gedächtnistraining-Termine auf Rezept.

Ich hätte mir damals mehr positive Geschichten und Beispiele zum Umgang mit der Krankheit gewünscht. Ich hätte mir Infos gewünscht über Möglichkeiten, Techniken und Hilfsmittel, um mit schwierigen und vor allem lang anhaltenden Situationen, deren Ende nicht absehbar ist, umzugehen. Andererseits können zu viele Informationen auch belastend sein.

Ich denke, darin liegt die größte Herausforderung: im inneren Gleichgewicht zu bleiben, genau abzuwägen, Situationen zu akzeptieren, eigene Ressourcen zu entwickeln – eben auf das ganze weiße Blatt Papier zu schauen und nicht nur auf die kleinen schwarzen Buchstaben mit der Diagnose. Wir sind so viel mehr als der Befund auf dem Papier. Wir finden unseren Weg. Bleiben wir in Balance. ■

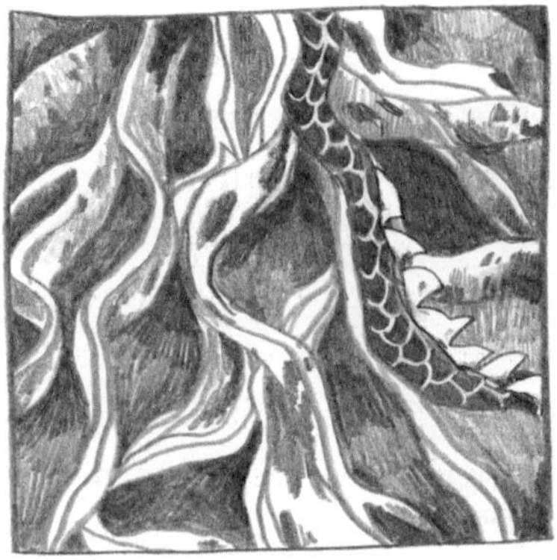

MAMA HAT EINEN AFFENBROTBAUM

Claudia Schneider

Diagnose: Brustkrebs

Ich bin im Kreißsaal und arbeite meine neue Kollegin ein. Wir haben viel zu tun. In einer kurzen Kaffeepause spricht sie mich an: „Du hattest doch Brustkrebs, oder? Wie hast du deinen Knoten entdeckt?“ Ich schaue sie an und weiß sofort, was los ist. „Wo spürst du denn einen Knoten?“ Sie zeigt, sichtlich irritiert, aber ohne zu zögern, auf eine Stelle an ihrer Brust. „Ich helfe dir“, sage ich und telefoniere kurz mit einer Kollegin in der Gynäkologie; 20 Minuten später bekommt sie eine Sonografie.

Zwei Jahre zuvor hatte ich gerade mit meinem Mann ein Haus gebaut. Ich war 42 Jahre alt, Hebamme, Mutter zweier Töchter und Hauptverdienerin. Mein Mann hatte starke Depressionen, arbeitete in einem 400-Euro-Job und war hauptsächlich zu Hause. Als ich eines Morgens aus der Dusche kam und mich eincremte, bemerkte ich einen golfballgroßen Knoten an meiner rechten Brust. Bereits einige Tage zuvor hatte ich nachts genau an dieser Stelle Schmerzen gehabt. Intuitiv wusste ich, dass ich Brustkrebs habe. Ich zog mich an und sagte niemandem etwas. Ich fuhr zur Arbeit. In einem ruhigen Moment machte ich an unserem Ultraschallgerät einen Ultraschall von meiner Brust und konnte den Knoten deutlich auf dem Bildschirm sehen. Ich begann zu lesen, las Artikel über Brustkrebs, Fachbuch um Fachbuch, Seite für Seite, las über Diagnose, Sonografie und Behandlung von Brustkrebstumoren.

Einige Tage später, wieder in einer kurzen ruhigen Phase im Kreißsaal, bat ich eine ärztliche Kollegin, ein Sonogramm meiner Brust zu machen. Ich wollte mir bestätigen lassen, was ich ohnehin längst zu wissen glaubte. Sie gab Entwarnung, wahrscheinlich eine kleine Zyste. Doch ich war mir sicher, dass sie falsch lag. Noch am selben Tag vereinbarte ich einen Termin bei meinem Gynäkologen.

Der machte etwa eine Woche später ein erneutes Sono und tastete die Brust ab. Gemeinsam beschlossen wir, eine Mammografie durchführen zu lassen. Auch er war zunächst der Meinung, dass es sich um etwas Gutartiges handeln müsse. Doch das Ergebnis dieser Mammografie sah auffällig aus. Die Radiologin glaubte allerdings auch nicht, dass es bösartig sei. Sie riet zur Kontrolle in drei Monaten, um dann zu entscheiden, wie es weitergehen sollte. Ich war nicht einverstanden und bestand auf einer sofortigen Biopsie. So wurde es gemacht.

Genau zwei Wochen später rief mich mein Gynäkologe an. Ich war gerade im Kreißsaal. Es handle sich um einen triple-negativen Tumor, sagte er. Mir wurde heiß und kalt, oh Gott, mein Mann, meine Kinder. Obwohl ich geahnt, gewusst hatte, dass hinter meinem Knoten etwas Bösartiges steckt, war dieser Moment für mich eine Katastrophe. Die Kollegin, zugleich gute Freundin, mit der ich gerade Dienst hatte, nahm sofort Kontakt zu einer befreundeten Gynäkologin in einem Brustzentrum auf. Noch während sie für mich telefonierte, drehte ich mich um und begrüßte mit einem Lächeln im Gesicht meine nächste wehende Patientin, die gerade in den Kreißsaal kam. Einfach weitermachen. Es wurde eine sehr schöne Entbindung.

Ich beschloss, sehr offen mit dieser Diagnose umzugehen und sie nicht zu verheimlichen. Ich informierte meinen Mann, schilderte ihm ganz sachlich, wie es jetzt weitergehen würde, mit meiner Erkrankung und mit unserer Familie. Wegen seiner Depression machte ich mir mehr Sorgen, wie er meine Diagnose verkraften würde, als darum, wie es mir ergehen würde. Noch schwieriger war es, meinen Eltern die Diagnose näherzubringen. Ich war immer stark, jetzt plötzlich war ich schwach. Auch um meine Kinder machte ich mir Sorgen, dennoch beschloss ich, sie frühzeitig zu informieren. Als Erstes weihten wir unsere älteste Tochter ein, 15 Jahre alt und hochpubertär.

Und wie sollte ich einer Vierjährigen erklären, was die Mama hat? Da wir nicht wollten, dass unsere Kinder das Gefühl haben, wir würden ihnen etwas verheimlichen, führte jedoch kein Weg an dem Gespräch vorbei. Also redete ich mich gefühlt um Kopf und Kragen und erzählte ihr, dass Mama krank sei und Medikamente bekomme und dadurch bald keine Haare mehr haben würde. Weil die Medikamente wirkten. Die Haare würden wieder wachsen. Und was sagte da unsere Kleine? „Mama, du hast einen Affenbrotbaum, wie der kleine Prinz, und wenn man den wegmacht, ist er weg." Ich musste ein bisschen überlegen, dann hatte ich es verstanden: Im Buch „Der kleine Prinz" bedroht der Affenbrotbaum den Planeten des kleinen Prinzen. Daher muss man seine Triebe immer wieder entfernen, damit er nicht wächst. Wie bei meinem Krebs. Wow, Kinder sind echt schlau.

Die Schule meiner 15-jährigen Tochter und den Kindergarten meiner Kleinen informierte ich sofort. Das war mir wichtig, damit die Pädagogen Bescheid wussten und schnell reagieren konnten, sollten meine Kinder Hilfe brauchen. Dann teilte ich meiner restlichen Familie und meinen wichtigsten Freunden die Diagnose mit. Per WhatsApp. Das war zwar unpersönlich, für mich aber der einfachste Weg. Mir war klar, dass dadurch eine Info-Plauder-

Kette in Gang gesetzt würde, sodass nach und nach und ohne mein Zutun alle davon erfahren würden.

Meine Freundin aus dem Brustzentrum sorgte dafür, dass ich schnell alle nötigen Termine bekam und das weitere Staging erhielt. Ich traf meine Ärztinnenfreundin auf dem Flur im Krankenhaus. Sie war den Tränen nahe. Der Wachstumswert meines Tumors hatte gezeigt, dass fast alle Krebszellen aktiv waren. Sie machte sich Sorgen. In diesem Moment war ich mehr darüber entsetzt, wie nahe ihr das ging, als dass ich realisierte, was dieser Befund für mich bedeutete.

Für viele war es verstörend, wie scheinbar gefühlskalt, pragmatisch und sachlich ich mit der Situation umging. Ich bin nicht gefühlskalt. Aber das war tatsächlich meine Art und Weise, diese Krankheit zu verstehen. Ich betrachtete die Situation aus vielen Blickwinkeln, größtenteils aus wissenschaftlicher Perspektive, las mich intensiv ein und konnte mir dadurch selbst helfen. Ich wollte möglichst viel wissen und gut informiert sein, wollte die gängigen und auch alternative Behandlungsmöglichkeiten kennen. Ich zeige nicht gerne Schwäche. So bin ich nun mal.

Es wurden keine Metastasen festgestellt. Ich wusste genau, was jetzt auf mich zukam, kannte die Leitlinien, die möglichen Behandlungspfade, die Medikamente, Studien und die Prognose. Mein Onkologe war überrascht von meinem neutralen, so gar nicht verängstigten Auftreten. Er merkte schnell, dass ich mehr um meinen Mann, meine Kinder und meine Familie besorgt war als um mich. Als der Port gesetzt war und es endlich losging, wurde ich herzlich in der Praxis empfangen. Ich hatte eine tolle Chemo-Schwester. Als begeisterte Karnevalistinnen hatten wir schnell ein gemeinsames Thema. Nach dem ersten rosa-pink-orange-farbenen EC-Cocktail wartete ich gespannt auf die Reaktion meines Körpers. Aber da war keine. Nach ungefähr vier Stunden fuhr ich nach Hause und fühlte mich lediglich so, als hätte ich ein bisschen zu tief ins Glas geschaut. Das hatte ich nicht erwartet. Am späten Nachmittag holten wir einen Schrank ab und bauten ihn zu Hause auf. Immer noch keine Nebenwirkungen. Ich zweifelte fast schon daran, dass ich wirklich eine Chemo bekommen hatte. Auch in den nächsten Tagen ging es mir sehr gut.

Tatsächlich fielen mir sehr früh die Haare aus. Noch vor der zweiten Chemo bemerkte ich morgens, wie meine Haare am Kopfkissen klebten. Aber ich fand das nicht schlimm. Es zeigte mir, dass die Chemo tatsächlich wirkte. Mein Mann rasierte mir die restlichen Haare ab, und wir feierten mit den Kids und meiner Mutter eine Glatzenparty. Und ganz ehrlich, es sah sogar schön aus. Da meine jüngste Tochter Bedenken hatte, Mama würde ohne Haare fremd und anders aussehen, hatte ich mir im Vorfeld eine verdammt teure, meinem echten Haar nachempfundene Perücke gekauft. Getragen habe ich sie zweimal. Die Perücke war für mich immer nur eine Verkleidung. Das war nicht ich. Ich trug während der Chemo leichte Mützen oder zeigte offen meine Glatze. Allerdings überraschte es mich, wie kalt der Kopf wird, wenn keine Haare drauf sind. Besonders nachts brauchte ich eine Mütze. An Fastnacht haben meine Kinder meine Glatze bemalt, und wir hatten sehr viel Spaß damit.

Zur zweiten Chemo überlegte ich mir, die vier bis sechs Stunden dort für mich zu nutzen. Ich kramte ein altes Hobby aus: Zeichnen. Zu jeder Chemo nahm ich nun also Papier und Stifte mit, um Porträts von lieben Menschen zu zeichnen. Sie waren sicherlich nicht besonders gut und sahen oft dem Modell nicht mal ähnlich, aber mir tat es gut, vertrieb mir die Zeit. Meine Tochter schenkte mir zu Weihnachten ein neues Bleistift-Set, eines der schönsten Geschenke, das ich je erhalten habe. Noch heute benutze ich diese Stifte, wenn ich Zeit für mich brauche.

Auch die weiteren Chemos liefen alle entspannt und gemütlich ab. Klar, ich wurde ein wenig schwächer. Es kamen diverse Wehwehchen hinzu. Luftnot beim Treppensteigen, Gelenkschmerzen, Schlaflosigkeit. Es gab Tage, da lag ich viel auf der Couch. Es gab depressive Tage. Es gab Tage, an denen ich zweifelte. Und auch Tage, an denen es mir richtig gut ging und an denen wir auch feierten. Im Grunde ging das normale Leben weiter.

Was ich gar nicht mochte, war mein Körpergeruch nach der Chemo. Ich konnte sie an mir und meinen Klamotten riechen, süßlich-unangenehm. Noch heute nehme ich diesen Geruch manchmal wahr und frage mich dann, ob jemand in meiner Nähe gerade in Chemotherapie ist. Auch mein Geschmackssinn änderte sich. So oft wie möglich kochte ich für mich und meine Familie. Aber mein Mann und meine Kinder beschwerten sich irgendwann, das Essen sei zu scharf oder zu salzig, manchmal ungenießbar. Ich selbst hatte das gar nicht bemerkt. Alles schmeckte fad oder fremd.

Eines Tages litt ich plötzlich unter akuter Luftnot. Mein Onkologe schickte mich sofort in die Radiologie, um eine Lungenembolie auszuschließen. Zu guter Letzt landete ich im Brustzentrum bei meiner Freundin. Ich begriff, wie schnell das Leben vorbei sein konnte. Irgendwie hatte ich das bis dahin immer verdrängt. Doch jetzt begann ich, darüber nachzudenken: Was ist, wenn ich es nicht schaffe? Wie und wo möchte ich sterben? Was wünsche ich mir für meine Beerdigung? Diese Momente gehören für mich zu den schlimmsten in meinem Leben – aber sie waren wichtig. Ich schrieb alle meine Wünsche, Vorstellungen und Pläne in ein Buch, das ich niemandem zeigte. Nur eine Freundin wusste von seiner Existenz und wo sie es finden würde, für den Fall.

Mein Mann beichtete mir irgendwann nach der Akuttherapie, er habe dieses Buch gefunden und gelesen. Es stürzte ihn so sehr in eine Depression, dass unsere Ehe fast daran zerbrochen wäre. Bei aller Sorge vergaß ich doch manchmal, dass ich nicht nur selbst leide, sondern auch mein Umfeld. Vielleicht sogar mehr als ich selbst. Mein Mann und meine Kinder verstanden mich intuitiv.

Ich hätte ihnen nichts vormachen müssen. Von wegen außen stark und glücklich. Vielleicht wäre es manchmal besser gewesen, meine wahren Gefühle zu zeigen, aber ich kann das nicht besonders gut.

Nach wie vor las ich viel in Büchern und im Internet und tauschte mich intensiv mit anderen Betroffenen aus. Dabei richtete ich meinen Blick auch auf alternative Behandlungsmethoden. Ich fragte mich zum Beispiel, was mir aus homöopathischer oder naturheilkundlicher Sicht helfen könnte. Gab es Verfahren, eine Chemo erträglicher, förderlicher, wirksamer oder auch einfach weniger unangenehm zu machen? Ich fand vieles und auch wieder nichts. Ich entschloss mich dazu, es mit Chemofasten zu probieren, eine kontrovers diskutierte Methode, die mir allerdings zusagte. Während der vier EC-Chemos, die ich dosisdicht alle zwei Wochen bekam, begann ich, jeweils 48 Stunden vor der Chemo zu fasten. Ich nahm nur noch Flüssiges zu mir, und erst zwölf Stunden nach der Chemo begann ich wieder zu essen. Angeblich, so hatte ich gelesen, sollte das zu einer besseren Verträglichkeit der Chemo beitragen, und zum anderen sollte sie so stärker auf den Tumor wirken. Daran kann man glauben oder nicht. Aber es gibt auch den Placeboeffekt. Ich hatte jedenfalls nie mit Übelkeit zu tun und nahm dadurch auch nicht ab. Ich fühlte mich wohl, und damit passte es für mich.

Meine Chemotherapie musste vorzeitig abgebrochen werden, da ich stark allergisch reagierte. Die Ärzte und ich beschlossen, den OP-Termin vorzuziehen. Natürlich operierte mich meine Freundin. Zu ihr hatte ich volles Vertrauen. Ich war mir vor der OP sicher, dass nicht alles so verlaufen würde, wie wir uns das vorstellten. Einfach so ein Bauchgefühl. Total untypisch für mich. Aber ich packte vorsichtshalber extra eine separate Tasche für den Fall, dass ich auf die Intensivstation müsste.

Als ich nach der OP erwachte, bemerkte ich sofort, dass ich nicht im Aufwachraum war, sondern auf einer Intensivstation. Meine

Freundin saß neben mir, erzählte mir irgendwas und fragte mich, ob es in Ordnung sei, dass sie meinen Mann informiert. Ich weiß noch, dass ich nur lallend antworten konnte. Sie streichelte liebevoll meine Glatze. Dann schlief ich auch schon wieder ein. Später wurde ich wach und ärgerte mich, dass ich einen zentralvenösen Katheter hatte. In meinem immer noch verwirrten Zustand fragte ich den Anästhesisten, ob er nicht den Port hätte nehmen können. Das wäre einfacher gewesen. Ich glaube, ich war nicht sehr nett. Als ich endlich wieder Herrin meiner Sinne war, berichtete mir meine Freundin, dass ich postoperativ gekrampft hatte. Mein Bauchgefühl hatte recht gehabt.

Die Operation selbst war gut verlaufen, der Tumor war komplett entfernt worden. Am nächsten Tag wurde ich auf die Normalstation verlegt. Ich war noch zwei Tage im Krankenhaus und brauchte keine Schmerzmittel. Warum ich den Krampfanfall hatte, konnte nicht geklärt werden. Als Zufallsbefund hat man dafür ein kleines, unscheinbares Meningeom in meinem Gehirn festgestellt. Ich nenne es liebevoll meine nächste Baustelle.

Tatsächlich muss ich sagen, dass ich vor der Bestrahlung am meisten Respekt hatte. Ich hatte immer schon eine sehr empfindliche Haut, und mir war klar, dass sie die Bestrahlung nicht gut überstehen würde. Ich hatte insgesamt 36 Bestrahlungen mit Booster, jeden Tag eine. Bereits nach den ersten zehn Bestrahlungen zeigten sich massive Verbrennungen. Die Radiologen sahen sich gezwungen, Pausenzeiten einzuführen. Dadurch dauerte die Bestrahlung fast drei Wochen länger als geplant. Die Verbrennungen waren so großflächig und tief, dass ich auf Betäubungsmittel zurückgreifen musste. Dazu kam noch eine ständige Müdigkeit. Das alles machte für mich die Bestrahlung zum schlimmsten Teil der Behandlung. Irgendwann fragte mich der Radiologe, ob es nicht vielleicht Hebammentricks zur Behandlung meiner Brust gebe. Ein Unding, dachte ich. Aber es stellte sich heraus, dass er recht hatte. Mit Malventee-Auflagen schaffte ich es innerhalb kurzer Zeit, meine Wunden zu verschließen. Noch heute sagt mir der Radiologe jedes Mal, wenn ich ihn treffe, dass er seinen Patienten zu diesem Mittel rate und mir dankbar für diesen Tipp sei.

Manche Tage waren mies, wenn ich das Bett oder die Couch kaum verlassen konnte. Dann waren meine Mutter und meine Schwiegermutter da und kochten für uns. Einmal pro Woche putzte eine Freundin das ganze Haus, und mein Mann kümmerte sich rund um die Uhr um die Kinder, den Haushalt und um mich. Mit dieser Hilfe schaffte ich auch die schlimmen Tage. Die Chemotherapie zehrte an meinen Kräften, ich fühlte mich müde und abgeschlagen, hatte Schmerzen. Das Verlangen nach Intimität und Nähe ließ nach. Die Gespräche mit meinem Mann kreisten fast nur noch um Ängste und Sorgen. Mein Mann suchte zu diesen Zeiten Kontakt zu Freunden und tankte dort wieder Kraft. Ich selbst war dazu nicht in der Lage und wollte auch nicht mit Psychologen über meine Ängste oder Gefühle sprechen. Ich machte alles mit mir selbst aus. Bis heute weiß ich nicht, ob das gut war. Aber so war mein Weg.

Besonders schlimm war für mich die Weihnachtszeit. Ich hatte schlechte Blutwerte durch die Chemo und musste die Kontakte auf das Nötigste reduzieren. Wo ich doch so gern mittendrin bin. Aber dieses Weihnachten war ganz anders. Frühmorgens, als alle noch schliefen, fuhr ich in die Kirche. In der Stunde, die ich dort verbrachte, sah mich nur ein Mönch. Er kannte meine Situation, er kannte mich, und er ließ mich in Ruhe. Ich fragte mich, wie viele Weihnachten ich mit meinen Kindern wohl noch würde erleben können. Es schmerzte. Ich war voller Trauer.

Während der Behandlung kamen große Geldsorgen. Ich war die Hauptverdienerin der Familie, und wir hatten gerade ein Haus gebaut und frisch bezogen. Hätten meine Eltern und unsere Schwiegereltern uns nicht finanziell unterstützt, hätten unsere Kinder ihr Zuhause verloren und wir so manches Mal nicht gewusst, wie wir das Essen auf den Tisch bringen sollten. Es war schwierig, das vor den Kindern nicht zu zeigen. Sie sollten unbeschwert und fröhlich sein wie andere Kinder auch. Wiederum sollte ich im Nachhinein feststellen, dass sie viel mehr mitbekamen, als ich dachte. Sie nahmen sich oft zurück, weil sie genau wussten, Mama kann gerade nicht, oder das Portemonnaie ist momentan nicht gut gefüllt. Schlechte Tage gab es viele. Aber irgendwie haben wir es doch geschafft. Meine Familie!

Zur Anschlussheilbehandlung war ich in Utersum. Es waren herrliche Wochen. Für mich waren das Meer, der Strand und die Natur wichtiger als alles andere. Mein Ruhepol. Ich saß viele Stunden einfach nur am Strand und blickte aufs Wasser. Das brachte mir mehr als die Therapiestunden in der Klinik. Noch heute schaue ich mir gerne die Fotos aus der Rehazeit an, vom Horizont, von der Sonne und der schönen Umgebung. Schon vor meiner Anschlussheilbehandlung hatte ich wieder im Kreißsaal gearbeitet. Ohne Eingliederung – sofort wieder voll im Leben. Noch mit Mini-Kurzhaarfrisur, kleinen weißen Stoppeln, war die erste Geburt wieder wunderbar.

Dann kam ein herber Rückschlag. Nach der zweiten Corona-Impfung, die ich als Hebamme machen musste, zu diesem Zeitpunkt aber auch wollte, bekam ich einen Schlaganfall. Es passierte nachts. Ich wachte auf und war nicht in der Lage, mich selbstständig aufzusetzen, konnte keine Worte formen, nicht sprechen. Ich musste so dringend zur Toilette.

Irgendwann schaffte ich es dann, meinen Mann zu wecken, der überhaupt nicht verstand, was los war. Er versuchte schließlich, mich aufzusetzen, und dabei fiel ich aus dem Bett. Ich machte mir in die Hose. Meine älteste Tochter war durch den Tumult wach geworden und stand plötzlich neben mir. Noch heute ist mir diese Situation peinlich. Wie lange ich in diesem Zustand war, kann ich im Nachhinein nicht sagen. Aber plötzlich konnte ich wieder reden, und obwohl ich eigentlich wusste, was da gerade passiert war, verbot ich meinem Mann, den Rettungsdienst zu rufen. Ich duschte, ging wieder ins Bett und begab mich erst am Tag darauf ins Krankenhaus.

Ich verstehe bis heute nicht, warum ich so reagiert habe. Ich weiß, dass schnelles Handeln bei Schlaganfall sehr wichtig ist. So irrational habe ich noch nie gehandelt. Vielleicht auch eine Form der Verdrängung: Ich wollte nicht schon wieder krank sein, ins Krankenhaus müssen, abhängig von anderen sein, bemitleidet werden, mir eingestehen müssen, schwach zu sein. Es folgten eine Woche Stroke Unit und erneut eine vierwöchige Reha. Inzwischen geht es mir wieder sehr gut, ich habe keinerlei Ausfallerscheinungen mehr. Ich hatte mehr Glück als Verstand.

Ich arbeite sehr gerne. Mir fällt die Arbeit aber leider nicht immer leicht. Die zwei Jahre Therapie haben mich gefühlt mindestens zehn Jahre älter gemacht. Immer wieder Erschöpfungszustände, schlechter Schlaf und das Fatigue-Syndrom haben deutliche Spuren hinterlassen. Ich versuche auch hier, mir das nicht anmerken zu lassen, aber meine Kolleginnen sind ja auch nicht auf den Kopf gefallen. Sie sind klasse. Das Team unterstützt mich sehr, sodass ich auch keinen kräftezehrenden Nachtdienst mehr übernehmen muss. Früher habe ich neben meiner leitenden Tätigkeit im Kreißsaal auch noch freiberuflich in der Nachsorge gearbeitet und Kurse geleitet. Heute schaffe ich das einfach nicht mehr alles.

Auf den ersten Blick könnte man den Eindruck haben, dass es mir gut geht und ich wieder voll im Leben stehe. Es sind jedoch innere Schäden geblieben, die kein Mensch sieht. Oft werde ich gefragt, wie es mir geht. Meine Antwort ist immer dieselbe: Danke, es geht mir gut. Und ich werde sicherlich auch nie eine andere Antwort geben. Es ist zu mühselig zu beschreiben, wie es mir wirklich geht, und ich glaube auch, dass die meisten es nicht verstehen würden. Die körperlichen Leiden, verursacht durch Chemo und Bestrahlung, sind ja vorbei. Dass ich aber immer noch ständig müde und abgeschlagen bin und meinen Alltag nicht so bewältigen kann, wie ich mir das vorstelle oder auch wünsche, das sieht kaum jemand. Und das soll auch kaum jemand sehen.

Ich gehe nach wie vor Vollzeit arbeiten, bin davon aber so erschöpft, dass meine Kinder, und auch mein Enkelkind, oftmals nicht die Aufmerksamkeit erhalten, die ich ihnen gerne geben würde. Bei meinen Bemühungen, diesen mir wichtigen Menschen gerecht zu werden, stelle ich mich hinten an. Ich weiß, dass ich vielleicht auch mehr auf mich selbst achten sollte, aber mir ist das Wohlergehen meiner Kinder und auch das meines Mannes wichtiger. Dass ich allein dafür verantwortlich bin, dass wir unsere Rechnungen bezahlen können, belastet mich sehr. Mein Mann hat mittlerweile einen Weg gefunden, seinen Alltag anders zu gestalten und mit seinen Depressionen besser zurechtzukommen, indem er alte Freundschaften und Kontakte wieder hat aufleben lassen. Das tut ihm gut, und ich bemerke, dass er seine Krankheit dadurch viel mehr im Griff hat. Das wirkt sich auch auf die Kinder positiv aus.

Neben den finanziellen Sorgen, die weiterhin bestehen, hängt mir als Krebspatientin auch Jahre nach der Akuttherapie immer die Angst im Nacken. Jedes Wehwehchen sorgt dafür, dass ich sofort den Krebs spüre, Angst vor Metastasen habe und tiefer in mich hineinhöre, als es wahrscheinlich nötig ist. Diese Ängste werden von manchen Medizinern belächelt und kleingeredet. Gerade erst habe ich an meinem linken Ringfinger eine kleine Delle entdeckt. „Mist, du hast eine Warze“, denke ich. Dann kommt aber das kleine Teufelchen und flüstert mir ins Ohr: „Hey, das könnte auch eine Hautmetastase sein.“ Also fängt der Kopf an zu grübeln, es werden wieder Fachzeitschriften gewälzt, Bilder begutachtet, der Finger aus allen Winkeln betrachtet, und innerlich zerreißt es mich. Natürlich sage ich mir, stell dich nicht so an, geh zum

Hautarzt, der soll dir die Warze wegschneiden, und alles ist gut. Und trotzdem zeigt diese kleine Warze, was eine Krebsdiagnose mit einem Menschen anstellen kann. Auch noch Jahre nach der Erkrankung.

Ich gehe weiterhin einmal im Jahr zur Mammografie, halbjährlich zum Gynäkologen, und in Absprache mit meinem Onkologen habe ich mich für eine dreijährige Bisphosphonat-Gabe entschieden. Das Medikament ist zur Vorbeugung von Metastasen nicht zugelassen, ich bekomme es Off-Label. Die erste Infusion hat mich dermaßen umgehauen, dass ich drei Tage mit hohem Fieber, Schüttelfrost und starken Schmerzen im Bett gelegen habe. Es ging mir schlechter als bei jeder Chemo. Ich bekomme die Bisphosphonate halbjährlich, und ich muss mich jedes Mal etwa zwei Monate davon erholen. Aber die Angst vor Metastasen ist größer als die vor den Nebenwirkungen.

Ich werde weiter lernen müssen, mit meiner Krankheit, meiner Situation, meinem Leben umzugehen. Mein Bauchgefühl sagt mir, dass meine Krankheit noch nicht vorbei ist, sondern wiederkommen wird. Und gegen dieses Gefühl kann ich auch nichts machen. Viele sagen, da spricht die Angst aus mir. Aber Menschen, die dasselbe durchgemacht haben wie ich, verstehen das.

Meine Kollegin hat mittlerweile ihre Chemotherapie beendet und ist auch schon operiert worden. In zwei Wochen beginnt ihre Strahlentherapie. Anschließend geht auch sie zur AHB, und ich freue mich, sie danach wieder im Kreißsaal begrüßen zu können. Uns verbindet etwas, das kaum einer verstehen kann. ■

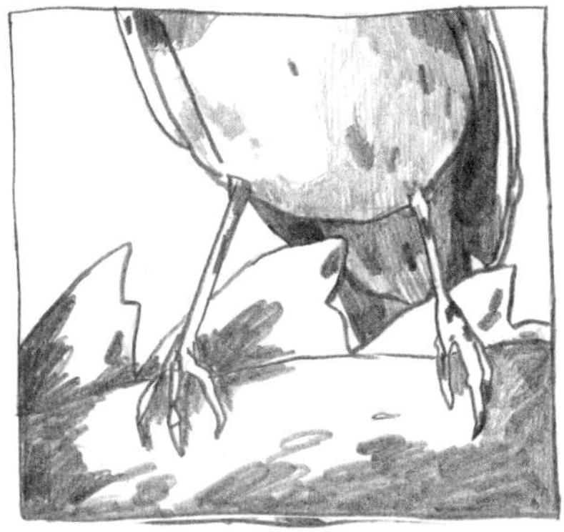

AUF EINEM BEIN DURCHS LEBEN STEHN

Kathrin Hartz

Kathrins Tochter bekommt mit 13 die Diagnose Knochenkrebs

„Mein Bein tut weh." Juli. Die Nächte sind heiß, die Laune gut, und im Rum schwimmen Limetten auf Eis. Ein Satz also, der zu nichts passt, was wir in diesem Sommer fühlen. Wir messen ihm daher keine dramatische Bedeutung bei. Lulu ist 13 und in den letzten drei Monaten gefühlt einen halben Meter gewachsen. Ich hätte mir eher Sorgen gemacht, wenn so ein Schub ganz unbemerkt im zierlichen Körper vonstattengegangen wäre. Paracetamol und ein Eisbeutel helfen, alles gut. Das Bein gibt Ruhe. Ein paar Tage. In den Ferien holen stechende Schmerzen das Kind aus dem Schlaf. Ich rufe beim Orthopäden an. Termin in sechs Wochen.

An einem Morgen im September müssen wir zum Kinderarzt: HPV-Impfung gegen Gebärmutterhalskrebs. Routine, empfohlen für Mädchen in Lulus Alter. Lassen wir nicht ausfallen, Krebs wollen wir nicht haben. Im Begriff, das Sprechzimmer nach der Impfung eilig zu verlassen – die Schule hat schon begonnen –, fragt Dr. Pad: „Und sonst, alles okay?" „Mein Bein tut manchmal weh", sagt Lulu. Dr. Pad will sich das schnell noch anschauen. Mit dem Ultraschallkopf fährt er konzentriert über die schmerzende Stelle. Ich beobachte ihn. Er ist so ruhig, friert viele Bilder ein. Dann verlässt er den Raum, um seinen Kollegen zu holen und sich das letzte fixierte Bild mit ihm gemeinsam anzuschauen. Ich fotografiere das Ultraschallbild heimlich mit dem Handy ab. „Glaubst du, dass das was Schlimmes ist“, fragt Lulu. „Nein, das glaube ich nicht.“

Dr. Pad erklärt, dass der linke Oberschenkelknochen im Querschnitt anders als der rechte aussehe. Um abzuklären, dass nichts Schlimmes dahinterstecke, werde er ein MRT im Krankenhaus veranlassen. Ich überlege, wann Zeit dafür ist. „Nicht morgen oder diese Woche“, sagt Dr. Pad, „jetzt sofort.“

Es ist 9 Uhr, und wir werden bereits in der Radiologie erwartet. Lulu freut sich, dass sie an dem Tag nicht mehr zur Schule muss. Ich bin überrascht, dass für uns Kassenpatienten alles so schnell geht. Wir werden an wartenden Patienten vorbeigeschleust. Alle Mitarbeiter sind nett, bemüht und flink. Ich bekomme Kaffee angeboten, Lulu Kakao mit Sahne, draußen scheint die Sonne. Das Kind wird vom Labyrinth der Diagnostik verschlungen. Lulu wird verschiedenen Ärzten vorgestellt, muss zur Blutabnahme, wird im Rollstuhl in die Radiologie geschoben, wird weiteren Ärzten vorgestellt, muss wieder ins Labor. Sie stellen Fragen, messen die Beine, machen Tests. Alle sind freundlich, keiner fröhlich. Uns kommt ein bisschen die Geduld abhanden. Es ist schon Nachmittag, wir haben noch etwas vor. Eine Pflegekraft bittet uns in ihr Büro. „Wir möchten Lulu zur weiteren Abklärung stationär aufnehmen.“ Papierkram, bitte einmal ausfüllen, dann geht es nach oben. Ui, ein Einzelzimmer. Das zweite Bett ist für mich. Es ist später Nachmittag, wir machen uns keine Sorgen. Ich rufe zu Hause an, sage, dass Lulu zur Abklärung eine Nacht im Krankenhaus bleiben muss. „Ansonsten alles gut. Nein, ein Arzt hat so richtig noch nicht mit uns gesprochen.“

Kurz nach 19 Uhr. Es klopft zaghaft an der Tür. Prof. Dr. Broder redet eine ganze Weile. Ich erinnere mich an nichts davon, außer an den letzten Satz und wie er dabei auf den Boden blickt: „Wir sind uns recht sicher, im linken Femur bei ihrer Tochter ein Osteosarkom, eine bösartige Knochenveränderung, festgestellt zu haben. Auch die Lymphen in der Leiste sind betroffen.“ Lulu schaut mich panisch an. „Heißt das, das ist Krebs?“ Das Linoleum unter meinen Füßen wird zu Brei.

Der Rest passiert, ohne dass ich dabei bin. Ich weiß nicht mehr, wie ich die Nachricht zu Hause überbringe. Uli, mein Mann, sagt, ich hätte schrecklich geweint, da sei ihm klar gewesen, dass es nicht um ein Wachstumsproblem ging. Spät am Abend sitze ich mit einer Freundin vorm Krankenhaus. Ich rede irgendwas, rauche, weine, schweige, rede, weine, rauche. Später kommt Lulus große Schwester, Hanni. Sie war an dem Tag bei einem Vorstellungsgespräch in Berlin. Ich vergesse zu fragen, wie es war. Vieles wird sie in den nächsten Jahren nicht gefragt. Eine Wunde, die bis heute nicht verheilt ist. Sie ist bei der Diagnose gerade 18, hat Pläne, ist verliebt, das Leben ist so wunderbar! Wir weinen, beschließen, dass alles schon nicht so schlimm sein wird. Die Wucht der Diagnose ist irreal. Alles Quatsch. Und einen Tumor kann man entfernen. Vielleicht noch Chemo. Das haben schon viele überstanden. Es gibt keine böse Macht, die Kindern so etwas antut. Es tat gut, diese Hoffnung in uns zu behüten. Die Nacht ist schlaflos, Schmerz und Angst graben sich Bahnen. Warum konnten wir unser Kind nicht beschützen?

Wir haben Glück, erfahren wir: Die Kinderonkologie der örtlichen Uniklinik ist auf diese Art Knochentumore spezialisiert. Eine Kinderonkologin nimmt sich viel Zeit, klärt über die Therapie auf. Am Ende des Gesprächs steht der Satz: „Am besten, Sie nehmen sich für die nächsten anderthalb Jahre nichts vor. Und jetzt hoffen wir erst mal, dass der Tumor nicht in die Lunge metastasiert ist.“

Es folgen Untersuchungen, Aufklärungen, Gewebeprobeentnahmen, Port-Implantation, wieder Biopsien und ein besonderes Aufklärungsgespräch: Möglicherweise wünsche sich unsere Tochter später Kinder. „Ja, möglicherweise." Die Chemo und Bestrahlungen können Gebärmutter und Eierstöcke so schädigen, erfahren wir, dass eine spätere Schwangerschaft auf natürlichem Wege unmöglich sei. Man könne aber noch vor Therapiebeginn operativ ein paar Eizellen entnehmen, um diese dann für einige Jahre zu konservieren. Die Prozedur würde den Start der Chemotherapie ungünstig verzögern. Die Kosten von mehreren Tausend Euro sind privat zu tragen. Am Ende der Konservierungslaufzeit wäre Lulu 23 und müsste dann einen Partner und einen Kinderwunsch haben. Wir lehnen ab. Die Chemo soll beginnen. In 18 Blöcken, so der Plan, werden die verheißungsvollen Gifte Methotrexat und Doxorubicin dem wütenden Ungeheuer Krebs die Grenzen aufzeigen.

Lulu bekommt einen Barcode. Ab jetzt ist sie auch eine Nummer. Ein Strichmuster wie auf einer Milchpackung sorgt über Jahre dafür, dass immer alles richtig zugeordnet wird: Medikamente, das Kuscheltier, Blutkonserven, das Bett, die Chemo. Für den Therapiepass, in den ab nun jeder Blutwert eingetragen wird, gibt es bunte Stoffbezüge mit Superman-Logo, rosa Elefanten oder Gummibärchen. In einem Korb liegen farbenfrohe Mützen. An allen Ecken und Enden wird die Katastrophe in bunten Zucker getaucht.

Die Chemo ist fürchterlich, nicht nur für Lulu. Die kleinen Körper halten es aus, und es ist verrückt, der Klinik-Clown entlockt diesen vor Schmerz und Übelkeit verzerrten Gesichtern meistens trotzdem ein Lächeln. Eines Sonntags werden wir von Prof. Grolli angerufen – so nennen wir ihn, weil er immer guckt wie ein Gewitter: Lulus Chemo muss einen Tag später beginnen. „Wir haben kein Bett mehr frei, ein siebenjähriger Junge wird heute Nacht sterben, er hat ein Einzelzimmer bekommen." Am nächsten Tag brennt eine Kerze mit buntem Regenbogen auf der Station. Wo ist Gott?

Ach ja, sterben – das ist ja auch Teil dieser Geschichte. Einmal sagt Lulu: „Aber es weiß ja niemand, ob es im Himmel nicht sogar noch viel schöner ist als auf der Erde.“ Ich trage diese schöne Ungewissheit wie einen Talisman bei mir. Ansonsten halte ich den Tod, so gut es geht, von uns fern. Wir wollen, Lulu will, dass sich alles halbwegs normal anfühlt. Die Büschel ihrer langen Haare, die morgens auf dem Kopfkissen liegen, interessieren unsere Wünsche nicht. Hanni schlägt vor: „Wenn sie jetzt eh alle ausgehen, kann ich dir auch nen Irokesen rasieren.“ Die Mädchen lachen, albern rum, schminken sich. Als Hanni mit dem Rasierapparat eine Schneise über Lulus Kopf zieht, kriegen sich die beiden vor Lachen kaum ein. Ein Moment, vor dem ich Angst hatte, fliegt leicht und vergnügt vorbei. Alle finden, Lulu hat eine wunderschöne Kopfform. Ich streichle ihr gerne über den kahlen Kopf, und sie mag das. Sie sagt heute: „Die ausfallenden Haare waren mein kleinstes Problem.“ Trotzdem wünscht sie sich eine Perücke, „für alle Fälle“. Der erste Streit mit der Krankenkasse, 1.200 Euro. Kunsthaar muss reichen. Wir kaufen eine aus echtem Haar.

Eine Bekannte sagt: „Diese armen kleinen Menschen, die dich aus ihren dunklen Augenhöhlen anschauen wie Zombies, wie schaffst du das, jeden Tag auf der Kinderonkologie. Das könnte ich nicht.“ Ich bin traurig. Unser Kind ist kein Zombie. Und ja sicher, wir sind alle total gerne auf der Kinderonkologie. Da gibt es bunte Mützen und jeden Tag drei Eis, um die kaputten Schleimhäute im Mund zu kühlen, dazu einen bunten Eisbeutel für den entzündeten Genitalbereich. Zwischen dem ganzen Spaß kommt ein Clown und knotet lustige Tiere aus Ballons. Man kriegt Süßigkeiten, es gibt Geschenke. Maskottchen von Fußballbundesliga-Vereinen schauen vorbei und verteilen Bärchen in Sponsorentrikots. Und statt zur Arbeit zu gehen, bekommen auch die Eltern Frühstück ans Bett gebracht. Wie wunderbar.

Natürlich freuen sich die kleinen Patienten über die Abwechslung. Und das ist wirklich gut. Die Psychoonkologie geht davon aus, dass Freude sich positiv auf die Krankheitsverarbeitung auswirken kann. Auch die Überbringer selbst haben ein gutes Gefühl, wenn sie etwas Freude in das trostlose Set bringen. Sie bekommen nicht mit, wie dicke Nadeln die kleinen Körper malträtieren, Katheder, Sonden, Infusionen und Schmerzpumpen gelegt, gezogen und wieder neu gelegt werden. Wie unter der Chemotherapie die Schleimhäute zum blutigen Inferno werden und der Morphiumrucksack ein zusätzliches Gewicht auf den zerbrechlichen Schultern ist. Ich will, dass die Maskottchen den Schmerz mitfühlen. Dass sie die verzweifelten Schreie hören, die Angst spüren, die durchweinten Nächte ebenfalls wach bleiben müssen und es so für alle erträglicher werden kann. Aber beim Anblick der fahlen, von Medikamenten aufgedunsenen Gesichter sind die meisten raus. „Wir können echt nur ahnen, wie schlimm das ist“, sagt ein prominenter Besucher auf der Station. Nein. Könnt ihr nicht! Ich muss meine Wut zügeln. Ich darf nicht ungerecht, nicht hart und undankbar werden. Alle sind mit uns erschüttert, alle möchten etwas tun, alle meinen es gut, alle auf ihre Art.

Freundinnen haben eine Spendenaktion ins Leben gerufen. Sie treffen sich mit anderen Freunden, versenden E-Mails mit Lulus Geschichte. Der Sportverein, Geschäftsleute, Schulklassen und Nachbarschaften, die wir gar nicht kennen, veranstalten Aktionen zu Lulus Gunsten. Statt Geburtstagsgeschenke wird Geld für Lulu gesammelt. Es kommen mehrere Tausend Euro zusammen. Wir sind berührt und überwältigt. Das Spendengeld sorgt für gute Gefühle. Wir buchen eine Reise in die Türkei, alle Sterne, die es gibt, bitte. Die Ärzte sind nicht begeistert. Die Blutwerte. Überall lauern Infektionsgefahren. Flieger, Ausland, Hotel, puh. Wir buchen trotz allem und freuen uns. Vorher ist Weihnachten.

Am dritten Advent bittet man uns zu einem Gespräch in die Klinik. Wer will an einem solchen Tag Patientengespräche führen? Es ist 13 Uhr. Die Chefärztin empfängt uns in einem spartanischen Untersuchungszimmer und schnörkelt nicht lange herum. Am Leuchtkasten hängen Bilder der letzten Szintigrafie, Lulu als Skelett. „Hier kann man es deutlich sehen", sie zeigt auf den tiefschwarzen Oberschenkelknochen. Es folgen ein paar Erklärungen und wieder ein letzter K.-o.-Satz: „Es wird überhaupt nur eine Chance geben, wenn wir das Bein zeitnah amputieren." Lulu und Uli hören „eine Chance", ich höre, „überhaupt nur eine".

Wir halten uns fest am tröstenden Gedanken, dass der Krebs mit der großen, schwierigen OP wegkommt. Man weiß noch nicht genau, ob Teile des Beckens, des Darms, Geschlechtsorgane betroffen sind und in welchem Ausmaß Lymphgefäße befallen sind. Es gibt zwei Terminvorschläge. Freitag, der 13. oder der 23. Januar. Dann lieber den 23. Sie fragen uns, ob wir eine Bestattung des Beines wünschen oder ob wir es der Forschung zur Verfügung stellen möchten. Der Bestattungsvorschlag fühlt sich an, wie das Kind häppchenweise abzugeben. Die Forschung soll profitieren.

Alles muss irgendwo hin. Ich muss irgendwo hin. Ich versuche, vor Lulu nicht zu weinen. Sie selbst ist so tapfer. Wenn sie weint, gestatte ich mir auch keine Träne, weil sie das noch trauriger macht. Nach einem langen Kliniktag gehe ich zu meinen Freundinnen, mich besaufen. Die Freunde sind ein tausend Hektar großes Rettungsfloß. Ihre Türen, Ohren, Herzen und Flaschen sind Tag und Nacht offen. Sie haben Termine, OPs und blöde Gespräche auf dem Schirm und irgendwie Antennen dafür, wenn aufreibende Kliniktage und Nächte hinter mir liegen. Sie trauen sich vorzuschlagen, Karneval zu feiern, genauso wie gemeinsam wegzufahren oder weinend mit mir am Tisch oder in der Klinik zu hocken. Das Wertvollste ist: Sie halten das alles ganz unverkrampft einfach mit uns aus. Es ist ein Unterschied, ob man die lieb gemeinte Aufforderung bekommt: „Meld dich, wenn dir danach ist“, oder ob um 23 Uhr die Nachricht auf dem Handy aufleuchtet: „Scheiß Tag. Komm rum, Getränke sind kalt.“ Meine Dankbarkeit darüber kann ich nicht in Worte fassen.

Für Uli ist es anders. Er sagt: „Ich höre den ganzen Tag nur Krebs, das muss ich abends nicht auch noch mit Leuten besprechen.“ Ihm ist Besuch, so wie er mir guttut, zu viel. Mir ist es zu viel, wenn er vorträgt, was er im Netz über Osteosarkome, Metastasen und Heilungschancen gelesen hat. Die Ärzte hatten doch extra gebeten: „Tun Sie sich und uns einen Gefallen, googeln Sie nicht, es steht so viel Unsinn im Netz.“ Er entscheidet sich gegen psychologische Unterstützung, ich verspreche mir Hilfe davon. Er blickt dem Tod ins Auge, ich verdränge das. Ich möchte möglichst für gute, berauschende Momente für Lulu sorgen, er findet das manchmal unnormal. Was er Realitätsverweigerung nennt, heißt für mich Hoffnung. Vor jedem von uns tut sich ein anderer Pfad auf. Hoffnung haben alle.

Hanni entscheidet sich für ein duales Studium an der Uniklinik. „Dann kann ich immer bei Lulu sein, wenn sie dort ist“, sagt sie. Sie zieht in eine WG. Es ist gut, dass sie sich auf ihr eigenes Leben vorbereitet. Dabei funktioniert sie einfach, wie wir anderen.

22. Januar. Lulu bekommt ein Einzelbett, ich ein Klappbett, im „Hollywood-Zimmer“. Der Tag dehnt sich der ebenso gefürchteten wie erwarteten einen Chance entgegen. Orthopädietechniker kommen mit hautfarbenen Prothesenungetümen vorbei und erklären, damit könne man sogar Treppen rauf und runter gehen, quasi durchs Leben hüpfen. Lulu fragt: „Gibt es auch Prothesen mit einem Rotkehlchen drauf?“ Der Techniker sagt: „Eigentlich nicht“, ich sage: „Ja!“

Das Ärzteteam, das Lulu am nächsten Tag operieren wird, schaut am Abend noch mal rein und erläutert den OP-Verlauf. „Je nachdem, welchen Befund wir vorfinden, ist es vielleicht möglich, aber da will ich jetzt nicht allzu große Hoffnung machen, ein künstliches Hüftgelenk zu implantieren und einen Stumpf zu konstruieren", sagt Professor Härtel. Das würde die spätere Versorgung mit einer Prothese enorm erleichtern. Die Hüftexartikulation – die hohe Amputation des ganzen Beines ab Hüfte – sei eine nicht eben günstige Ausgangslage für eine Prothesenversorgung. Es ist nach 22 Uhr. Mir wäre lieb, der Professor würde nach Hause gehen und etwas schlafen, bevor wir ihm am nächsten Morgen für viele Stunden unser Kind anvertrauen.

23. Januar. Nacht. Lulu schläft tief und fest. Ich schaue in ihr Bett und mache ein Foto von ihr. Jetzt sind es noch sechs Stunden, in denen sie zwei Beine hat. Sie dreht sich, legt ein Bein über das andere. Noch drei Stunden. Um 7 Uhr kommt das Set aus OP-Hemd, Netzhose und Thrombosestrümpfen. Es sind zwei Strümpfe. Am Fußgelenk hängt noch ein buntes Kettchen. „Soll das dranbleiben?" „Auf keinen Fall, wo käme das denn dann hin?"

Die OP-Schleuse sieht aus wie ein Kiosk, der noch geschlossen hat. Die Rollladen sind unten. Automatisch gehen sie hoch, und ein vorgewärmtes Transportband lässt das Kind in den gekachelten Kiosk hinein auf eine schmale Liege gleiten. Statt Schokoriegel: Beruhigungstabletten, statt Illustrierte: Behandlungsverträge, statt Getränke: „Schlafmilch". Lulu weint. Sie hat Angst. Ich soll bleiben. Das Herz reißt auseinander, die blasse Hand, in der ein kompliziertes System von Zugängen steckt, loslassen zu müssen. Ich versuche erfolglos, nicht zu weinen. Das Kind allein zurücklassen zu müssen, ist der schlimmste Moment. 23-mal.

Gut, dass die Handwerker kommen, um das Bad barrierefrei umzubauen. Eine Aufgabe. Eine Ablenkung. Eine Freundin ist da, wir gehen spazieren. 14 Uhr, fast sieben Stunden OP. Warum haben die noch nicht angerufen? 15 Uhr. Nichts. 16 Uhr. Es ist unaushaltbar. Kurz vor 17 Uhr: „Lulu ist jetzt fertig." Mehr erfahren wir nicht. Eine Stunde, und wir können sie auf der Intensivstation sehen.

Sie ist mit einem dünnen Laken zugedeckt. Auf der linken Seite liegt der Stoff platt auf der Matratze. Schläuche mit Blut, Wundsekret und Urin gehen aus dem Körper hinaus, Schläuche mit Kochsalzlösung, Morphium, Antibiotika und anderen Medikamenten in den Körper hinein. Ein Kabelsalat an Monitoren überwacht die Vitalfunktionen. Lulu ist verwunderlich gut drauf. Sie singt und ist redselig, hat Hunger und Durst. Morphium. Die OP-Ärzte kommen und berichten: Becken und Sitzbein konnten erhalten bleiben, lokalisierbare Tumorherde des Lymphsystems wurden entfernt, an Darm, Gebärmutter und Eierstöcken kein Befund. Das Bein ist zwar bis zur Hüftpfanne amputiert, bei der OP ist es aber gelungen, eine Mutars-Prothese zu implantieren, eine Art künstliches Hüftgelenk, und so einen kurzen Stumpf zu konstruieren. Das Unwahrscheinliche ist gelungen. Es ist wie Weihnachten. Das Geschenk: ein aus Haut, Muskel und Gewebe, mit vielen Nähten seltsam zusammengeschnürtes, geschwollenes Gebilde, aus dem ein dicker Schlauch herausgeht. Wir freuen uns. Am Abend kommen die Freundinnen und Patentanten von Lulu in die Klinik. Der knallende Sektkorken sprengt die Farbe an der Decke ab. Eine Schwester kommt herein, und etwas peinlich berührt schieben wir die Gläser hinters Bett: „Keine Sorge, ich kann das sehr gut verstehen", sagt sie. Es ist grotesk – wir feiern einen Stumpf.

Die kommenden Wochen sind hart. Aufs Bein kommen, Wundheilung, höllische Phantomschmerzen und Therapien fordern alles und alle. Hart auch deshalb, weil wir mittlerweile wissen, dass in Lulus Lunge beidseitig Herde gefunden wurden. Wir fliegen nach Sardinien. Das durchsichtige Meer ist allein beim Anschauen Erholung. Herrliches Wetter. Im Mai ist es noch frisch, aber Lulu will unbedingt ins Wasser. Und zum ersten Mal schwimmt sie mit einem Bein, und es geht. Der Urlaub ist wundervoll. Alle sind wahnsinnig zuvorkommend und freundlich. „Schade, dass man erst Krebs dafür haben muss", sagt Lulu.

Der Sommer zieht sich. Bestrahlung, Chemo, gruselige Blutwerte, Transfusionen, hartes Prothesentraining. Im Juli die erste Lungen-OP. Auf den CT-Bildern zeigt man uns drei kleine Herde. Weiße Punkte von zwei Millimeter Durchmesser. Die Punkte sind weiß, weil sie wie das Osteosarkom selbst aus knöchernen Strukturen sind. Man kann sie bei der Operation im Lungenlappen ertasten. Lulu wird dabei an einem Arm hängend operiert. Der Zugang erfolgt seitlich zwischen den Rippenbögen. Es ist die linke Seite. Links ist das Herz. Wir haben Angst, gleichzeitig fiebern wir der Tatsache entgegen, dass nach der OP weniger Krebs im Körper ist.

Neun Stunden warten wir darauf zu erfahren, wie es unserem Kind geht. Es legt die Nerven blank. Spät abends dann die Nachricht: „Sie kommt jetzt auf die Intensivstation. Sie können noch kurz hin." Kreideweiß ist ihr Körper unter Sauerstoffmaske, unzähligen Kabeln und Schläuchen begraben. Zwei dicke Schläuche, die aus dem Brustkorb in einen laut blubbernden Kasten führen, sind mit einem starken, blauen Spezialfaden und Schlaufenknoten an der Haut festgenäht. In den Schläuchen ist Blut. Der Kasten erzeugt Unterdruck, damit sich die zusammengefallenen Lungenlappen wieder entfalten können. Lulu hat extreme Schmerzen. Alles piept und blinkt. Im Bett gegenüber liegt ein Junge, um dessen Leben nach einer Herz-OP gekämpft wird.

Am nächsten Morgen berichtet der Professor über den OP-Verlauf. Meine Verzweiflung über das 13-stündige Warten am Vortag, die schlaflose Nacht und der Anblick des Kindes sind noch nicht verflogen. „Können Sie sich vorstellen, was wir durchgemacht haben?" Meine Frage ist ein Vorwurf. „Sie können sich sicher sein, dass wir im OP auch etwas durchgemacht haben", sagt der Professor. Mein Vorwurf tut mir leid, und ich bin dankbar, dass mein Kind vor mir liegt und atmet.

Im März fahren wir in eine von der Kinderonkologie organisierte Skifreizeit. Ein tolles Angebot. Für uns eine Schnapsidee. Lulu ist auf zwei Beinen schon nicht gern Ski gelaufen. Sie stürzt und zieht sich ein Hämatom in der Hüfte zu. Zwei Monate später sehen die Ärzte im MRT „etwas, was da nicht hingehört". OP. Es ist zum Glück das verkapselte Hämatom. Im Oktober dürfen wir alle nach Berlin fahren. Der Verein Herzenswünsche e. V. hat Lulu zu einem Ariana-Grande-Konzert eingeladen. Drei Tage, fünf Sterne. Mit uns im Hotelrestaurant sitzt Thomas Gottschalk. Eine großartige Auszeit. Danach fliegen wir nach Griechenland. Die Urlaube sind Rettungsinseln.

November. Lulu hat den letzten Chemoblock und vier Lungen-OPs hinter sich. 131 Herde und damit ein Drittel des Lungengewebes wurden entfernt. Wir bekommen die Nachricht, dass die Chemotherapie gut angeschlagen hat. Wir feiern. Aber dann beginnt die so gefeierte Mutars-Prothese zu eitern. Sie muss mit dem Stumpf, mit dem so viel Hoffnung auf ein Bein verbunden war, entfernt werden. Der Prothesenschaft, auf dem ein wunderschönes Rotkehlchen in einer Winterlandschaft von einem Prothesendesigner aus Hamburg prangt, liegt im Keller der Orthopädietechnik. Es folgen wieder zahlreiche Operationen. Die letzten finden unter Corona-Bedingungen statt – nach einer OP dürfen wir fünf Tage lang nicht zu Lulu ins Krankenhaus.

Oft werde ich gefragt: „Wie schafft man das?" Die Antwort ist: Gar nicht. Man kann das alles nur irgendwie aushalten, durchhalten und zwischendurch für gute Momente sorgen. Ungefragt wird man durch ein Programm katapultiert, in dem man nach nichts gefragt wird, außer ob die Mütze blau oder bunt sein, das Betäubungsspray beim ewigen Port-Anstechen nach Banane oder nach gar nichts riechen soll. Alle wünschen sich, dass unter der Geschichte Happy End steht. Auch wir. Aber das gibt es nicht. Jederzeit kann das schlummernde Monster aus einer dunklen

Ecke hervorschnellen und mit den Klauen nach dir, nach jedem von uns greifen.

Die Untersuchungsintervalle sind von anfänglich drei Wochen auf halbjährlich ausgedehnt. Das Warten auf die Auswertungen der Tumorkonferenz bleibt eine Qual. Jedes „Ohne Befund" fühlt sich an wie ein Lottogewinn. Aber man kann ja nicht immer im Lotto gewinnen, oder doch?

In diesem Sommer hat Lulu ihr Abitur bestanden. Fast zweieinhalb Jahre konnte sie nicht zur Schule gehen. Auf der Feier hat sie das Lied „Love in the Dark" von Adele gesungen. Lulu liebt Musik. Sie hat eine schöne, unglaublich kraftvolle Stimme. „Wo holst du das her", fragt eine Freundin nach einem Konzert. „Aus meiner Seele", sagt Lulu.

„Mein Bein tut weh", jammert sie, als sie morgens um fünf von ihrer Abiparty nach Hause kommt, „vom Tanzen". ■

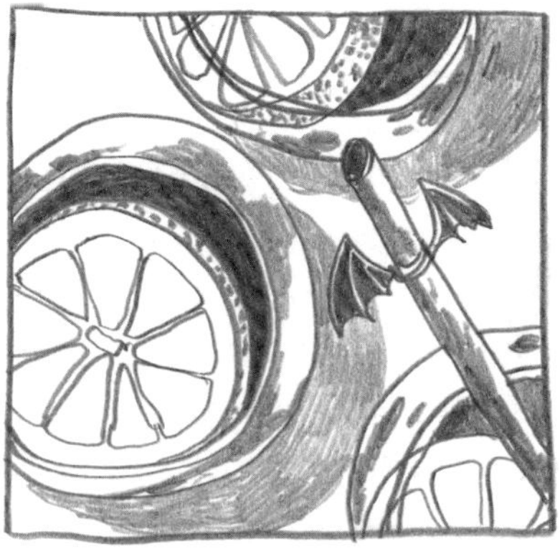

APEROL SPRITZ

Katja

Alter bei Diagnose: 49

„Die kurzen Haare stehen dir richtig gut!“, sagt meine Mutter zu mir. Ich sitze mit meiner Familie auf der Terrasse eines italienischen Restaurants. Die Sonne scheint, die Kellner eilen geschäftig zwischen den Tischen umher. Es ist Muttertag. Familien treffen sich, um gemeinsam Zeit zu verbringen, so wie wir.

Lange ist es her, seit wir das letzte Mal zusammengesessen und gefeiert haben. Die vergangenen Monate hatte ich hauptsächlich zu Hause verbracht. Manchmal war ich ein wenig einsam gewesen, hatte außer meiner Familie kaum jemanden getroffen. Jetzt, inmitten der fröhlichen Plauderei um mich herum, fühle ich mich wie auf einer zu lauten Party, wo ich niemanden kenne. Doch schnell schiebe ich den Gedanken an die schwere Zeit beiseite. Heute will ich mit meiner Familie das Leben genießen. Inspiriert durch den Duft der italienischen Gerichte schwelgen wir in Erinnerungen an vergangene Urlaube, damals, als noch alles normal war. Doch dann serviert der Kellner einer Frau am Nebentisch ihr Getränk. Das leuchtende Orange ihres Aperol Spritz holt mich auf den Boden der Tatsachen zurück: Nichts ist mehr normal. Normalität war gestern. Heute ist alles anders.

Zehn Monate vorher: Der junge Arzt lässt zitternd den Ultraschallkopf über meine Brust gleiten. Sein Blick wandert fragend vom Bildschirm zu seiner älteren Kollegin. Sie nickt ihm zu, erklärt, kommentiert. Ein Herd. Mehrere Zentren. Gewebeprobe aus den Lymphknoten. Die Gesprächsfetzen hängen bedrohlich im Raum. Plötzlich überfällt mich eine wahnsinnige Angst.

„Bestimmt ist das nichts Schlimmes", hatte ich noch am Morgen zu meinem Sohn Alexander gesagt, als er nach meinem Termin gefragt hatte. Ich hatte ihm erklärt, dass ich einen Knoten in meiner Brust untersuchen lassen wolle, den ich ertastet hatte. Nur zur Sicherheit. Doch jetzt, im dunklen Untersuchungszimmer, ahne ich, dass ich unrecht hatte. Es ist schlimm. Es ist Krebs. Ich weiß es.

Ich spüre einen Luftzug auf meiner Haut, als die Ärztin an mir vorbeihuscht und den Raum verlässt. Mir wird übel. Der Arzt beginnt, mir mit einer dicken Nadel Gewebeproben zu entnehmen. Er setzt mehrmals an. „Halten Sie die Nadel mal so", rät die Krankenschwester. Ich fühle mich allein und hilflos, starre auf den Stuhl, auf dem die Ärztin gesessen hatte. Warum kommt sie nicht wieder? Es klackt ein paarmal, sticht in meiner Brust, und dann spüre ich, wie etwas nass über meinen Körper läuft. „Frau Doktor, kommen Sie schnell, sie blutet stark!", ruft die Krankenschwester. Der Arzt versucht hektisch, die Blutung zu stoppen. Dann ist auch die Ärztin wieder da, fragt nach meinem letzten Urlaub, möchte mich beruhigen. Aber ich will keine Fragen hören, ich brauche eine Antwort, Gewissheit. Doch ich muss warten.

Die folgenden fünf Tage kommen mir endlos vor. Ich stehe neben mir, erledige wie ferngesteuert meine Hausarbeit. Nachts schlafe ich kaum. Wie wird mein Sohn ohne mich auskommen, wenn ich sterben muss? Er hat doch noch nicht mal die Schule abgeschlossen. Sicher, Krebs ist nicht immer ein Todesurteil. Aber dann denke ich an meinen Kollegen, der vor Kurzem gestorben ist, nur wenige Monate nach seiner Krebsdiagnose. Und hatte nicht ein Schulfreund von Alexander letztes Jahr seine Mutter an den Krebs verloren? Der Gedanke, dass es mir ebenso ergehen könnte, lässt sich nicht abschütteln. Das furchtbare Gefühl des Alleinseins ist wieder da. Ich muss es aushalten.

An einem wunderschönen Sommertag bekomme ich es dann schwarz auf weiß: Brustkrebs, ein besonders aggressiver und bereits sehr großer Tumor, der schon mehrere Lymphknoten befallen hat. „Das war's jetzt!", denke ich. „Aber wir wollen Sie heilen", sagt die Ärztin, und ich bin ihr dankbar, dass ich nun endlich eine Antwort auf die Frage habe, die mich in den letzten Tagen so sehr gequält hatte. Die Diagnose ist ein Schock. Aber ich hatte mit ihr gerechnet. Mit dem Schlimmsten allerdings auch. Doch ich habe eine Chance. Ich kann gegen diese bedrohliche Krankheit kämpfen. Um mein Leben. Ich will weiter für meinen Sohn da sein, für meine Mutter, für meinen Lebenspartner Daniel und meine Freunde. Und das gibt mir Kraft.

Es folgen weitere Untersuchungen, und dann ist er da, der Schlachtplan: Chemotherapie, Operation, Bestrahlung, Reha, alles in allem ein Jahr. Das kommt mir lang vor. Ein Jahr ohne Arbeit? Das Wort „Chemotherapie" macht mir Angst. Aber es hilft mir, einen Plan zu haben. Ich will leben, meine Chance nutzen, alles tun, was ich kann. Und so schalte ich um in den Kampfmodus. Ein Jahr ist überschaubar. Den Kopf in den Sand zu stecken, ist keine Option. Ich bin bereit.

Sechzehn Zyklen Chemotherapie erwarten mich. Meine Prognose ist laut Statistik ungünstig. Daher erhalte ich die Chemo in besonders hoher Dosis und in sehr kurzen Abständen. Damit steigt das Risiko für Nebenwirkungen. Die Liste ist lang: Übelkeit und Erbrechen, Ablösung der Nägel, schwere Neutropenie,

Anämie, Alopezie, Herzschädigungen. „Es ist ein wenig wie bei einem Boxkampf“, sagt meine Ärztin. „In jede Runde geht man geschwächter.“ Was meint sie damit?

Mit einer Chemotherapie bin ich noch nie in Berührung gekommen. Ich kenne sie aus Filmen, in denen kahlköpfige Menschen offenbar dem Tode geweiht sind. Wird es mir so ergehen wie ihnen? Mir schwirren Fragen im Kopf herum. Eine Woche bleibt mir bis zum ersten Termin. Zeit, um zu recherchieren. Ich stoße auf ein Onlineforum, in dem sich krebsbetroffene Frauen austauschen, stelle mich dort als Neuling vor, und sofort heißen mich andere Forumsmitglieder willkommen. In den folgenden Tagen lassen sie mich an ihren Erfahrungen teilhaben, geben mir Ratschläge und letztendlich die Stärke, mich der Zeit der Behandlung zu stellen und die Angst davor auszublenden.

Und so betrete ich an einem Donnerstag im August recht zuversichtlich die onkologische Praxis, in der ich in den kommenden Monaten die Chemotherapie erhalten werde. Endlich geht es los. „Heute trete ich dem Krebs in den Hintern!“, sage ich zu Schwester Simone, die mir den Venenzugang legt. „Willkommen zur Cocktailparty!“, antwortet sie. „Das Zeug sieht ein bisschen aus wie Aperol Spritz, finden Sie nicht auch?“ Sie lacht und deutet auf den orangefarbenen Infusionsbeutel. Dann beginnt die Cocktailparty.

Der letzte Sonntag im August ist ein besonderer Tag: das jährliche Sommerfest mit unseren Freunden. Unsere Kinder sind schon zusammen in die Kita gegangen, und diese Feier bringt uns einmal im Jahr alle an einen Tisch. Doch an dem Trubel hat diesmal nur mein Sohn teil. Nach zwei Runden Chemo verträgt mein geschwächtes Immunsystem keine Menschenansammlungen mehr. Selbst diese Gartenparty wäre zu riskant für mich. Wir fahren trotzdem hin – allerdings bevor die anderen Gäste kommen. So erspare ich mir die Reaktionen derjenigen, die noch nicht eingeweiht sind. Die Diagnose ist noch frisch, zu oft kommen mir die Tränen, wenn ich darüber spreche. Unsere Gastgeber wissen jedoch Bescheid, und ich genieße zwei schöne Stunden im Kreise von Freunden.

Es sind die vorerst letzten dieser Art für Monate. Fast fühlt es sich normal an, im Garten in der Sonne zu sitzen und über die kleinen Unwägbarkeiten des Alltags zu plaudern, über Schulprobleme, zu hohen Medienkonsum unserer Teenies und über die gute alte Zeit, als sie noch klein waren und wir gemeinsam Weihnachtsplätzchen gebacken haben. Während wir uns unterhalten, schiele ich auf die Uhr – nur nicht verplaudern. Als wir uns schließlich auf den Heimweg machen, entsteht zum Abschied das letzte Foto, das mich mit meinen langen Haaren zeigt. In den zwei Stunden zuvor hatte ich nicht nur meine Uhr, sondern auch mein Shirt im Blick gehabt, auf dem sich vor unserer Abfahrt die ersten losen Haarsträhnen gezeigt hatten. „Nächstes Jahr hast du wieder mehr Haare auf dem Kopf als ich, wirst sehen!", sagt jemand in der Runde. Daniel und ich steigen ins Auto, unsere Freunde winken uns zum Abschied. Einige haben, wie ich, Tränen in den Augen, und ich frage mich, ob wir dasselbe denken: War das mein letztes Sommerfest?

Doch die Zwischenuntersuchungen eine Woche später helfen, diesen Gedanken vorläufig zurückzudrängen. Die Chemotherapie schlägt an. Der Tumor schrumpft. Was für eine Nachricht! Zu Hause rasiere ich mir entschlossen die Haare ab. Mein Spiegelbild zeigt eine Art Alien mit eigenartiger Kopfform. Ich muss an Bert aus der Sesamstraße denken und grinse ein bisschen. „Die Haare kannst du verlieren, deinen Humor nicht", hatte meine Freundin Clara zu mir gesagt. Dieser Satz soll mein Motto sein. Ich will versuchen, die Traurigkeit und Angst zurückzudrängen, und mich den schönen Dingen in meinem Leben zuwenden. Das ist nicht immer einfach, doch ich suche mir diese schönen Dinge und auch die lustigen. Sie nähren mich in der schwierigen Zeit der Therapie und geben mir die Kraft durchzuhalten – jeden Tag aufs Neue.

Die Menschen in meinem Umfeld unterstützen mich, wo es nur geht. Diese Rückendeckung trägt mich durch die Monate der Therapie. Donnerstags, wenn ich zur Chemo muss, brummt schon morgens mein Handy, eine Nachricht nach der anderen: „Ich denk an dich“, „Du schaffst das“ oder andere kleine Mutmacher. Meine Freundin Sarah schickt mir selbst gebastelte, lustige und mitfühlende Briefe, und sogar ihre Eltern bedenken mich mit Durchhaltepäckchen.

Als die Therapie so anstrengend wird, dass mir sogar das Kochen beschwerlich ist, wartet meine Mutter nach der Chemo mit selbst gekochtem Essen auf mich. Meine Freundin Andrea holt mich manchmal zu einem kurzen Spazierplausch ab. Aber vor allem mein Lebenspartner Daniel sorgt dafür, dass ich so oft wie möglich rauskomme. Eines Abends im November, als meine Kondition nicht einmal für einen Spaziergang um den Block ausreicht, setzt er mich kurzerhand ins Auto, und wir fahren ins Zentrum, damit ich mir die vom Festival of Lights bunt erleuchtete Hauptstadt ansehen kann.

Die Zeit der Therapie ist lang. Persönliche Kontakte sind kaum möglich. Manchmal fühle ich mich eingesperrt. Die Verbindung zu Menschen, die mir guttun, ist meine Kraftquelle. Mit meiner Chemo-Freundin Jana teile ich die unangenehmen Nebenwirkungen und Zipperlein, die uns beide zu schaffen machen. Meine Tante, die selbst zweimal den Brustkrebs überlebt hat, gibt mir Tipps und hört mir zu. „Ich will das schaffen, eine Pause kommt nicht infrage!“, schreibe ich Angela aus dem Forum, als wieder einmal ein Blutwert die nächste Chemo gefährdet, und zusammen recherchieren wir zu neuen Behandlungsmethoden und testen Ernährungstipps, um unsere Blutwerte aufzupeppen. Wir lachen über unsere Versuche, uns mit aus der Wintermütze lugenden Haar-Extensions ein etwas normaleres Aussehen zu zaubern. Wir nehmen einander die Angst und stärken uns gegenseitig.

Kurz vor Weihnachten werde ich 50. Ich feiere hauptsächlich im Liegen, längeres Sitzen ist mir zu anstrengend. Die Vorweihnachtszeit geht mir auf die Nerven, weder mein Geburtstag noch Adventssonntage sind mir wichtig. Ich fiebere den Donnerstagen entgegen, lebe von Chemo zu Chemo. Ein selbst gebastelter Durchhaltekalender zeigt den Fortschritt meiner Behandlung: Für jede geschaffte Chemo hefte ich einen Stern an.

Mit jedem Stern gerate ich körperlich mehr an meine Grenzen. Das belastet uns alle. „Mama-Check!", ruft Alexander, wenn er sich vergewissern will, dass mit mir alles in Ordnung ist. Einmal wache ich nachts auf, als Daniel meinen Arm fühlt und nachschaut, ob ich noch lebe. Für mich geht es nur noch ums Durchhalten. Ich sehne den Tag vor Heiligabend herbei, den Tag der letzten Chemo, wenn dieser Teil der Akuttherapie endlich vorbei ist. Doch dann ruft die Onkologiepraxis an: „Ihre Blutwerte spielen nicht mehr mit, die letzte Chemo geben wir nicht." Frustriert und enttäuscht betrachte ich die 15 Sterne auf meinem Kalender. Morgen sollte der 16. Stern das Ende meiner Therapie markieren, ein Endpunkt, der mir wichtig war. Doch ich habe es nicht in der Hand. Wenn ich nach der Diagnose eines gelernt habe, dann Dinge anzunehmen, die ich nicht beeinflussen kann. „Wir sehen uns dann zur Blutabnahme. Schöne Feiertage bis dahin", sagt die Schwester am Telefon. Und da begreife ich, dass es vorbei ist. Ich habe es geschafft.

Etwa zwei Wochen nach Silvester breche ich mit gepackter Tasche ins Krankenhaus auf. „Endlich!", ruft Alexander und umarmt mich. Er ist froh, dass der Tag der Operation gekommen ist und der Krebs aus meinem Körper verbannt wird. Er hat Angst um mich. Ich achte deshalb sehr darauf, den Familienalltag trotz Therapie, so gut es geht, aufrechtzuerhalten. Es gibt ihm Sicherheit, dass ich jeden Morgen wie gewohnt mit ihm aufstehe und frühstücke. Daniel und Alexander unterstützen mich nach Kräften. Doch besonders Alexander ist nun erleichtert, dass endlich bessere Zeiten in Sicht sind.

Ich selbst trete den Weg ins Krankenhaus mit gemischten Gefühlen an. Die Operation wird mir den Tumor nehmen, aber auch meine Brust. Die Größe und ausgedehnte Lage des unheilvollen Gewächses machen ihren Erhalt unmöglich. Noch habe ich keine Vorstellung davon, wie ich mich mit nur einer Brust fühlen werde. Dr. Schilling operiert, und das beruhigt mich, denn ich habe sie als einfühlsame und zugewandte Ärztin erlebt. So bin ich einigermaßen ruhig. Kurz bevor man mich zur OP abholt, schaue ich aus dem Fenster meines Krankenzimmers. Unten steht Daniel, wir winken uns zu. Mir wird seine Angst um mich bewusst. Und auch ich habe Angst. Vor dem Eingriff und seinen Folgen, und auch davor, nicht wieder aus der Narkose zu erwachen.

Im OP-Bereich muss ich warten. Ich friere in meinem dünnen OP-Hemd. Wieder fühle ich mich allein, ausgeliefert. Ich versuche, meine Tränen wegzublinzeln, und höre der Musik im Radio zu. „Wenn das doch alles schon vorbei wäre", denke ich. „Goodbye my friend, it's hard to die", höre ich gerade Terry Jacks singen, als mich endlich ein Pfleger in den Operationssaal schiebt. „Ist das nicht eine etwas merkwürdige Musikauswahl?", sage ich – und dann stimmt das ganze OP-Team „We Are The Champions" an. Ich kann wieder lachen und schlafe beruhigt ein.

Als ich aufwache, fühle ich mich unendlich erleichtert. Der Tumor ist weg und mit ihm sieben Lymphknoten. Auf dem Zimmer lerne ich Marianne kennen. Sie hat auch eine Brust verloren, ist unsicher wie ich. „Wird es abschreckend aussehen?", überlegen wir. Marianne ist voller Humor, steht mitten im Leben. Mit ihrer lebhaften Art tut sie mir gut. Und so komme ich gar nicht dazu, um meine Brust zu trauern. Bei der Visite legt immer Marianne als erste ihre Wunde frei, sodass ich vorsichtig schauen kann, was mich bei meinem eigenen Körper erwartet. So sitzt der Schock nicht so tief, unvollständig zu sein, sich in der neuen Asymmetrie zu betrachten, wieder ein wenig wie ein Alien. „Es ist, wie es ist, ob es mir nun gefällt oder nicht", rede ich mir zu. Ich muss die Krankheit und ihre Folgen annehmen, will nicht in Selbstmitleid versinken. Nur so kann ich diese Zeit überstehen.

„Jetzt bloß nicht atmen", denke ich. In einem eiskalten Raum liege ich in einer Maschine, um mich herum flackern bunte Lichter, es brummt. Ein bisschen wie im Weltall. Fünfeinhalb Wochen Bestrahlung liegen vor mir – eigentlich der letzte Abschnitt der Therapie, hätte es nicht schlechte Nachrichten gegeben: Die Untersuchung der abgenommenen Brust hatte ergeben, dass die Chemo meinen Krebs nicht vollständig zur Strecke gebracht hatte. „Wir machen noch eine kleine Chemo", sagt Dr. Schilling zu mir – was mich nur kurz beruhigt, denn die kleine Chemo soll sechs Monate dauern. „Nicht schon wieder!", denke ich. Gerade geht es mir wieder etwas besser – und nun das. Sieben große Tabletten muss ich nun täglich nehmen. Immerhin haben sie weniger schwere Nebenwirkungen und lassen den schwarzen Flaum, der inzwischen meinen Kopf bedeckt, nicht wieder ausfallen. „Augen zu und durch", sage ich mir auch diesmal. Die Bestrahlung schaffe ich, und mit der Chemo werde ich auch noch fertig. Traurig bin ich trotzdem.

„Machen Sie nicht so viel, wie Sie können, machen Sie so viel, wie Sie sollten", sagt meine Ärztin Dr. Weber. Ich bin inzwischen bei der Reha an der Ostsee – noch während der laufenden Chemo. Ich habe Bedenken, dass es zu früh sein könnte. Doch mir ist wichtig, wieder aktiver zu werden, meine Muskeln zu stärken und meine Beweglichkeit nach der OP wiederherzustellen. Aber durch die Chemo ist mein Puls deutlich zu hoch. Ich muss mich noch schonen, und das bremst mich aus.

So schaue ich beim Ergometer-Training dauernd gähnend auf die Uhr. Während die anderen Frauen um mich herum schwitzen, langweile ich mich, weil das Gerät zu leicht eingestellt ist. Trotzdem ist es gut, dass ich hier bin. Meine Seele hungert nach Kontakten, nach Gesprächen mit anderen Betroffenen, nach Abwechslung. Endlich wieder unter Menschen! Ich brauche das für mich. Was macht es da schon, dass ich nicht das volle Trainingsprogramm absolvieren kann. Ich genieße es, in der Natur zu sein und mit meinen Reha-Bekannten kleine Ausflüge zu machen. Den Ostseestrand und den Wald habe ich direkt vor der Tür.

Eigentlich soll ich meine Füße nur maximal 30 Minuten am Stück belasten, denn das Hand-Fuß-Syndrom, eine schmerzhafte und gefährliche Nebenwirkung der Chemo, macht sich inzwischen bei mir bemerkbar. Doch diesen Rat der Ärzte befolge ich nur halbherzig. Samira, meine neue Freundin, bringt mir einen Eimer und ihr gesamtes Kaffeekoch-Equipment, damit ich abends meine geschwollenen Füße baden und dabei gemütlich Kaffee trinken kann. An freien Tagen kommt mich meine Familie besuchen, und wir genießen es, zusammen zu sein. Am letzten Abend sitze ich mit Dania in einem guten Restaurant. Wir reden darüber, wie wir uns mit unseren kahlen Köpfen und ohne Augenbrauen und Wimpern vor Nachbarn versteckt haben und lästern über unsere neuen Kurzhaarfrisuren. Ich fühle mich lebendig, fast wie früher. Am Nebentisch leuchtet es orange – Aperol Spritz scheint sich überall großer Beliebtheit zu erfreuen. Doch jetzt kann ich seinen Anblick ertragen, auch wenn er mich an meinen Chemococktail erinnert. Vor allem mental gestärkt kehre ich am nächsten Tag nach Hause zurück.

Die letzten Chemozyklen sind beschwerlicher als die anderen. Trotzdem lassen Alexander, Daniel und ich uns diesen Sommer nicht vermiesen. Wir unternehmen eine Bootsreise, genießen die Natur und die Ruhe um uns herum und fühlen uns auf der Rückfahrt durch die Berliner Innenstadt wie Touristen. Nach den kräftezehrenden Monaten meiner Behandlung, die wir gemeinsam gemeistert haben, haben wir das bitter nötig. Wir backen kleine Brötchen, weil es noch nicht anders geht, aber die genießen wir.

In den Tagen danach fehlt es mir an Energie. Doch ich sehe Licht am Ende des Tunnels. Nach einem Jahr ist die Akuttherapie fast vorbei. Ich habe es geschafft. Aber ich war nicht allein. Die Unterstützung, der Rückhalt und die Liebe der Menschen um mich herum haben mich durch diese Zeit getragen und mich durchhalten lassen.

Ob der Krebs zum Therapieende ganz verschwunden sein wird, weiß niemand. Gesund bin ich dann auch nicht, die beiden Chemotherapien und die Bestrahlungen haben einige körperliche Baustellen hinterlassen. Ich muss zu Kräften kommen, physisch und auch seelisch. Viel Bewegung, Gespräche mit meiner Psychoonkologin und ein Resilienztraining helfen mir dabei.

Ich habe gelernt, besser für mich zu sorgen, meinen Körper und mein psychisches Immunsystem zu stärken. Die Wäsche muss zusammengelegt werden? Das kann warten, raus in die Sonne, mit Mama einen Kaffee trinken – das tut mir jetzt gut. Ich werde Schritt für Schritt gehen, zurück ins Leben. Es ist nicht mein altes Leben, sondern ein neues, mit neuen Erfahrungen im Gepäck, unschönen, aber auch guten. Mit einigen neuen Freundinnen und neu gewonnener Kraft. Ich will lernen, Unwiederbringliches loszulassen, nach vorn blicken und die Zukunft feiern.

Für Aperol Spritz ist es noch zu früh. Aber irgendwann werde ich mir ein Glas genehmigen – auf die überstandene Zeit der Krise. Und auf mein neues Leben. ■

SEITENBLICKE:
WIE ERKLÄREN SIE SICH DAS?

Bettina will zurück in den Job und macht sich frei von Vorbehalten.

Heute hole ich mir meine Dienstfähigkeit als Lehrerin zurück. Formsache, denke ich. Ich will nach den Sommerferien wieder zurück in die Schule. Ich bin zwar nicht gesund und werde das auch nie mehr sein. Aber es geht mir gut, trotz meines in die Knochen metastasierten Brustkrebses. Niemand kann wissen, wie lange das anhält, aber ich kann und will nicht zu Hause abwartend auf meinem Pulverfass sitzen bleiben und nichts tun.

Dr. Schmidt weiß Bescheid, hat alle Befunde und Arztbriefe. Ich bin fröhlich. Doch die Gesprächsatmosphäre ist von Anfang an distanziert bis unterkühlt. Ich berichte, dass ich gerade drei Wochen Reha mit ordentlich Fitnessgewinn hinter mir habe. Mir gehe es gut. Ich wolle jetzt wieder arbeiten. Die Amtsärztin wirkt irritiert. Das verunsichert mich. Wo ist das Problem? Sie arbeitet einen Fragebogen ab. Anfangs antworte ich noch ausführlich. Als sie auf meine Antworten nicht reagiert, beschränke ich mich irgendwann auf „Ja“ und „Nein“ und „eins sechzig“, bis alle Punkte abgehakt sind.

Dann überrumpelt sie mich: „Sie haben eine schwere Krebserkrankung im fortgeschrittenen Stadium. Wie kommt es, dass Sie davon so unberührt sind?“ Ich ringe mir eine Antwort ab: „Also unberührt würde ich es nicht nennen. Anfangs ging es mir sehr schlecht mit der Diagnose, aber jetzt komme ich klar, sicher auch, weil es mir körperlich gut geht.“

Wie kommt sie darauf, ich sei unberührt? Hinter mir liegen Monate, in denen ich um einen Weg gerungen habe, mit dieser Diagnose zu leben. Ob ich mich den Belastungen gewachsen fühle, will sie wissen. Klar, antworte ich, aber letztendlich könne ich das nur wissen, wenn ich es versuche. „Hatten Sie denn zuletzt mal so etwas wie einen Berufsalltag?“ „Äh, nein, ich war ja krankgeschrieben.“ „Was sagen denn Ihre Ärzte dazu, dass Sie wieder arbeiten wollen?“ „Die sagen, ich soll es so machen, wie ich denke, dass es gut ist für mich.“ „Sie können hier nicht einfach machen, wie Sie denken! Wenn Sie wieder arbeiten, müssen Sie verlässlich sein! Die Schule kann niemanden gebrauchen, der mal kommt und mal wegbleibt!“ Dann schießt sie mich mit ihrer Frage vom Hocker: „Sie haben eine schwere Krebserkrankung. Wie erklären Sie sich das?“ Als ich nachfrage, wie das gemeint sei, wechselt sie das Thema.

Bei der anschließenden körperlichen Untersuchung wird ihre Laune mit jedem funktionierenden Körperteil, das sie findet, schlechter. Blutdruck: normal. Herztätigkeit: normal. Ich liege in Unterwäsche auf dem Rücken, sie packt erst das eine, dann das andere Knie und rührt in meinen Hüftgelenken. „Aber Sie hatten doch was in den Hüftgelenken?“ „Ich habe doch gesagt, das ist durch die Behandlung wieder sehr gut geworden.“ Triumphierend: „Ich glaube, links ist es etwas weniger beweglich als rechts!“ Ich muss auf einem Bein stehen, erst links, dann rechts, dann mit geschlossenen Augen die Arme ausstrecken. „Das Gleichgewicht ist gut.“ Ich muss mich nach vorne beugen, sie tastet Wirbel für Wirbel meinen Rücken ab. Sie fragt, ob ich in die Hocke gehen kann. Ich gehe in die Hocke. Gereizt: „Welche Einschränkungen haben Sie denn überhaupt?“ „Ich darf nicht reiten.“ Ich sage, dass ich hoffe, dass auch Reiten vielleicht bald wieder möglich ist. „Ja, glauben Sie denn, die Metastasen gehen weg?“ Nein, das glaube ich natürlich nicht! Aber dank der Bestrahlung, der Antihormontherapie und der monatlichen Antikörperspritze sklerosieren die Löcher in meinen Knochen und schließen sich langsam. Mit Glück bleibt das so, dann kann ich auch wieder reiten. Dr. Schmidt betont noch mehrmals die Schwere meiner Erkrankung – für den Fall, dass ich es doch noch nicht so recht verstanden habe: „Sie haben Glück, dass Sie anscheinend wenig Nebenwirkungen haben."

Sie kann auch freundlich. Sie könne verstehen, dass ich arbeiten will und dass das sicher gut für mich sei. Allerdings werde ich mehr Erholungszeiten brauchen. Und daher werde sie empfehlen, dass ich, über die Schwerbehindertenermäßigung hinaus, mein Unterrichtsdeputat um vier Stunden reduziere. Ob ich das Gutachten bekäme? „Nein", sagt sie verwundert, „das bekommen Sie nicht." Später erfuhr ich, dass ich natürlich ein Anrecht darauf habe, dieses Gutachten einzusehen. Schlecht gelaunt verlasse ich die Behörde.

Ich brauche mehrere Tage, um dieses Erlebnis zu verdauen und Frau Amtsärztin hinter mir zu lassen. Nein, man kann nicht erklären, warum man Krebs bekommen hat. Weil es nämlich einfach Pech ist. Es passieren Fehler bei der Zellteilung, und es entsteht Krebs. Manchmal entstehen auch schon relativ bald Metastasen. Das ist Schicksal, dumm gelaufen. Es ist keine „Krise als Chance", in der man nur positiv denken, den Körper „entgiften" und regelmäßig meditieren muss, damit alles wieder gut wird. Und diese Krankheit ist auch keine Folge eines Kindheitstraumas, das jetzt nur schnell in einer Therapie aufgelöst werden muss, damit man wieder gesund wird. Es ist einfach: Pech.

Auch die Frage nach meiner scheinbaren Unberührtheit schüttle ich ab. Ich bin psychisch gesund. Ich habe mich mit meiner Diagnose auseinandergesetzt und Schritt für Schritt eine Haltung gefunden. Ich weiß, dass irgendwann keine Medikamente mehr wirken werden. Man kann dann nur noch Schmerzen lindern und wird sterben. Es hat gedauert, bis ich meinen CT-Bericht nicht nur überfliegen, sondern wirklich lesen konnte.

Aber auch das ist eine normale und vor allem gesunde Reaktion angesichts der Metastasendiagnose.

Ich lebe ein normales Leben, denke nicht immer an meine Krankheit. Ich saß in Kopenhagen auf einem Leihfahrrad, hoppelte über Kopfsteinpflaster und dachte erst danach an meine Knochen. Hätte ich ein Stück schieben sollen? ■

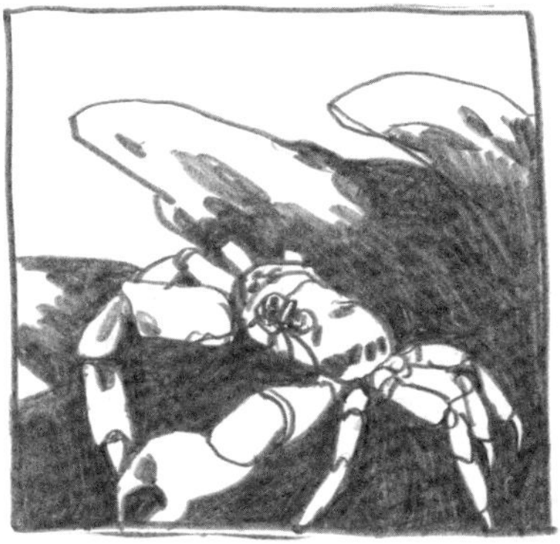

HAUSBESETZUNG

Anja Angenendt

Erstdiagnose mit 42: metastasierter Brustkrebs

Endlich habe ich ein Haus gefunden. Es liegt in einer netten Gegend, schaut gemütlich aus mit seinen leuchtenden Blumen im Vorgarten. Ich werde mal meine kleinen Spione, die Krebse, reinschicken.

Es war ein schöner Tag Mitte Oktober; ich kam etwas spät aus dem Stall. Nach dem Duschen bemerkte ich im Spiegel eine Delle in meiner linken Brust. Eine Vorahnung beschlich mich, und ich tastete mich ab. Ich fühlte einen Knoten. Mir wurde heiß und kalt. Ausgerechnet in dieser Woche war mein Gynäkologe im Urlaub. Das hatte mir gerade erst seine Praxisnachbarin erzählt, die ich zufällig im Reitstall getroffen hatte. Ich versuchte, ruhig zu bleiben, was mir jedoch nur schwer gelang. Meine Mutter hatte vor vielen Jahren Brustkrebs gehabt. Ich wusste also, was diese Diagnose bedeutete. Welche Behandlungsschritte folgen würden, was das auch an Belastungen für die ganze Familie heißen würde. Dabei lief alles gerade so gut in meinem Leben, nahezu perfekt. Ich hatte meine kleine Familie mit Mann und Sohn, der im nächsten Jahr eingeschult werden sollte, und eine berufliche Veränderung stand an, auf die ich lange hingearbeitet hatte.

Einzug geschafft! Klar, das Haus ist schon bewohnt, aber egal. Ich werde mich einfach mit der Besitzerin anfreunden. Bisher hat sie mich noch nicht bemerkt. Nur einen der Krebse.

Ich würde am nächsten Tag in der anthroposophischen Klinik anrufen, in der ich meinen Sohn entbunden hatte. Das Brustzentrum dort hat einen sehr guten Ruf. Ich ging schlafen, ohne meinem Mann etwas zu sagen. Ein Schritt nach dem anderen, erst mit der Klinik sprechen, dann alles Weitere. Es wurde eine unruhige Nacht.

Am nächsten Morgen ging ich wie immer zur Arbeit und rief von dort aus im Brustzentrum an. Gleich am nächsten Tag sollte ich kommen. Das ging mir alles zu schnell. Ich brauchte noch ein paar Tage, schließlich wollte ich erst noch meine Familie informieren und alles organisieren, damit mein Sohn versorgt war. Ich hatte schon so ein Gefühl, dass es länger dauern könnte.

Oh, irgendwas passiert. Es wird unruhig. Ich glaube, die Hausbesitzerin wird mich bald entdecken.

Drei Tage später fuhr ich mit gepackter Tasche in die Klinik. Bei der Arbeit hatte ich schon vorsorglich Bescheid gegeben und vereinbart, ich würde mich später telefonisch melden. Beim Brustultraschall entdeckte die Ärztin einen Knoten. Es folgte eine Reihe anderer Untersuchungen, das Ergebnis: ein Knoten in der linken Brust, ein kleinerer Knoten in der rechten Brust, auffällige Lymphknoten und Veränderungen an der Wirbelsäule. An diesem Tag wurde auf der Arbeit verkündet, dass ich tatsächlich in den Bereich versetzt werden sollte, auf den ich mich lange mit verschiedenen Fortbildungen vorbereitet hatte. Doch daraus wurde nun nichts. Ich war erst mal aus dem Verkehr gezogen.

Es war klar, dass die Tumore in der Brust bösartig waren. Die Frage war jetzt, ob der Krebs wirklich gestreut hatte. Eine weitere Untersuchung sollte Gewissheit bringen, erst danach konnte man die Therapie planen. Bis dahin vergingen einige Wochen. Es war für mich fast nicht auszuhalten, dass diese blöden Tumore noch immer in meinem Körper waren. Da ich krankgeschrieben war, blieben mir nur Stallbesuche, Freunde und Familie, um mich abzulenken. Es kam mir vor, als wäre ich nicht mehr Herrin im eigenen Haus. Sowohl was meinen Körper betraf als auch das weitere Vorgehen. Ich, die ich es gewohnt war, die Zügel selbst in der Hand zu halten, war jetzt völlig dem Krebs und den Ärzten ausgeliefert.

Das PET-CT zeigte am neunten Brustwirbelkörper eine Knochenmetastase. Damit war klar: Der Krebs hatte gestreut. Mir war sofort bewusst, dass meine Behandlung einen palliativen Charakter haben würde. Anders als meine Mutter würde ich nicht die Chance haben, je wieder gesund zu werden. Am liebsten hätte ich mich in eine einsame Ecke verkrochen. Doch aufgeben war keine Option. Da waren mein kleiner sechsjähriger Sohn, der seine Mama brauchte, mein Mann, der seine Ehefrau brauchte, und meine weitere Familie sowie alle Freunde, für die ich ebenfalls da sein wollte. Also beschloss ich, mit Mut und Humor an die weitere Behandlung heranzugehen. Dass ich mich in schwierigen Situationen auf meinen Humor verlassen konnte, wusste ich schon. Mein Mut hingegen überraschte mich. Den ersten Einsatz hatte mein Galgenhumor, als ich meiner Knochenmetastase den Namen „meine kleine Freundin“ gab. Das klang vielleicht erst mal widersinnig, half mir aber, dem Tumor etwas von seinem Schrecken zu nehmen.

Sie hat mich gefunden und nennt mich „ihre kleine Freundin“. Schön! Ich mach es mir jetzt erst mal gemütlich.

Gemeinsam sprachen mein Mann und ich mit unserem Sohn über meine Erkrankung. Wir versuchten, ihm möglichst schonend beizubringen, was mir bevorstehen würde. Er hat das, wie es seine Art war, ganz ruhig aufgenommen. Hat ein bisschen nachgefragt und sich dann, als es für den Moment genug war, wieder anderen

Dingen zugewandt. Wie Kinder das halt so machen. Mir tat es als Mutter in der Seele weh, ihm das zumuten zu müssen. Ich befürchtete, er würde schneller groß werden müssen und zu früh zu viel Verantwortung übernehmen müssen. Ich wollte weiter so gut wie möglich für ihn sorgen und ihn Kind sein lassen. Meine fürsorgliche Familie und tolle Freunde kümmerten sich um mich und um meinen Sohn. Mein Mann war mir eine sehr große Stütze. Er war immer für mich da und hielt es auch aus, wenn ich traurig war. Dabei blieb ich für ihn stets eine Partnerin auf Augenhöhe, keine Kranke, die bemitleidet und betütert werden musste. Dafür war ich ihm unendlich dankbar.

Kurz vor Weihnachten wurde ich dann operiert. Als ich am Morgen der OP zum Anzeichnen ging und man auf meiner Brust markierte, wo geschnitten werden sollte, betrat ich den Behandlungsraum mit den Worten: „Ich soll in die Maske kommen." Mein Galgenhumor half mir auch in dieser Situation. Ich setzte meiner Erkrankung eine Clownsnase auf. Die OP verlief ohne Komplikationen. Einige Lymphknoten waren befallen.

Hm. Sie hat meine kleinen Krebsfreunde einfach rausgeschmissen. Und irgendetwas passiert mit mir.

Im Krankenhaus traf ich eine Mitpatientin, die zur Nachoperation da war. Sie erzählte mir, es komme vor, dass bei einer OP nicht das komplette befallene Gewebe entfernt werde. Und tatsächlich: Auch bei mir musste in der rechten Brust nochmals nachgeschnitten werden. Der eine Krebs hatte Restmüll bei seinem Auszug dagelassen. Gut, dass ich die Frau kennengelernt hatte, denn dadurch war ich nicht so überrascht, als die Ärzte mir mitteilten, dass ich noch einmal unters Messer musste. Bei dieser OP wollten sie auch die Eierstöcke entfernen, da sie im Nachhinein festgestellt hatten, dass im PET-CT eine Auffälligkeit nicht auszuschließen war. Zum ersten Mal wollte mein Mann mich zum vorbereitenden Arztgespräch begleiten. Die Gespräche davor, die ohne ihn, hatten nicht diese Schwere, fühlten sich nicht so bedrohlich für mich an. Außerdem war das meine Art, ihn zu schützen, indem ich steuerte, was und wie viel ich ihm hinterher erzählte. Dieses Mal also mit ihm. „Die Vasektomie kannst du dir jetzt sparen“, sagte ich nach dem Gespräch zu ihm. Für mich bedeutete die Entfernung der Eierstöcke aber auch, dass ich mit einem Mal die Wechseljahre hinter mir haben würde. Ich fühlte mich schon beim Gedanken daran sehr alt.

Ende Januar wurde ich dann erneut operiert. Auf der Station war ich schon bekannt für meine flotten Sprüche. Wieder lernte ich eine sehr lebensbejahende Frau kennen. Sie lebte bereits seit mehreren Jahren mit Metastasen in der Lunge. Wir teilten nicht nur das Zimmer, sondern auch denselben Sinn für Humor und die Freude am Pläneschmieden. Bei uns war immer eine fröhliche Stimmung, die Schwestern kamen sehr gerne in unser Zimmer. Bis heute stehen wir in Kontakt. Wenn eine von uns Behandlung hat, sehen wir immer zu, dass wir uns in der Onkologie treffen.

Einige Wochen später begann die Bestrahlung. Jeden Tag bin ich dorthin gefahren, im eigenen Auto, nicht im Taxi; dadurch hatte ich das Gefühl, weniger krank zu sein. Aber es war auch anstrengend.

Es wird immer ungemütlicher. Dauernd versucht mich jemand aus dem Haus zu werfen. Ich will nicht raus!

In den letzten zwei Behandlungswochen erwischte uns in Deutschland das Coronavirus. Der Kindergarten wurde geschlossen, private Kontakte sollten eingestellt werden. Mein Sohn sollte nicht zu meinen Eltern. Das hatte zur Folge, dass ich jetzt morgens ganz früh zur Bestrahlung musste und meinen Mann dann etwas später zur Arbeit fuhr. Den restlichen Tag verbrachte ich mit meinem Sohn allein zu Hause. Seitdem kennt er alle „Löwenzahn“-Fernsehfolgen.

Nach dem ganzen Stress wollte ich Anfang April mit meinem Sohn zur Reha fahren. Ich hatte schon früh eine passende Klinik für uns beide ausgesucht. Aber dann stellte sich heraus, dass die Klinik keine Patientinnen mit Metastasen nahm. Meine „kleine Freundin" war damit endgültig zur Hausbesetzerin mutiert, die mir nur Ärger bereitete. Konnte sie damit nicht mal aufhören oder am besten gleich ganz verschwinden? Sie war nicht erwünscht, wann würde sie das endlich kapieren?

Es ist, als ob sie versucht, mich zu ersticken. Aber sie hat mich doch „Freundin" genannt. Warum kämpft sie gegen mich? Sie schimpft auch nur noch mit mir. Nicht nett!

Eine ambulante Reha kam für mich ebenfalls nicht infrage. Zu viele Einschränkungen wegen Corona. Da genoss ich doch lieber die Zeit mit meinem Sohn und einigen wenigen Freunden in unserem Reitstall. Schaute einer Freundin dabei zu, wie sie meinen 19-jährigen Wallach ritt, dem das sichtlich guttat. Eigentlich hatte ich schon vor meiner Krankheit geplant, ihn nur noch auf der Wiese laufen zu lassen, aber das war wohl zu voreilig gewesen. Also doch kein Rentnerdasein für ihn. Auch ich wollte auf keinen Fall in Rente, sondern schnellstmöglich wieder arbeiten gehen. Und so startete ich Ende April mit der Wiedereingliederung. Ich wünschte mir Normalität. Mein Leben wollte ich nicht von der Angst regieren lassen. Im Juli arbeitete ich bereits wieder 25 Stunden pro Woche. Und ich konnte endlich, wie vor der Erkrankung geplant, in meinen Traumjob wechseln.

Ich fühle mich langsam ganz schön einsam. Sie ignoriert mich. Tut so, als ob ich gar nicht da wäre. Und ich habe das Gefühl, als ob ich schrumpfe. Ich muss was unternehmen.

Ich wurde langsam mutiger und wollte wieder etwas für meinen Körper tun. Medikamente und Wechseljahre hatten ihre Spuren hinterlassen. Ich war etwas dicker geworden und litt unter anderem unter Gelenk- und Knochenschmerzen. So konnte das nicht weitergehen. Aquafitness war der erste Schritt. Aber vor dem Reiten hatte ich noch Angst. Könnte die Wirbelsäule nicht Schaden nehmen? Meine Ärztin verneinte. Zunächst zögerte ich, doch dann saß ich nach über einem Jahr wieder auf meinem Pferd. Es war ein so großes Glücksgefühl und einfach unbeschreiblich. Ich fühlte mich so lebendig, schwebte durch die Halle. Aller Kummer und alle Schmerzen waren in dem Moment völlig vergessen. Ich war total überwältigt. Mein Sohn sah mich und rief fröhlich: „Mama, du kannst wieder reiten!“ Ich war unendlich gerührt. Der kleine Kerl hatte ein solches Leuchten in den Augen, und wir waren uns in dem Moment so nah. Auch er konnte den ganzen Kummer und die Sorgen um mich für einen Moment vergessen.

Ich begann einen dreijährigen Reitlehrgang. Heute habe ich wieder Spaß am Reiten und Spaß am Leben. Wenn ich am Stall oder mit meiner Familie unterwegs bin, vergesse ich häufig meine Erkrankung. Ich unternehme 20 Kilometer lange Radtouren mit meinem Sohn. Früher bin ich nie Fahrrad gefahren. Ich arbeite wieder Vollzeit, und meine Arbeit macht mir riesigen Spaß.

Natürlich gibt es auch andere Tage. Bei der Einschulung meines Sohnes überfielen mich dunkle Gedanken: Was würde ich von seiner Zukunft noch mitbekommen? Werde ich seinen Schulabschluss erleben? Seine Führerscheinprüfung? Welchen Beruf wird er einmal ergreifen? Wird er eine Familie gründen? Werde ich irgendwann Oma? Diese Fragen kommen immer mal wieder hoch und machen mich sehr traurig. Doch dann drücke ich meinen Mann und meinen Sohn ganz fest und genieße den Moment.

Ein Jahr nach der Erstdiagnose wurden bei einem Kontroll-CT weitere Knochenmetastasen gefunden. Die aktuelle Behandlung griff also nicht mehr. Ich war wütend und sprachlos. Damit hatte ich nicht gerechnet. Dass es so schnell gehen würde, bis der Krebs zurückkommt.

Ha. Jetzt guckt sie blöd. Ich habe mir neue Freunde gesucht. Sie sind gleich eingezogen. Wir feiern viel.

Das war nicht der Plan. Also weiterkämpfen. Das werde ich auch noch schaffen. Aber ich will nicht nur kämpfen, sondern auch im Hier und Jetzt leben. Dabei half ein neues Pferd, das in mein Leben trat. Mein Mann war es, der letztlich die Entscheidung für mich fällte. Egal ob ich das Pferd drei Tage, drei Wochen, drei Jahre oder auch länger reiten könnte, meinte er, wir sollten es kaufen. Und ich habe noch weitere Pläne, werde eine zweijährige berufliche Fortbildung beginnen. Ich lasse mich von meinen Hausbesetzern nicht einschüchtern.

Trotzdem gibt es immer mal wieder diese Momente, in denen ich Todesangst habe und hoffe, dass es bei den Knochenmetastasen in der Wirbelsäule bleibt. Mich nervt es, dass ich tagtäglich an meine Krankheit erinnert werde, etwa wenn ich meine Tablette nehmen muss und mir danach etwas übel wird. Doch nur so kann ich die kleinen Biester in Schach halten. Eine weitere Kontrolluntersuchung zwei Monate später war ohne weiteren Befund. Die Medikamente schlagen an. Ein erneuter Hoffnungsschimmer.

Ich suchte in Onlineforen und Selbsthilfegruppen Kontakt zu Frauen, die ebenfalls mit Metastasen leben müssen. Wir verbrachten ein gemeinsames Wochenende. Die Verbindung zu ihnen stärkt mich. Lebenswille, Lebensfreude, Humor, Stärke und positive Energie, all dies trägt mich durch die dunklen Zeiten, zusammen mit all den Menschen, die ich liebe. Egal was kommt, ich werde meinen Platz mitten im Leben, mitten unter ihnen nicht einfach aufgeben.

Ha, ich werde ihr zeigen, dass ich noch da bin. Meine Freunde bleiben.

Vor Kurzem fand wieder einmal eine Kontrolluntersuchung statt. Mehr und mehr Metastasen. In der Wirbelsäule, in den Oberschenkeln, im Becken, in den Oberarmen, im Brustbein, im Schulterblatt und im Kiefer. Zwei Metastasen in der Wirbelsäule sind minimal gewachsen. Und wieder hatte ich damit nicht gerechnet. Für kurze Zeit zog es mir erneut den Boden unter den

Füßen weg. Verdammt, das ist mein Körper, warum habe ich da kein Mitspracherecht?

Da siehst du mal, du wirst mich nicht los!

Inzwischen habe ich mich wieder gefangen, neue Kräfte mobilisiert. Es gibt einen Schlachtplan, und Aufgeben kommt weiterhin nicht infrage. Es ist eine unendliche Geschichte. Aber es ist immer noch meine. Und ich spiele hier die Hauptrolle. ■

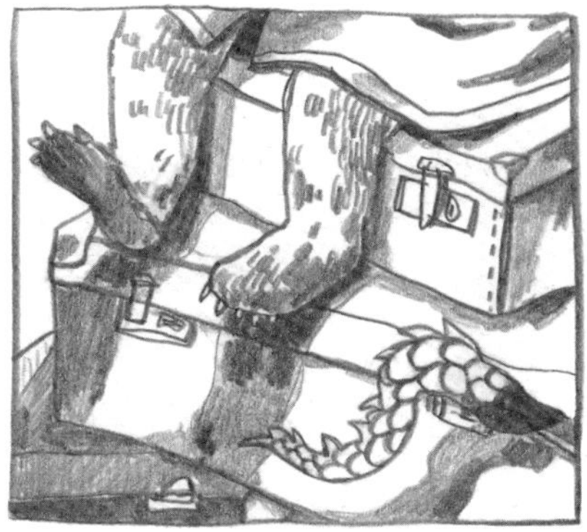

MEIN HERZ SAGT, ALLES WIRD GUT

Nach einem Interview mit Anjas neunjährigem Sohn Jonas Angenendt

Aufgeschrieben von Annette Waschbüsch

Ich hatte Gedanken, dass Mama sterben könnte. Sie hat mir gesagt, dass sie an der Brust operiert wurde. Da hatte ich so ein komisches Gefühl. Als ich sie zum ersten Mal im Krankenhaus besucht habe, habe ich ihr Paddington mitgenommen. Das ist ein Bär, der ist jetzt immer dabei, wenn Mama ins Krankenhaus muss. Ich habe Paddington erzählt, dass meine Mama Krebs hat und dass ich Angst um sie habe. Das hat mir sehr gut geholfen. Mein Herz hat mir geholfen, dass Mama überlebt hat. Mein Herz hat mir gesagt, dass alles gut wird.

Manchmal weine ich und bin auch wütend. Dann erzähle ich das irgendjemandem. Meinem Papa oder Oma und Opa. Aber am liebsten rede ich mit meiner Mama darüber, und irgendwann geht das dann auch wieder weg. Das hilft mir, das Reden. Ich spreche auch mit meinen Freunden darüber. Manche wissen Bescheid. Denen kann ich es erzählen, wenn ich traurig bin.

Toll ist es, wenn Mama nicht im Krankenhaus ist, wenn es ihr gut geht und ich zum Beispiel mit ihr im Urlaub bin. Wenn wir dann draußen sitzen und reden. Das tut gut. Dann haben wir Glücksmomente. Und zum Beispiel auch beim Achterbahnfahren, wenn wir auf die Kirmes gehen oder da zusammen Raupe fahren. Oder wenn Mama und ich kuscheln können. Fußball spielen kann Mama nicht, das mache ich mit meiner Patentante.

Wenn ich allein bin, abends, und ich denke nach und bin dann traurig, höre ich auch manchmal Musik und kuschle mit meinen Kuscheltieren. Ich denke dann an die schönen Zeiten. Ich kriege oft mit, was Mama für Untersuchungen hat und so. Oder ich darf sie nicht besuchen, weil sie in Isolation ist, und dann schlafe ich bei Opa und Oma. Dann telefonieren wir, und Mama erzählt mir alles. Manchmal interessiert mich das auch ein bisschen. Und wenn ich sie wieder besuchen darf, denke ich mit meinem Körper, dass ich endlich wieder mit Mama kuscheln kann und dass ich mit ihr wieder viel Spaß haben kann. Dann bin ich sehr aufgeregt.

Manchmal bekomme ich Angst, dass Mama sterben könnte. Das wäre schlimm, wenn Mama nicht da wäre. Ich weiß auch, dass sie nie wieder gesund wird. Wenn ich daran denke, bin ich wütend. Das kriegt dann mein Kissen ab, da haue ich ganz oft drauf, und dann kann ich manchmal weinen. Aber das ist in Ordnung. Weil die Gedanken nicht die ganze Zeit da sind. Und ich kann mit Mama darüber reden. ■

SEITENBLICKE:
HILFEN FÜR FAMILIEN MIT KINDERN

Florentine Larbig und Silke Meier,
Psychologische Psychotherapeutinnen

Eine Krebserkrankung betrifft nicht nur die erkrankte Person selbst, sondern das gesamte Familiensystem. Wenn Kinder in der Familie leben, haben die Eltern zunächst oft den Impuls, die Erkrankung vor dem Kind geheim zu halten, um sie vor der Belastung zu schützen und Unbeschwertheit zu erhalten. Das ist sehr verständlich. Eltern sollten sich aber bewusst machen, dass Kinder feine Antennen haben und sehr viel mitbekommen – sei es zum Beispiel über eine veränderte Stimmung oder gedämpfte Gespräche hinter verschlossenen Türen. Oft entwickeln sie dann Fantasien, die schlimmer sein können als die Realität.

Daher sind sich die Expertinnen zu dem Thema einig, dass Kinder ein Recht auf ehrliche Informationen haben. Das heißt, die Krankheit und der Stand der Dinge sollten ihnen altersgemäß erklärt werden und die Erkrankung sollte beim Namen genannt werden. Im Internet oder auf dem Buchmarkt finden sich für solche Gespräche viele unterstützende Materialien.

Zugleich ist es für Kinder sehr wichtig zu wissen, was sich durch die Erkrankung in ihrem Alltag ändert (beispielsweise: „In der nächsten Zeit bringt die Oma dich zum Flötenunterricht“). Ein offenes Vorgehen kann Ängste mindern. Es verhindert, dass andere das Kind informieren (was ein großer Vertrauensverlust wäre) oder Informationslücken mit Fantasie gefüllt werden.

Diese Empfehlung bedeutet aber nicht, dass Kinder bis ins kleinste Detail informiert und in jegliche Sorgen und Ängste der

Eltern einbezogen werden sollen – das wäre eine Überforderung. Was gesagt wird, sollte aber stimmen, und es sollten keine Versprechungen gemacht werden, die nicht einzuhalten sind.

Wenn Unsicherheiten bestehen, können sich Eltern zu diesem Thema psychoonkologisch beraten lassen, zum Beispiel bei Krebsberatungsstellen. Manchmal finden sich dort auch Angebote, die sich direkt an Kinder erkrankter Eltern wenden. Hier haben Kinder die Möglichkeit, über ihre Sorgen und Ängste zu sprechen, ohne das Gefühl zu haben, die Eltern zusätzlich zu belasten, manchmal sogar in einer Gruppe von Kindern, die in der gleichen Situation sind. ■

Auswahl hilfreicher Links:

www.krebshilfe.de/blog/kindern-krebs-erklaeren/

www.kinder-krebskranker-eltern.de

www.hkke.org

www.krebsinformationsdienst.de

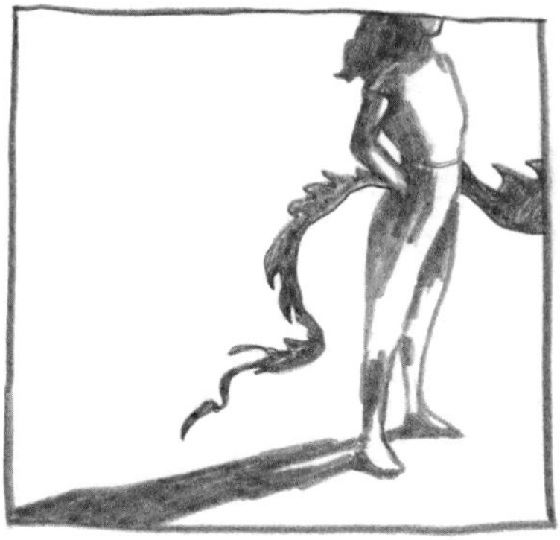

DIE ANDERE WELT

Pia

Erstdiagnose Brustkrebs mit 31

Mein Gefühl sagt, ich bekomme keinen Krebs. Jeden zweiten von uns soll es irgendwann im Leben treffen, sagen Experten. Aber ich bekomme das nicht. Ganz sicher.

Meine Mutter hatte Krebs. Nach wochenlanger Behandlung gegen Blasenentzündung war eines Tages wieder viel Blut im Urin. Sie fuhr ins Krankenhaus, und in der Klinik stellte man einen bösartigen Nierentumor fest. Das Organ wurde entnommen, und ohne eine weitere Therapie lebt sie bis heute mit einer Niere. Ich war damals gerade selbst Mama geworden und hatte nicht viel Zeit, mich näher mit dem Thema zu befassen. Ich lebte in einer komplett anderen Welt. Heute weiß ich, was es heißt, mit der Diagnose Krebs zu leben.

Wenige Jahre später: Ich war Anfang 30 und führte ein schönes und geregeltes Leben mit meinem Partner Robert und meinem mittlerweile vierjährigen Sohn Alexander. Wir waren zum Essen verabredet, und ich bin noch schnell unter die Dusche. Beim Einseifen bemerkte ich einen Knubbel in der linken Brust. Ich dachte mir nicht viel dabei. Kürzlich, beim Toben, hatte mein Sohn mich dort blöd erwischt, was soll's, das ist bestimmt bald wieder weg.

Ein paar Wochen später war der Knubbel immer noch da. Ich zeigte ihn meiner Mutter. Meine Cousine hatte mal Brustkrebs gehabt. Hatte sich das bei ihr ähnlich angefühlt? Ich ging zur Routinevorsorge beim Frauenarzt. Der tippte auf eine Zyste, schickte mich aber vorsorglich zur Radiologie.

Ich war noch immer nicht beunruhigt. Das änderte sich schlagartig, als nach dem Ultraschall plötzlich drei Ärzte im Untersuchungszimmer standen. Sie sprachen von Biopsie. Es ging alles unglaublich schnell und ohne viele Worte. Ich bekam gesagt, ich solle mich in ein paar Tagen melden, dann sei das Ergebnis da. Und dann wurde ich nach Hause geschickt.

Es war ein Freitag. Ich war noch auf der Arbeit, und meine Chefin gab mir ihr privates Telefon, damit ich in Ruhe in der Radiologie anrufen konnte. Es klingelte viele Male, dann hob jemand ab. „Ist das Ergebnis schon da", fragte ich. „Setzen Sie sich mit Ihrem Arzt in Verbindung", antwortete der Mann am anderen Ende. Warum sagte er mir nicht, was los war? Ich fragte noch mal, die Antwort war die gleiche. Ich verlor die Geduld und wurde direkt: „Ist es Krebs?" Das könne er mir nicht sagen. „Ihr Gynäkologe wird Ihnen erklären, was jetzt zu tun ist." Ich legte auf, ging auf die Toilette und weinte bitterlich.

Das Wochenende war fürchterlich: das Warten, die Ungewissheit, das Gespräch mit der Familie. Mein Gynäkologe schließlich bestätigte den Verdacht: Es war Brustkrebs. Nun nahm alles seinen Lauf, die Termine waren schon ausgemacht für das Staging. Ich entschied mich für ein kleines Krankenhaus, das gerade seine Zertifizierung als Brustzentrum erhalten hatte.

Die Brust konnte erhalten bleiben, nur ein kleiner Schnitt oberhalb der Brustwarze war äußerlich sichtbar. Im Aufwachraum war das Erste, was ich erfuhr, dass der Wächterlymphknoten, also derjenige, der dem Tumor am nächsten liegt und zuerst befallen worden wäre, krebsfrei war. Glück gehabt! Zurück im Zimmer, rief ich sofort zu Hause an, um die guten Neuigkeiten zu erzählen.

Trotz der erfolgreichen OP empfahl man mir eine Chemotherapie und eine Bestrahlung. Ich war noch sehr jung, der Tumor war triple-negativ, und er wuchs sehr schnell. Sechsmal Chemo nach dem FEC-Schema. Die Liste möglicher Nebenwirkungen war seitenlang. Doch meine Gedanken kreisten nur um eins: Gehen mir jetzt meine langen, blonden Haare aus? Ich hasste diese Vorstellung. Ich hatte panische Angst. Aber es musste sein.

Am ersten Tag der Chemo fuhr mich mein Mann in die Klinik. Alles verlief ohne Komplikationen. Nach ein paar Stunden holten meine Eltern mich ab. Ich wollte bei ihnen übernachten. So konnte ich mich auf mich selbst konzentrieren, mich von Mama betüddeln lassen, und mein Sohn würde nichts mitbekommen, sollte es mir schlecht gehen. Und tatsächlich wurde diese Nacht zu einem Albtraum. Auch in den darauffolgenden Tagen konnte ich nichts bei mir behalten, ich nahm sechs Kilo ab und dachte, wenn das jetzt jedes Mal so ist, bin ich zum Schluss nur noch Haut und Knochen. So würde ich diese Therapie niemals durchhalten.

Eine Arbeitskollegin steckte mir die Nummer eines anderen Onkologen zu. Dr. Gerver. Er sei ein exzellenter Arzt, sagte sie. Er habe ihre Schwester behandelt. Und wirklich: Bei meinem ersten Besuch in Dr. Gervers Praxis traf ich auf einen sehr sympathischen, ruhigen Mann – und der hörte mir erst einmal nur zu, während ich ihm meine Geschichte erzählte. „Was wünschen Sie sich?“, fragte er schließlich. Mir liefen die Tränen übers Gesicht, als ich antwortete: „Ich möchte mein Kind groß werden sehen.“ Er werde dafür alles tun, versprach er. Ich könne die Chemo bei ihm fortsetzen.

Dr. Gerver kümmerte sich um alles, und pünktlich nach drei Wochen bekam ich in seiner Praxis meine zweite Chemo. Er hatte mir erklärt, welche Begleitmedikamente ich bekommen würde, und er versicherte mir, es werde mir diesmal besser gehen. Und er hatte recht: Ich hatte Appetit, behielt alles bei mir, und mir war nicht mal übel.

Nur die Haare begannen auszugehen. Aber ich war vorbereitet, mittlerweile sogar neugierig, wie die Glatze mein Gesicht verändern würde. Auch eine Perücke hatte ich mir schon besorgt. Also runter mit der Mähne. „Ich kann dir doch nicht diese langen Haare wegrasieren", sagte meine Friseurin. Wir waren allein, es waren keine weiteren Kunden im Raum. Sie wollte sogar die Spiegel abhängen. Aber ich wollte der Verwandlung zusehen.

Nach der dritten Chemo merkte ich langsam, dass ich körperlich immer schwächer wurde. Ich war kurzatmig, fühlte mich kraftlos und bekam ohne jede körperliche Anstrengung starkes Herzklopfen. Dr. Gerver schlug vor, statt weiterer drei FEC nun dreimal Docetaxel zu verabreichen. Das sei besser verträglich und zusätzlich noch mal ein anderer Wirkstoff gegen den Krebs. Wieder hatte er recht, es ging mir deutlich besser, und dann war die Chemozeit auch schon bald vorbei.

Die Bestrahlungen überstand ich ohne größere Probleme. Auch die Haare auf meinem Kopf waren schon wieder ein paar Millimeter lang, ganz weich und weiß. Langsam erholte ich mich von den Strapazen der letzten Monate. In der Reha kämpfte ich mir Stück für Stück meine körperliche Fitness zurück. Meiner Seele tat die Heilbehandlung gut.

Von nun an hatte ich alle drei Monate einen Nachsorgetermin bei Dr. Gerver. Blutwerte bestimmen, Bauchultraschall, die Lunge abhören, die Wirbelsäule abklopfen und die Reflexe der Beine und Arme kontrollieren. Ein ausführliches Gespräch zum Abschluss. Was im Februar begonnen hatte, war im Oktober abgeschlossen. Ich hatte viel geschafft. Mir ging es gut. Ich war wieder im Alltag angekommen.

Doch dann kam der Tag, an dem meine Mutter anrief: „Mit Papa stimmt was nicht, er ist ganz komisch, zum Teil so verwirrt." Sie mache sich große Sorgen, jetzt gerade sei er beim Hausarzt. Der schickte meinen Vater umgehend in die Klinik, für ein CT. Als Papa von der Untersuchung nach Hause kam, stieg er aus dem Auto und ging wortlos Richtung Wohnung. Meine Mutter war völlig aufgelöst.

Die Metastasen hatten sich bereits in seinem Gehirn ausgebreitet. Den Primärtumor konnten sie nicht finden, die Bestrahlung, die den Krebs zurückdrängen sollte, schlug nicht an. Seine Prognose war schlecht. Ich brach zusammen. Ich hatte doch erst drei Wochen zuvor mit der Reha das Thema Krebs für mich abgeschlossen. Und jetzt bekommt mein Papa so eine Diagnose. Es durfte nicht wahr sein! Er lebte noch sechs Monate. Es war eine schlimme Zeit, und die letzten Wochen waren grausam. Für ihn und auch für uns.

Meine Kontrollabstände wurden länger, und ich hatte mein normales Leben wieder. Robert und ich hatten zwischenzeitlich geheiratet. Alles war gut. Sieben Jahre lang – bis mein Gynäkologe bei der Nachsorge in der linken Brust eine Zyste entdeckte. Doch er wollte sie erst einmal nur beobachten.

Kurz darauf hatte ich einen Termin bei Dr. Gerver. Zum Glück! Er war sich gleich nach dem Ultraschall sicher, dass dieses Ding in meiner Brust keine Zyste war. Er schickte mich zum Radiologen, und ein paar Tage später hatte ich Gewissheit: wieder Krebs. Gleiche Brust, andere Stelle. Ich wusste, was auf mich zukommt. Und deshalb fühlte es sich noch schlimmer an als beim ersten Mal.

Beim OP-Vorbereitungsgespräch fragte mich die Ärztin, ob ich mir die Brust abnehmen und mit einem Silikonkissen gleich wieder aufbauen lassen wolle. Sie zeigte mir sämtliche Größen und Formen von Silikonkissen. Sie redete auf mich ein. Ich war völlig überfordert. Ich konnte mich doch nicht jetzt und hier dazu entscheiden, meine Brust abnehmen zu lassen. Wie sieht das denn aus, dachte ich: eine natürliche Brust und eine Silikonbrust? Nein, das wollte ich nicht. Ich entschied mich gegen die Mastektomie. Ich wollte wieder eine brusterhaltende Operation.

Der Eingriff verlief gut, und ich konnte schnell wieder nach Hause. In der Pathologie stellte sich heraus, dass der neue Tumor in den Milchgängen der Brust gewachsen war. Er war diesmal hormonempfindlich, anders als der letzte. Mit anderen Worten: Es war kein Rezidiv. Es war eine neue Krebserkrankung. Der Wächterlymphknoten war frei. Immerhin. Die Experten im Tumorboard empfahlen mir Tamoxifen. Der Tumor brauchte Östrogen zum Wachsen, und das Mittel sollte dieses Hormon an den Krebszellen verdrängen. Ich war erleichtert: keine Chemo. Eine Bestrahlung war diesmal nicht möglich. Zu hoch war die Strahlendosis gewesen, die ich sieben Jahre zuvor erhalten hatte.

Das Tamoxifen vertrug ich gut. Drei Monate lang – dann fiel ich in eine Depression. Ich kannte schlechte Tage und traurige Stimmung. Aber das hier war anders. Morgens wachte ich auf und war zu nichts fähig. Ich aß nicht. Schaffte es nicht, mich anzuziehen, ging nicht vor die Tür. Das Telefon ließ ich klingeln. Ich hatte keine Kraft. Stand ich am Herd, misslangen die einfachsten Sachen, und ich weinte nur noch. Arzttermine ausmachen oder wahrnehmen, alles war eine absolute Herausforderung. Nach ein paar Tagen verschwand dieser Zustand so plötzlich, wie er gekommen war, und ich fühlte mich wieder normal. Solche Episoden hatte ich danach immer wieder.

Keine zwei Jahre später spürte ich eine Veränderung in der Brust. Die OP-Narbe verhärtete sich, und die Brustwarze zog sich ein. Dazu kam eine unbeschreibliche Müdigkeit. Man machte Bluttests, die keinen Anlass zur Sorge gaben: Die Tumormarker CEA und CA 15-3 waren im Normbereich. Auch die anderen Untersuchungen ergaben nichts. Mein Ärzteteam wirkte nicht sonderlich alarmiert. Die Müdigkeit? Sicher nur eine Nebenwirkung des Tamoxifen. Doch mein Bauchgefühl sagte etwas anderes. Ich fühlte eine eigenartige innere Unruhe. Ich wusste: Da stimmt etwas nicht.

Also ließ ich mich nicht abwimmeln und erkämpfte mir schließlich ein MRT. Die Bilder bestätigten mein Gefühl. Dort war eine Anreicherung hinter der Narbe. Genau hier musste sich ein Tumor gebildet haben. Die Biopsie brachte Gewissheit. Gut versteckt hinter dem Narbengewebe war dort in 24 Monaten wieder Krebs gewachsen. Wäre ich nicht so hartnäckig gewesen, wer weiß, wann man den Tumor entdeckt hätte. Jetzt wusste ich, dass es nicht immer richtig ist, den Entscheidungen der Ärztinnen und Ärzte blind zu folgen. Fragen stellen, beharrlich sein, auf eine Zweit- oder Drittmeinung pochen, all das ist nicht einfach – aber manchmal überlebenswichtig.

Diesmal war klar, die Brust muss weg – und ginge es nach mir, die andere gleich mit. Denn wer konnte mir garantieren, dass sich dort nicht auch noch Krebs entwickeln würde? Doch der Arzt in der Klinik war anderer Meinung. Die Brust sei gesund. Es sei statistisch gesehen unwahrscheinlich, dass dort ebenfalls ein Tumor entstünde, und so sei eine vorsorgliche Entfernung meiner Brust nicht gerechtfertigt. Ich fügte mich. Doch ich war wütend und enttäuscht. Das war doch meine Entscheidung, es ging um meinen Körper. Und wo sollte das Problem sein, wenn ich doch sowieso schon auf seinem OP-Tisch lag. Er ignorierte meinen Wunsch und verwehrte mir dieses Stück Sicherheit.

Vor dem OP-Termin fuhren wir spontan in den Urlaub. Ich wurde immer wieder gefragt: „Kannst du das denn überhaupt genießen?“ Aber dieser Urlaub war der beste meines Lebens. Ich konnte ausgelassen lachen, der Wein und das Essen waren ein Genuss. Das Rauschen des Meeres, das Zirpen der Grillen, es war Erholung pur. Ich hatte eine schöne Zeit, großartige Erinnerungen. Ich schöpfte Kraft für das, was jetzt kommen sollte.

Im Krankenhaus war alles vorbereitet, die OP konnte stattfinden: Ablatio, also die Entfernung der gesamten Brust, und ein Sofortaufbau mit einem Silikonimplantat. Mein Wächterlymphknoten war diesmal nicht aufzufinden. Nicht optimal, aber die Suche nach dem Sentinel amüsiert mich trotzdem bis heute: Wir waren sechs Frauen, jede war bereit zur Markierung ihres Wächterlymphknotens. Jede von uns bekam die obligatorische Spritze verpasst, die den Lymphfluss anregen und so den Weg zum Sentinel offenbaren sollte. Zur Unterstützung mussten wir uns die Brust massieren. Und da saßen wir nun, zu sechst, in einem Stuhlkreis, hinter einem Sichtschutz, und massierten hingebungsvoll unsere Brüste. Eine absurde Situation.

Als ich nach der OP im Aufwachraum zu mir kam, tastete ich sofort nach der operierten Stelle. Merkwürdig. Fühlt sich so ein Implantat an, fragte ich mich. Ist das nicht zu klein? Ich war verwirrt. Als die Schwester an mein Bett kam, sagte sie, es sei unmöglich gewesen, ein Silikonkissen einzulegen. Man habe lediglich die Brust abgenommen. Trauer und Enttäuschung schnürten mir die Kehle zu. Wieso war es nicht möglich gewesen, meine Brust zu rekonstruieren? Ich lag immer noch im Aufwachraum, meine Gedanken kreisten, und ich hatte so viele Fragen.

Bei der Visite erklärte mir mein Chirurg die Entscheidung. Die Bestrahlung einige Jahre zuvor habe ihre Spuren hinterlassen. Der Brustmuskel sei derart verhärtet und verklebt gewesen, dass er sich nicht vom darunterliegenden Gewebe habe lösen lassen, um das Silikonkissen dahinter zu platzieren. Das Implantat obenauf zu legen, sei keine Alternative gewesen, erläuterte er. Vermutlich hätte man das Silikon durch die Haut gesehen. Und durch die ständige Reibung des Kissens hätten sich sogar offene Stellen bilden können. Die Brustwarze hatte ohnehin nicht erhalten werden können, zu oft bilde sich genau dort ein Rezidiv, sagte er. Aber er machte mir auch Hoffnung. Es gebe trotz allem noch die Möglichkeit, später wieder eine Brust machen zu lassen.

Ich war unglaublich enttäuscht. Wieder war eine Entscheidung über meinen Körper gefallen, die nicht ich getroffen hatte. Und ich war wütend. Auf meinen Arzt. Auf den Krebs. Auf das Schicksal, das mir immer wieder Steine in den Weg legte und mir Rückschläge verpasste. Es war diese Wut, die mich dazu brachte, nach vorne zu schauen. Mich nicht zu verkriechen. Das hätte ohnehin nichts geändert. Ich wollte genau wissen, welche Möglichkeiten ich jetzt hatte. Noch vom Krankenbett in der Klinik aus sammelte ich alle Informationen, die ich bekommen konnte. Es musste einfach eine passende Lösung für mein Problem geben.

Die Brust mit Eigenfett oder körpereigenem Gewebe zu rekonstruieren, hätte den Vorteil gehabt, dass es keine Abwehrreaktionen wie zum Beispiel Kapselfibrosen gibt. Auch ein regelmäßiger Austausch, wie er bei Silikonimplantaten mitunter nötig werden kann, wäre entfallen. Das hörte sich gut an – bis ich erfuhr, dass für diese Prozedur in meinem Fall insgesamt zwölf Sitzungen nötig wären, jede mit Narkose. Und das nur für eine kleine Brust. Im Anschluss hätte ich die rechte Brust also deutlich verkleinern lassen müssen – wieder eine OP. Das war für mich nicht die richtige Methode.

Für ein künstliches Implantat hätte man im Vorfeld einen Gewebe-Expander in die Brust setzen müssen. Denn bei der vergangenen OP war auch ein großer Teil der Haut mit entfernt worden. Ein Expander hätte dann als Platzhalter gedient, anstelle der späteren Brust. Das kissenartige Gebilde hat eine Silikonhülle, die über ein Ventil mit Kochsalzlösung gefüllt werden kann. So würde in kleinen Schritten die verbliebene Brusthaut gedehnt. Auch das wäre wieder mit mehreren Operationen verbunden, wäre wohl nicht ganz schmerzfrei, und es würde lange dauern, bis sich die Haut wie gewünscht gedehnt hätte. Außerdem waren da noch meine Strahlenschäden und das hohe Risiko, dass das Kissen am

Ende unter der Haut zu sehen sein würde, ja die Haut sogar aufreiben könnte. Und nachdem mein Arzt bei der Amputation diese Variante schon abgelehnt hatte, war das für mich ohnehin erledigt.

Ein Arzt namens Dr. Meindl stellte mir schließlich die DIEP-Flap-Methode vor. Hier entnimmt der Chirurg einen Teil des Unterbauchs und konstruiert daraus eine neue Brust. Ein massiver Eingriff – und da ich nicht viel Bauchfett hatte, ohnehin keine Option für mich. Und so beschloss ich, es bei meiner flachen Brust zu belassen. Mittlerweile hatte ich mich an meine Narbe und das Silikon im BH gewöhnt. Es war ein harter Weg, doch nach und nach schaffte ich es, mein neues Spiegelbild anzunehmen. Es fühlte sich normal an. Mein neues Ich. Vielleicht gelang mir das auch deshalb so gut, weil mein Mann mir niemals das Gefühl gab, keine richtige Frau mehr zu sein.

Es kam eine gute Zeit: Die Antihormontherapie wurde umgestellt – von Tamoxifen auf Exemestan. Die depressiven Episoden von früher waren damit Geschichte. Und noch besser: Ich hatte mit diesem Aromatasehemmer überhaupt keine Nebenwirkungen mehr. Dann musste Dr. Gerver aufgrund einer Erkrankung seiner Frau seine Praxis aufgeben. Das war nicht einfach für mich, denn er war eine wichtige Person in meinem Leben und einer der Ärzte, zu denen ich volles Vertrauen hatte. Bei der Nachsorge lernte ich seinen Nachfolger kennen. Er war so ganz anders. Aber ich wollte ihm eine Chance geben.

Schon kurze Zeit nach meiner letzten OP hatte ich einen Ausschlag bemerkt, dort, wo ursprünglich meine Brust gewesen war. Bei der nächsten Nachsorge zeigte ich die Stelle meinem neuen Onkologen. Der Verdacht fiel auf meine Silikoneinlage. Eine allergische Reaktion. Ich bekam eine Kortisonsalbe, die nicht wirkte – im Gegenteil: Die Pusteln wurden immer mehr. Beim nächsten Termin bekam ich eine Salbe gegen Hautpilz. Wieder: keine Wirkung. Langsam wurde ich ungeduldig, und weil ich nicht die nächste Salbe verschrieben bekommen wollte, ging ich zu meiner Hautärztin. Auch sie hatte keine Idee, was dieser Ausschlag zu bedeuten hatte. Aber sie veranlasste eine Gewebeprobe. Nach zwei Wochen war das Ergebnis da. Im Gewebe befanden sich Brustkrebszellen. Wieder ein Rezidiv. Wie oft denn noch? Mein neuer Onkologe hätte das doch erkennen müssen, er hatte sich das mehrmals angeschaut.

Mittlerweile war die erkrankte Fläche schon sehr groß. Mein Arzt schlug eine palliative Chemotherapie vor. Seine Hoffnung war, den Krebs damit zurückzudrängen – zumindest aber zum Stillstand zu bringen. Eine OP, sagte er, sei diesmal nicht möglich. Ich war verzweifelt. Und ich wollte weiterkämpfen. Mit Unterstützung meiner Freundin und meines Mannes ging ich von Arzt zu Arzt. Das kann es doch nicht gewesen sein! Wir fuhren in die Klinik, in der ich bei meinen ersten beiden Erkrankungen operiert worden war. Der Oberarzt war sehr einfühlsam, aber auch ehrlich. Er traue sich da nicht mehr ran, sagte er. Weiter in die nächste Klinik, dort, wo man mich zuletzt operiert hatte. Auch hier gab man sich sehr viel Mühe. Ich wurde mehreren Ärzten vorgestellt, jeder hatte einen Plan. Doch jede ihrer Methoden hätte massive und dauerhafte körperliche Probleme mit sich gebracht. Was sollte ich machen? War es jetzt vorbei? Ich hatte Angst.

Langsam wurde es kritisch, denn die Stelle an meiner Brust wurde größer und größer. Es musste etwas passieren. Und es musste schnell gehen. Immer wieder ging ich im Geiste die vielen Ärzte durch, denen ich seit meiner Diagnose begegnet war. Und dann fiel mir Dr. Meindl wieder ein. Er hatte mich damals bezüglich der DIEP-Flap-Methode beraten, und ich erinnerte mich an ihn als ambitionierten und empathischen Fachmann. Er musste mir einfach helfen, eine Alternative zur palliativen Behandlung zu finden. Ich wollte nicht lebenslänglich Chemo machen müssen.

Ich wollte nicht unheilbar krank sein. Ich wollte, dass das weggeschnitten wird, wollte diese tickende Zeitbombe unbedingt aus meinem Leben haben. Für mich ging es um Heilung.

Ein paar Tage später saßen Robert und ich in Dr. Meindls Untersuchungsraum. Ich war furchtbar aufgeregt. Der Arzt schaute sich die Brust an und fasste recht schnell einen Entschluss. Man könne es wagen, sagte er. Es sei zwar nicht viel Bauchhaut vorhanden, aber es könne reichen. Und ich müsse mir im Klaren sein, dass es kein Spaziergang würde. Von einer Chemo zu diesem Zeitpunkt riet er mir ab. Sie würde meinen Körper zu sehr schwächen vor diesem schweren Eingriff. Nach diesem Gespräch hatte ich ein Lächeln im Gesicht. Ich hatte jemanden gefunden, der sich da noch ranwagte, und egal wie heftig es auch werden würde, ich wollte es machen! Noch in der gleichen Woche hatte ich meinen OP-Termin.

Mein Onkologe war nicht begeistert, dass ich gegen seinen Vorschlag meinen Kopf durchgesetzt hatte. Das ließ er mich in unserem Gespräch auch deutlich spüren. „Wenn Sie meinen, das ist der richtige Weg, dann machen Sie das halt", sagte er schroff. Aber nichts konnte mich noch aufhalten. Das war mein Weg, und den würde ich gehen.

Am ersten OP-Tag kam Dr. Meindl frühmorgens an mein Bett und erklärte mir, was er vorhatte. Die erkrankte Haut werde entfernt und die Wunde vorübergehend mit einem Vakuumverband verschlossen. Dieser bleibe so lange, bis die Pathologie untersucht habe, ob ein ausreichend breiter, gesunder Rand im Gewebe vorhanden sei. Erst im nächsten Schritt werde er dann die Bauchhaut verpflanzen.

Also befand sich nach der Operation nun erst einmal statt Haut ein schwarzes Kissen in meiner Brustgegend, so groß wie meine Hand. Durch einen Schlauch wurde regelmäßig die Flüssigkeit aus der Wunde gesaugt. Nach drei Tagen kam das Ergebnis aus der Pathologie. Außen herum war genügend gesunder Rand, doch in der Tiefe nicht. Also musste nun zur Sicherheit auch noch der Brustmuskel entfernt werden.

Morgens vor der zweiten OP schaute Dr. Meindl wieder bei mir vorbei, um mir in Ruhe den Eingriff zu erklären. Diesmal setzte er sich an meine Bettkante. Das gab mir ein gutes Gefühl – aufgehoben. Ich vertraute ihm. Und dann ging es auch schon wieder los.

Als ich aufwachte, hatte ich eine Narbe vom linken bis zum rechten Beckenknochen, einen versetzten Bauchnabel – denn auch der sollte ja wieder an der richtigen Stelle sitzen – und ein großes Stück Bauchhaut, verpflanzt in das bereits vorhandene Loch in der Brust. 24 Stunden lang lag ich nun in einem beheizten Bett, gut mit Schmerzmittel versorgt. Anschließend durfte ich zurück auf mein Zimmer. Die eingepflanzte Haut sollte ich mit einer kleinen Felldecke warmhalten. Die Wärme sollte verhindern, dass die Haut abstirbt. Nekrose ist eine der großen Gefahren bei dieser Operation.

Aufstehen war sehr mühsam und schmerzhaft. Mein Bauch spannte extrem, denn dort fehlte ja jetzt ziemlich viel Haut. Auch schlafen war nur in einer fast sitzenden Position möglich. Doch ich machte schnell Fortschritte. Dann, nach fast zwei Wochen, ging es mir plötzlich sehr schlecht. Ich hatte keinen Appetit mehr, mir war übel, der Kreislauf im Keller, mal war mir heiß, dann wieder kalt. Die Stationsschwester betreute mich liebevoll, aber mein Zustand wurde nicht besser. Als Dr. Meindl sich die Wunden anschaute, wurde klar, was passiert war: Ein kleiner Teil der eingepflanzten Haut war abgestorben. Um keine Sepsis zu riskieren, musste ich sofort am nächsten Morgen wieder operiert werden. Die abgestorbenen Teile mussten weg. Gott sei Dank war eine neue Hautverpflanzung nicht nötig. Allerdings spürte ich nun in der Achsel entlang der neuen Naht eine deutliche Spannung, wenn ich den Arm hob. Von jetzt an hatte ich täglich Lymphdrainage und Bewegungstherapie.

Nach 23 Tagen und drei Operationen wurde ich entlassen. Ich hatte es geschafft. Die anschließende Chemotherapie mit Carboplatin und Paclitaxel war fast schon ein Klacks. Nur die Anzahl meiner Leukozyten war mit der Zeit so niedrig, dass die Dosis ein wenig reduziert wurde. Auch von meinen Haaren musste ich mich erneut verabschieden. Trotzdem ging es mir so gut, dass ich ein paar Stunden zur Arbeit gehen und daheim den Haushalt schmeißen konnte. Nach dieser Chemo wechselte ich den Onkologen und bekam erneut eine Bestrahlung. Das war jetzt, zehn Jahre nach der ersten Strahlentherapie, wieder möglich.

Ich hatte es wieder geschafft. Noch einmal hatte ich kurativ behandelt werden können. Das war mein Ziel: die vollständige Heilung. Meine weitere Therapie bestand nun aus zwei regelmäßigen Spritzen: Die eine setzte meine Eierstöcke außer Gefecht, die andere hielt den Östrogenspiegel klein. Das war's. Ich bekam an dieser Stelle nie mehr ein Rezidiv, jede Nachuntersuchung war bisher ohne Befund. Nur den Arm kann ich nicht mehr ganz nach oben heben, dafür spannt die Haut zu sehr. Es war die richtige Entscheidung für mich. Gut, dass ich so hartnäckig war.

Nicht einmal ein Jahr später stand ich in der Arztpraxis, um mir meine Blutwerte ausdrucken zu lassen. Beim Überfliegen der Seiten sprang es mir sofort ins Auge: Der Wert für den Tumormarker war erhöht. Die Knie wurden mir weich, der Mund trocken, in meinen Ohren summte es. Was bedeutet das denn jetzt? Es folgten Untersuchungen, CT, Ultraschall – alles ohne Befund. Doch der Tumormarker stieg weiter. Das PET-CT zeigte schließlich irgendetwas in der rechten Brust. Auch die Lymphknoten sahen auffällig aus. Mit diesem Befund ging es zur Mammografie – ohne Ergebnis. Eine erneute Sonografie zeigte schließlich ebenfalls die Gewebsveränderung in der rechten Brust und einige vergrößerte Lymphknoten.

Kurz darauf hatte ich Gewissheit: Es war Krebs, diesmal in der anderen Brust. Ich war außer mir vor Wut. Wie hatte ich damals fast darum gebettelt, mir die angeblich gesunde Brust auch zu entfernen. Man hatte mich übergangen, hatte irgendwelche Statistiken zitiert und von Risikoabwägung gesprochen. Zahlenspiele. Und jetzt hatte sich herausgestellt, dass mein Bauchgefühl der verlässlichere Ratgeber gewesen wäre. Mit dieser Diagnose ließ ich mir jetzt auch die zweite Brust abnehmen. In der Pathologie fand man heraus, dass es ein lobulärer Tumor war, der Krebs hatte sich in den Drüsenläppchen und im umliegenden Gewebe ausgebreitet. Auch 18 Lymphknoten waren mit befallen. Wieder Chemotherapie, diesmal sechs Runden Myocet, Cyclophosphamid und Paclitaxel.

Da ich viel Ermutigendes darüber gelesen hatte, entschied ich mich gemeinsam mit meiner Onkologin, es außerdem mit Methadon zu versuchen. Das Medikament sollte die Wirkung der Chemo weiter verstärken. Wir hatten einen Plan. Tropfen für Tropfen sollte ich die Dosis erhöhen, alle zwei Tage ein bisschen mehr, bis ich zu Beginn der Chemo schließlich die passende Menge erreicht haben würde. Am Chemotag selbst sollte ich dann über 25 Tropfen nehmen, in den Pausen dazwischen täglich zehn.

Nach der ersten Chemo schlief ich fast ununterbrochen. In den wenigen kurzen Wachphasen nahm ich nichts bewusst wahr. Es ging mir sehr schlecht. Wir reduzierten das Methadon, und mein Zustand wurde anders – aber nicht besser. Ich hatte zwar deutlich längere Wachphasen, aber körperlich war es fast unerträglich. Schwindel und Druck im Kopf, Übelkeit, extremes Herzrasen, Verstopfung; ich war müde, schwach und sehr zittrig.

Meine Freundin fuhr mich in die Praxis. Dort bekam ich eine Infusion und wurde durchgecheckt. Es war so weit alles in Ordnung. Also erhärtete sich der Verdacht, dass ich einen Methadonentzug erlebt hatte. Wir änderten unseren Plan, es gab eine neue Dosisregelung, 20 Tropfen jeden Tag; und damit ging es mir deutlich besser. Nach meiner letzten Chemo begann ich, das Mittel langsam auszuschleichen. Trotzdem war der Entzug deutlich zu spüren. Zeitgleich hatte ich noch Bestrahlung und bekam die Antihormontherapie mit einem Aromatasehemmer.

Mittlerweile war klar geworden, dass der Tumormarker bei mir sehr aussagekräftig ist – und jetzt stieg er wieder. Auch wenn die letzte Chemotherapie erst ein paar Monate zurücklag, konnte das nichts Gutes bedeuten, so viel war sicher. Und da war sie wieder, diese Angst. Wieder hatte ich sämtliche Untersuchungen. Wieder waren alle ohne Befund. Aber der Tumormarker stieg weiterhin an. Nach einem erneuten PET-CT war die erste Frage meiner Onkologin bei der Besprechung, ob ich Schmerzen habe. Nein, hatte ich nicht, warum will sie das wissen, fragte ich mich. Die Bilder seien ohne Befund, sagte sie, bis auf ein Detail: Eine meiner Rippen war gebrochen. Klack, schon ging das Kopfkino los. Was bedeutet das, wann kann das passiert sein, und warum spüre ich nichts davon, warum steigt der Tumormarker immer noch? Was war los? Ich war mir sicher, es musste irgendetwas übersehen worden sein. Oder ist das, was aussieht wie ein Bruch, in Wirklichkeit bereits eine Knochenmetastase? Niemand konnte mir das sagen.

Ein paar Wochen später, bei einem erneuten CT, war wieder nur der Bruch zu erkennen. Außerdem einige Veränderungen in der Lunge. Von der Bestrahlung. Der Tumormarker stieg weiter. Ich wollte ein MRT vom Kopf, denn den hatte man bisher noch nie angeschaut. Ich war sehr erleichtert, als man auch dort nichts Auffälliges fand.

Nach drei weiteren Monaten und noch mal eindeutig gestiegenem Tumormarker konnte ich erneut ein CT machen lassen. Der Rippenbruch war immer noch zu sehen, die Lunge hatte sich deutlich erholt. Der Radiologe war sehr zufrieden. Ich nicht. Ich hatte dieses Bauchgefühl. Und diesmal vertraute ich darauf. Auch diese leise, aber eindringliche Stimme dort irgendwo in meinem Kopf sagte mir, dass etwas nicht stimmte. Und ich würde nicht lockerlassen, nicht nach allem, was passiert war. Als schließlich auch meine Routinemammografie ohne Ergebnis blieb, mein CA 15-3 aber immer weiter stieg, empfahl meine Radiologin schließlich ein Knochenszintigramm.

Und damit, nach fast sieben Monaten ergebnisloser Suche und zahllosen Untersuchungen ohne Befund, hatte ich die Gewissheit: In meiner Wirbelsäule hatten sich drei Metastasen gebildet. Der Krebs hatte sich in meine Knochen ausgebreitet. Ich bekam eine Bestrahlung, und kurz darauf fand man noch weitere Metastasen in meinem Rückgrat. Die Therapie wurde angepasst: monatliche Bisphosphonate-Infusionen zur Knochenstärkung, Letrozol und Ibrance.

Drei Monate später riss es mir schließlich komplett den Boden unter den Füßen weg: In meiner Leber entdeckte man etwa 20 kleine Metastasen. Für mich fühlte sich das an wie ein Todesurteil. Doch meine Onkologin hatte eine Idee. Durch die aktuelle Therapie blieben meine Knochenmetastasen stabil. Also schlug sie eine Chemo vor, die direkt in die Leber gegeben wird. Bei einer sogenannten Transarteriellen Chemoperfusion (TACP) führt man einen Katheter über die Leiste in die Leber. Darüber läuft die Chemo ein, und der Wirkstoff gelangt so direkt zum Krebsgewebe. Das verstärkt die Wirkung im Vergleich zu herkömmlichen Chemotherapien enorm. Ich war beeindruckt, was in der modernen Medizin alles möglich ist.

Der Plan umfasste drei Runden TACP, zwischen den Gaben drei Wochen Pause. Doch mein Körper wehrte sich: Nach der zweiten Runde hatte ich derartig starke Hautreaktionen, dass ich die Therapie abbrechen musste. Gelohnt hat es sich trotzdem. Der Krebs war gestoppt, und erst jetzt, nach zwölf Monaten, habe ich einen weiteren Progress in der Leber.

Ich bin fest entschlossen, diese Behandlung noch einmal zu machen. Ich bin bereit, die Nebenwirkungen in Kauf zu nehmen. Und ich hoffe, ich erreiche damit erneut einen Stillstand. Trotz der langsam fortschreitenden Erkrankung fühle ich mich gut. Ich hoffe, dass es noch lange so bleibt. Durch meine Erkrankung habe ich gelernt, schöne Momente viel mehr zu genießen. Mir selbst öfter was Gutes zu tun.

Und wirklich niemals aufzugeben.

Ich sage klar, was ich will oder nicht will, und ich höre auf meinen Bauch. Der Arzt ist mein Berater. Aber ich entscheide, was ich machen möchte.

Pia ist am Abend des 14. Januar 2023 gestorben.

Ihr war dieses Buch sehr wichtig. ■

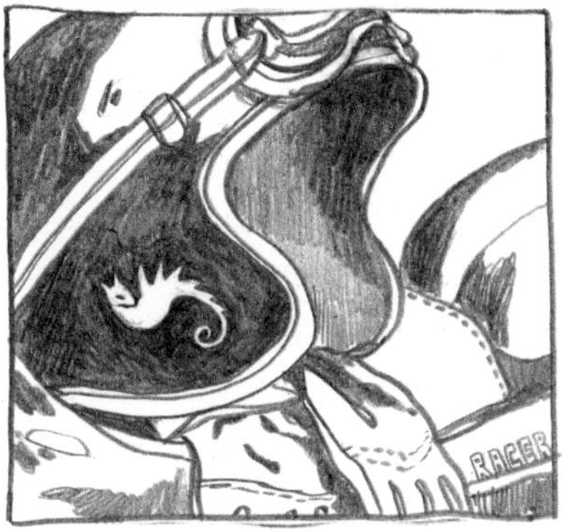

PIA

Nach einem Gespräch mit Pias Ehemann Robert

Aufgeschrieben von Annette Waschbüsch

„Schauen Sie, meine Frau atmet doch nicht mehr!“ Die Schwester hatte mir den Rücken zugedreht und beugte sich über den Monitor neben dem Bett. Schließlich zog sie den Stecker und drehte sich zu mir um. „Jetzt hat sie's geschafft“, sagte sie. Ich verstand nicht. Geschafft? Was sollte Pia geschafft haben? Was hatte das zu bedeuten? Ich war vom Leben ausgegangen, nicht vom Tod.

Pia war ein Dickkopf. Sie wusste immer genau, was sie wollte, und setzte dann auch alles daran, es zu bekommen. Als wir uns kennenlernten, war sie mit meinem Freund Oliver zusammen und ich mit Olivers Schwester Rieke. Als mit Rieke irgendwann Schluss war, begann Pia, mit mir zu flirten. Sie tat alles, um ans Ziel zu kommen. Ich sagte: Olli ist mein bester Freund, das ist mehr als schwierig. Aber sie ließ nicht locker. Und ihre Art, für das zu kämpfen, was sie sich in den Kopf gesetzt hatte, beeindruckte mich. Ich verliebte mich in Pia.

Als die Diagnose kam, war unser Sohn Alexander vier Jahre alt. Das ist jetzt 17 Jahre her. Pia und ich hatten gemeinsame Pläne, wir wollten schöne Reisen machen, vielleicht ein Haus bauen, irgendwann heiraten. Die normalen Dinge. Mit der Diagnose schien alles vor unseren Augen zu zerfallen – unser ganzes Leben. Aber den Kopf in den Sand stecken, das hatte keinen Sinn. Hat es nie.

Klar, ich habe mit ihr gelitten. Aber von Anfang an verdrängte ich viel. Denn anders hätte ich das alles nicht geschafft. Während Pia die Dinge für sich verarbeitete, schaute ich stur nach vorne. Wenn etwas ausweglos erschien, blendete ich die Ausweglosigkeit aus. Ich konzentrierte mich darauf, eine Lösung zu finden. Zuletzt gab es natürlich keine Lösung mehr. Aber bis dahin war das mein Weg: nach vorne schauen. Lösungen suchen. Gemeinsam mit Pia hoffen.

Im sechsten oder siebten Jahr nach der ersten Diagnose waren wir mal bei einem Freund eingeladen. Der kannte sich aus, arbeitete als Biologe in der Pharmaindustrie. „Pia, wenn du jetzt sieben Jahre krebsfrei bist, hast du's wahrscheinlich geschafft", sagte er. Wir freuten uns vorsichtig. Sollte für uns tatsächlich alles gut werden? Kurz darauf fand man wieder Krebs in ihrer Brust.

Aber Pia setzte ihre Prioritäten. Sie wollte gesund werden, das hatte sie sich in den Kopf gesetzt, unbedingt. Alles andere war zweitrangig. Diese Einstellung übernahm ich von ihr. Pia war immer positiv. Damit tat sie sich selbst und anderen, auch Alexander und mir, einen unglaublich großen Gefallen. Sie nahm die Krankheit an und beschloss, das Beste daraus zu machen. Sie war trotz allem immer meine starke Partnerin. Zusammen haben wir das über all die Jahre gemanagt.

Die schlechten Diagnosen und Befunde kamen in immer kürzeren Abständen. Und vor allem die Tage rund um die Untersuchungen waren immer brenzlig. Ich habe dieses Bild im Kopf, das ich nicht loswerde: Pia und Alexander, wie sie sich umarmen und zusammen weinen. Ich wusste, dass Pia einen wichtigen Termin gehabt hatte. Ich war arbeiten, und mir fehlte den ganzen Tag die Zeit anzurufen. Als ich abends heimkam, fand ich die beiden so im Wohnzimmer. Ich fühlte mich hilflos. In solchen Momenten schaute ich nicht nach vorne. In solchen Momenten schaute ich, dass ich meiner Frau und meinem Sohn beistehe. Ich hätte so gern eine Lösung gehabt.

Aber ich habe mich geweigert, mich dauerhaft in diesem Fahrwasser treiben zu lassen. Das hätte alles gefährdet, Pias und Alexanders mentale Situation, meinen Arbeitsplatz, es hätte unser ganzes Leben aufs Spiel gesetzt. Ich habe das Thema aktiv verdrängt, um weitermachen zu können. Ich hatte keine andere Chance. Jede Diagnose war niederschmetternd, und es wurde klar, dass es für Pia immer enger wird. Aber das Aufstehen wurde irgendwann ein Automatismus, weil ich funktionieren musste. Vielleicht stumpfte ich auch ein bisschen ab. Ich hatte weder Luft noch Zeit, nach links und nach rechts zu schauen. Ich gewöhnte mich an das Schreckliche.

Der Gedanke an den Tod war präsent in unserem Leben, natürlich war er das. Das konnte ich nicht verdrängen. Aber ich habe mir Tag für Tag gesagt, sie ist noch bei mir. Pia lebt noch, jetzt. In den letzten Jahren war sie immer mehr eingeschränkt. Ich freute mich dann mit ihr über gute Tage, wenn sonntags das Wetter schön war und wir eine gute Zeit miteinander verbrachten. Wenn ich sie im Rollstuhl einmal komplett um den See schipperte. Es machte mir nichts aus, wir waren zusammen. Von so etwas konnte ich lange zehren.

Wenn es um unsere Zweisamkeit ging, hatte ich meine Schwierigkeiten. Durch die vielen Operationen war Pias Körper gezeichnet. Aber wie sie aussah, war nicht das Problem. Es lag überhaupt nicht an ihr. Es waren die Umstände, die belastenden Zeiten. Ich hatte eine Firma gegründet, mein Partner war schwierig, ich war ununterbrochen im Stress. Ich war überfordert, auch mit Pias Krankheit, mit unserem Sohn. Die Lust ging zurück, und das war wohl auch bei ihr der Fall. Aber sie sehnte sich, glaube ich, trotzdem sehr nach Zärtlichkeit. Eines Tages fragte sie mich, was es mir ausmachte, dass ich meine Bedürfnisse als Mann nicht mehr so mit ihr ausleben konnte. Dass diese Bedürfnisse überhaupt nicht da waren, war für Pia schwer zu verstehen. Sie sagte: „Ich weiß ja nicht, was du so in der Firma tust." Aber unsere Liebe hielt stand.

Als der Bescheid der Krankenkasse kam, dass Pia vorzeitig in Rente soll, war das für sie ein Schlag in den Nacken. Aber ich sagte ihr, sei doch froh, dann hast du Zeit für dich. Sie fing dann an, ehrenamtlich im Sozialen Dienst im Altenheim zu arbeiten. Sie engagierte sich mit allem, was sie hatte, war voller Ideen, organisierte zum Beispiel mit den Bewohnern einen Rollatortanz, und das war ein voller Erfolg. Ich war heilfroh, dass sie eine Aufgabe hatte, musste mir keine Sorgen machen. Ich konnte zur Arbeit fahren und mich ums Geldverdienen kümmern. Und Pia? Wenn sie anderen Menschen helfen konnte, dann wuchs sie daran. Sie profitierte davon. Und ich dadurch auch.

Zuletzt ging alles sehr schnell. Manchmal habe ich ein schlechtes Gewissen, weil ich denke, ich hätte vielleicht früher etwas merken müssen. Sie hatte Freitagmorgen ganz rote Beine. Aber uns beunruhigte das nicht sonderlich. Wir gingen davon aus, dass das irgendeine Reaktion war auf eines ihrer Medikamente oder vielleicht eine Thrombose. Wir konnten zu diesem Zeitpunkt nicht wissen, dass es ein Erysipel war. Das ist eine Entzündung der Oberhaut, gefährlich wie eine Sepsis.

Ihr Zustand hatte sich verschlechtert, als ich am Abend nach der Arbeit heimkam. Ich wollte einen Krankenwagen rufen, aber sie sagte Nein. Sie fing an zu weinen, und ich gab widerwillig nach. Am nächsten Morgen war sie so schwach, dass ich ohne Diskussion den Notarzt rief. Als sie Pia auf der Liege nach unten brachten, waren ihre Augen glasig. Sie brachten sie in die Klinik, und ich wollte schnell nachkommen. Noch während ich mich fertig machte, rief man mich an, ich solle sofort kommen. Ja, sagte ich, ich bin schon unterwegs. Beeilen Sie sich, sagte man mir.

Als ich zum Auto ging, klingelte wieder das Telefon. Ich solle die Angehörigen informieren, man wisse nicht, ob Pia die Nacht überleben würde. Mir blieb das Herz stehen. Kurz zuvor hatte ich zu Alexander gesagt, du, die Mama wird jetzt ein paar Tage versorgt und kommt dann wieder nach Hause. Alles wirkte wie ein Film. In der Klinik sagte man uns, wir bräuchten keine Maske, keinen Impfausweis, wir könnten einfach nach oben gehen.

Pia bekam Morphium. Sie war unruhig. Sie trug eine Sauerstoffmaske. Ihre Augen flimmerten. Ich wusste, dass sie es am liebsten hatte, ein wenig seitlich zu liegen, weil sie Probleme mit Wasser in der Lunge hatte. Sie nickte schwach, als ich fragte, ob ich sie etwas drehen sollte. Die Ärztin sagte, Pia sei mit akutem Nierenversagen eingeliefert worden. „Kann man noch etwas machen?", fragte ich. „Möchten Sie hier bei Ihrer Frau übernachten", sagte sie. Als ich wieder ins Zimmer kam, ging Pias Atem unglaublich langsam. Ich rief nach der Schwester.

Pia war nicht allein, als sie starb. Ich war bei ihr und konnte mich verabschieden. Ich heulte Rotz und Wasser.

Nach Pias Tod stand ich drei Monate lang unter Strom. Ich habe mir von Anfang an etwas verschreiben lassen. Ich wollte verhindern, dass ich in ein tiefes Loch falle. Es hat funktioniert, diese Präparate helfen. Ich habe mich zugeschüttet mit Terminen, habe mich mit Leuten getroffen, musste an den Wochenenden manchmal aufpassen, dass sich da nichts überschneidet. Ich war ständig unterwegs. Alexander hat das genauso gemacht. Jetzt sind die meisten Dinge geregelt. Es wird ruhiger. Jetzt kommen manchmal schlechte Tage. Es tut dann so unendlich weh. Es ist nicht nur ein seelischer Schmerz. Ich spüre einen körperlichen Schmerz, über den ich absolut keine Kontrolle habe.

Intensive und lange Gespräche mit guten Freunden haben mir geholfen. Ich bin nicht der Typ dafür eigentlich. Aber ich habe es trotzdem zugelassen. Ich wollte plötzlich aktiv auf meine Mitmenschen zugehen, und auch das ließ ich zu. Es gibt auf der Arbeit zwei Kollegen, von denen habe ich mitbekommen, dass sie auch krebsbetroffen sind. Der eine hat mit 51 Prostatakrebs bekommen. Die Frau eines anderen hat Bauchspeicheldrüsenkrebs, der schon Metastasen gebildet hat. Wir kennen uns eigentlich nicht näher. Ich bin trotzdem auf die beiden zugegangen und habe mich als Gesprächspartner angeboten – einfach weil ich das Bedürfnis dazu hatte. Früher hätte ich so etwas nie getan.

Die Jahre der Krankheit haben mich extrem verändert. Vor Pias Diagnose war ich oft sehr egoistisch. Ich wollte die Richtung vorgeben. Es fiel mir sehr schwer, das abzulegen. Aber gerade im letzten Jahr habe ich gemerkt, dass ich mit verschiedenen Dingen ganz anders umgehe als früher. Ich war eigentlich nie ein übermäßig geselliger Mensch. Es kostet mich Kraft, mit vielen Leuten in Kontakt zu sein. Das geht mir nicht so locker von der Hand. Aber durch Pias Krankheit und Tod habe ich gelernt, dass ein stabiles Umfeld und gute Freunde unersetzlich sind. Sie bereichern das Leben, auch wenn ich das früher immer etwas habe brachliegen lassen.

Ich wollte nicht entscheiden, wer zur Beerdigung kommen sollte und wer nicht. Jeder war willkommen. Wir haben alles im kleinen Rahmen geplant. Nicht in der Kirche, sondern in der Aussegnungshalle des Friedhofs. Wir hatten 100 Trauerkärtchen für die Trauergäste bestellt, und mein Schwager sagte gleich, das sind zu wenige. Am Ende kamen so viele Leute, dass die Menge bis draußen vor der Halle stand. Das hat mir sehr viel bedeutet. Es war eine Anerkennung für Pias Leben.

Da waren Leute von der Sozialstation, wo sie gearbeitet hat. Eltern von Alexanders Freunden. Am Grab sprach mich ein Mann an, den ich nicht kannte. Es stellte sich raus, dass er Pias Faschingsprinz war, als sie zwölf war. Dann gab es da eine Kindheitsfreundin, die aber schon als junges Mädchen fortgezogen war. Sie kam mit ihrer Mutter und ihrem Bruder aus Wien, hatte Kinderfotos mitgebracht von damals. Sie hatte sich vorher Gedanken darüber gemacht, was sie mir gerne mitgeben möchte. Das waren alles tolle Leute, und ich bin so stolz auf Pia und dass sie so vielen Menschen etwas bedeutet hat.

Auch Rieke war da. Wir hatten uns seit über 20 Jahren nicht gesehen. Sie kam auf mich zu und fragte, ob wir nicht mal zusammen einen Kaffee trinken sollten. Und sie fragte, ob ich etwas dagegen hätte, wenn Oliver auch dazukäme. Einige Wochen später waren mein alter Freund Oliver, mein Bruder und ich zusammen Motorradfahren. Ich staune manchmal, mit wie vielen Leuten ich mittlerweile wieder Kontakt habe, mit denen ich seit zwei Jahrzehnten nicht mehr gesprochen habe.

Pia fehlt mir, und das merke ich immer stärker. Und ich frage mich: Was mache ich denn jetzt? Alex tickt ähnlich wie ich. Er verdrängt. Ich bin froh, dass er ein stabiles Umfeld hat. Wir leben auf dem Dorf, er hat viele Kumpels, und ich glaube, mit denen kann er auch reden, wenn er es braucht. Ich habe ihn drauf angesprochen, aber da kommt nicht viel. Ich biete ihm immer wieder an, dass ich da bin, wenn er mich braucht. Alexander ist 20 Jahre alt. Eigentlich kann er schon vieles alleine. Trotzdem komme ich mir manchmal vor wie eine Glucke. Ich koche, ich wasche, das habe ich ja früher alles nicht gemacht. Das habe ich erst in den letzten Monaten gelernt.

Manchmal habe ich Gedanken, mit denen ich nie gerechnet hätte. Ich war in meinem Leben nie lange allein, habe eigentlich das Bedürfnis, jemanden an meiner Seite zu haben. Aber ich finde diese Gedanken abartig. Es ist Verrat. Pia meinte, du wirst jemanden finden, ich will, dass du glücklich bist. Ich habe ihr gesagt, sie soll aufhören mit diesem Schmarrn. Das interessiert mich null Komma null, ich möchte niemanden kennenlernen. Ich habe alles einigermaßen im Griff, den Haushalt, die Arbeit oder wenn es um Alexander geht. Ich benötige keine Frau, nur der sexuellen Lust wegen. Aber ich brauche einen Menschen, mit dem ich vertrauensvoll sprechen kann, mit dem ich etwas unternehmen kann, mit dem ich Zärtlichkeiten austausche. Aber am liebsten würde ich das alles mit Pia machen.

Motorradfahren war eines meiner Jugendhobbys. Ich habe damit aufgehört, als ich eine Familie gegründet hatte. Aber jetzt habe ich ein gemeinsames Projekt mit Alexander daraus gemacht. Pass auf, habe ich gesagt, wir kaufen eine Maschine, die gehört dir, aber wenn ich zwischendurch mal Lust habe, dann mache ich damit eine Tour. So wie jetzt mit Oliver und meinem Bruder. Das war ein wunderschöner Tag.

Alexander liebt das Motorradfahren. Das ist unser Vater-Sohn-Projekt. Wir haben zusammen die Maschine ausgesucht, die Klamotten gekauft, das war toll. Ich frage mich, was Pia gesagt hätte. Sicher: Macht das, wenn ihr Spaß dran habt. Und insgeheim hätte sie sich ein bisschen gesorgt, dass uns etwas passiert.

Es gibt keine Freude, ohne dass man gelitten hat. So sind wir Menschen. Mein Leben ist im Moment ein Wechselbad der Gefühle, und das wird immer extremer mit der Zeit. Es schränkt mich ein in meiner Leistungsfähigkeit. Es ist schwierig. Das Trauerjahr heißt nicht umsonst Trauerjahr. Ich warte ab und hoffe, dass es irgendwann besser wird. Früher habe ich immer gemeint, ich könnte alles selbst stemmen. Aber mittlerweile weiß ich, dass ich es mir nicht selbst so schwer machen muss. Ich kann mir Hilfe von anderen suchen. Und anderen helfen. Das hätte ich früher nie so gesehen. ■

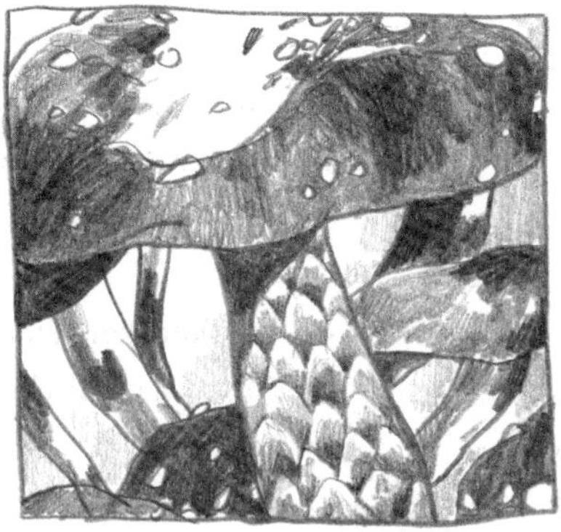

ES KOMMT, WIE ES KOMMT

Achim Sohnius

Blasenkrebs, bei Diagnose 73

Ich bin noch nicht richtig wach, ab ins Bad, gehe in Gedanken meinen Tag durch und erschrecke: Ich pinkle Blut. Nicht gut. Ich gehe nur zum Arzt, wenn es sein muss. Jetzt muss es sein. Beim Urologen geht keiner ans Telefon. Ich fahre gleich in die Praxis. Anrufe werden nur morgens zwischen acht und neun Uhr beantwortet. Aber da ich schon mal hier bin, bekomme ich einen zeitnahen Termin. Dr. Plein untersucht mich kurz, vermutet eine bakterielle Infektion und macht einen Ultraschall der Nieren. Kein Ergebnis. Aber eine Blasenspiegelung zeigt einen Tumor. Der Arzt verkündet das mit Roboterstimme, was mich seltsamerweise eher beruhigt als beängstigt. Die Arzthelferin überreicht mir den vorläufigen Arztbericht und sagt: „Wenn ich mir einen Tumor aussuchen müsste, dann einen Blasentumor. Lässt sich prima heilen." Okay.

Dr. Plein will mich in zwei Tagen anrufen und mir einen Operationstermin mitteilen. Denn rausgeschnitten werden muss das Ding schon. Es kommt aber kein Anruf. Ich bin unruhig, wieso rufen die nicht an? Andererseits, wenn sie sich Zeit lassen, kann es so schlimm ja nicht sein. Endlich, nach 14 Tagen, kommt der Anruf. OP in vier Wochen. Es hat so lange gedauert, weil die Arzthelferin sämtliche urologischen Stationen in Krankenhäusern der Umgebung abtelefonieren musste und erst jetzt mit Glück einen Termin vereinbaren konnte.

Ich habe reichlich Zeit zum Nachdenken. Dabei fällt mir auf, dass ich den Arzt nicht gefragt habe, wie gefährlich der Tumor ist oder welche Risiken es bei einer Operation gibt. Warum nicht?

Ja, warum nicht? So fühlt es sich richtig an. Ich bin ein geborener und unverbesserlicher Optimist. Ich suche immer nach den positiven Seiten und halte mich mit negativen Gedanken nicht lange auf. Das macht es mir leichter, mit Bedrohungen aller Art umzugehen. Ich bin ein Glückspilz, und alles wird gut. Jede Rückfrage hätte dieses Gefühl potenziell infrage gestellt. Ich war beim Arzt, der kümmert sich. Es ist erst einmal getan, was getan werden musste.

Deshalb habe ich auch nicht recherchiert, nicht im Internet, nicht in Bibliotheken. Nirgends. Das fällt mir leicht. Ich weiß, dass viele das machen. Ich nicht. Mir fehlt das medizinische Wissen, um ärztliche Befunde beurteilen zu können. Ich kann auch nicht einschätzen, ob Informationen im Internet seriös sind oder nicht. Mangels medizinisch relevanter Kriterien würde ich dazu neigen, mir die positiven Infos rauszufiltern, ein anderer vielleicht eher die negativen Prognosen suchen. Es ist völlig egal, Zweifel werden bleiben. Damit ändere ich gar nichts, außer dass ich mich belaste. Es wird kommen, wie es kommt. War schon immer mein Motto.

Ich rücke an einem Sonntagabend ins Krankenhaus ein. Am Montag wird mir der Tumor rausgeschnitten. Die drei Tage danach sind unangenehm. Ich brauche nach der Operation einen Katheter und muss Kompressionsstrümpfe tragen. Der Schlauch des Katheters klebt am oberen Rand der Strümpfe. Und die Strümpfe rutschen dauernd nach unten. Und jedes Mal, wenn ich mich bewege und die Strümpfe hochziehe, tut das weh. Ich habe zum Glück Hosenträger dabei. Damit bastele ich mir eine Art Strumpfhalter, und danach kann ich mich einigermaßen schmerzfrei bewegen. Zur Nachbehandlung wird mir lokal eine tumorabtötende Flüssigkeit über den Katheter an die Operationsstelle gedrückt. Auch kein Vergnügen.

Vier Tage nach der Operation werde ich entlassen. An Tag fünf ruft mich der Arzt an, eine erste Untersuchung der Tumorzellen hat bestätigt, dass es bösartige Zellen sind. Ich will wissen, wie nun weiter verfahren wird. Der Arzt sagt, die Schnittränder seien sauber gewesen. Man könne deshalb davon ausgehen, dass der Tumor vollständig entfernt sei. Die Nachsorge bestehe darin, in drei Monaten die Blase zu spiegeln und zu kontrollieren. Dann noch mal nach sechs und schließlich nach zwölf Monaten. Danach gelte ich als geheilt. Ich bin und bleibe optimistisch und warte die zukünftigen Untersuchungen über Gut oder Böse einfach ab. Schließlich ist der Tumor vollständig entfernt worden. Es gibt für mich keinen Grund, meine Einstellung zu ändern. Im Gegenteil.

Ich finde im Aufenthaltsraum des Krankenhauses viele blaue Broschüren der Deutschen Krebsgesellschaft über alle möglichen Krebsarten. Eine seriöse Informationsquelle. Ich stecke die Info über Blasenkrebs ein. Ich treffe im Krankenhaus einen Kollegen, dessen Frau an Brustkrebs erkrankt ist. Er erzählt mir, der gesamte Tagesablauf werde von dieser Scheißkrankheit beherrscht. Von morgens bis abends gäbe es kein anderes Thema. Deshalb seien die beiden auch zur psychologischen Beratung gegangen. Nach dem Gespräch wandert meine Broschüre wieder zu den anderen ins Regal. Ich will mich nicht belasten.

Mein optimistischer Blick auf die Welt hilft mir, düstere Gedanken erst gar nicht aufkommen zu lassen. Ich habe Vertrauen in die Selbstheilungskräfte meines Körpers. Und ich vertraue meinen Ärzten zu hundert Prozent. Meine Eltern waren beide Ärzte. Meine Mutter Allgemeinmedizinerin, mein Vater Internist und Arbeitsmediziner.

Wenn ich mir als Kind das Knie aufgeschlagen hatte, handelten meine Eltern wie viele andere auch. Sie nahmen mich in den Arm und pusteten auf die Stelle. Der Schmerz war noch da, aber er tat weniger weh. Ich habe noch nie negative Erfahrungen mit ärztlichen Behandlungen gemacht. Es pustet zwar keiner mehr auf schmerzende Stellen. Aber die Ärzte nehmen mich ernst, behandeln mich, und bisher bin ich immer wieder gesund geworden. So wird es auch jetzt sein. Und wenn nicht, denke ich darüber nach, wenn es neue Informationen gibt. ■

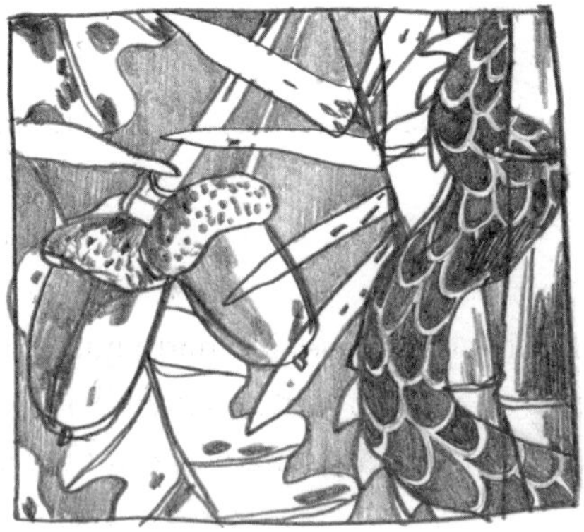

EICHE UND BAMBUS

Nach einem Gespräch mit Hanna C., Zervixkarzinom mit 33

Aufgeschrieben von Annette Waschbüsch

Es war Heiligabend, Kerzen- und Weihnachtsglanz in den Augen der Familie. Nach dem Dessert machte meine Mutter sich gerade und räusperte sich. „Ben und Nadine haben euch etwas Wichtiges zu sagen.“ Sie faltete die Hände und schaute über den Tisch zu meinem Bruder und dessen Frau. Die beiden strahlten in die Runde. „Wir bekommen ein Baby“, sagte Nadine. Ihre Stimme vibrierte vor Glück. Ich versteckte mich hinter einem breiten Lächeln. Ich wollte nur noch weg, in mein Bett, raus aus diesem Freudentaumel.

Ich heiße Hanna. Heute bin ich 37 Jahre alt, und kurz vor diesem Weihnachtsessen vor vier Jahren hatte ich die Diagnose Gebärmutterhalskrebs bekommen. Damals hatte ich keine Ahnung, wie es weitergehen sollte. Mittlerweile gelte ich als geheilt. Und jetzt, sagen viele, sei dankbar. Du hast schließlich Glück im Unglück gehabt. Hast den Kampf gewonnen, bist dem Schicksal entwischt. Ohne groß zu jammern. Nun ist dann eben die Zeit der Dankbarkeit, so geht das Drehbuch. Auch ich selbst sage mir das, erinnere mich täglich daran. Weil ich überlebt habe. Mein Leben aber habe ich trotzdem verloren.

Ich bin ein Ranklotzer. Ich kann leisten, für Dinge arbeiten und mich durchbeißen. „Das hast du von deinem Vater", sagt Mama. Und es zahlte sich ja aus: Ich hatte gute Noten, studierte, ich ergriff meinen Traumberuf und machte Karriere, arbeitete viel, lebte gesund. Ich war verheiratet, mein Mann Erik und ich wollten bald eine Familie gründen. Wir waren jung und freuten uns auf die Zukunft. Das war mein Leben, und ich genoss es. Nach Feierabend trainierte ich. Täglich. Schwimmen, Fahrrad fahren, Laufen, jede Woche mindestens zwölf Stunden. Und im Grunde hat mir mein Sport den Hals gerettet.

Alles fing an mit ein paar Blutungen. Sie kamen mitten im Zyklus oder beim Sex. Ich ging zu meinem Gynäkologen, der sich das Ganze anschaute und auf eine Portioektopie tippte. Das ist eine gutartige Gewebeveränderung am Muttermund, nicht ungewöhnlich und auch nicht wirklich besorgniserregend. Krebs war kein Thema – mein routinemäßiger Pap-Abstrich war immer okay gewesen. Außerdem war ich gegen HPV geimpft. Die Beschwerden blieben, ich ging wieder zu meinem Arzt, das Ergebnis war dasselbe. Sechs Monate ging das so.

Doch dann, fast über Nacht, brachen meine Trainingsleistungen ein. Die Zeiten waren plötzlich unterirdisch schlecht, ich schwamm zwölf Sekunden langsamer als gewohnt. Meine Arbeitstage schaffte ich mit Ach und Krach, danach ging es mir, als hätte ich Steine geschleppt. Mein Gynäkologe war entspannt wie eh und je. Die Müdigkeit, ja, die musste wohl von meinem Eisenmangel kommen, das dachte ich auch selbst. Aber mir war mittlerweile klar, dass hier etwas ganz und gar nicht stimmte. Und so überredete ich meinen Arzt, mich zu den Experten in die Dysplasiesprechstunde zu überweisen. Er ließ mich spüren, dass er das für übertrieben hielt.

War es Ignoranz? Unwissenheit? Oder eine Mischung aus beidem? Ich vermute heute, dass meinem Arzt bis dahin nie ein bösartiger Gebärmutterhalstumor untergekommen war. Er hatte keine Ahnung – geschweige denn eine spezielle Kolposkopie-Ausbildung, die ihn dazu befähigt hätte, meine Zervix mithilfe eines speziellen Mikroskops zu inspizieren. Die Ärztin, die mich einige Tage später untersuchte, brauchte für ihre Diagnose hingegen zwei Minuten: fortgeschrittenes Zervixkarzinom. Der Tumor war groß. „Das sieht nicht gut aus", sagte sie mir offen und ganz direkt. Ich war ihr dankbar dafür.

Die Gedanken ratterten wie ein Güterzug durch meinen Kopf. Was passiert jetzt? Ich hatte Angst, dass ich sterben muss. Was ist, wenn da Metastasen sind? Was ist mit Kindern? Ich hatte doch eigentlich Kinder gewollt. Aber das hatte noch Zeit gehabt. Ich hatte genussvoll mein erfülltes Leben gelebt. Und jetzt, mit 33, war für mich endlich der richtige Moment gekommen, mal die Familienplanung in Angriff zu nehmen. Das würde ich jetzt nicht aufgeben. Ich würde alles tun, um zu überleben. Und ich würde mit allem, was ich hatte, um meine Fertilität kämpfen. Das hatte ich immer schon so gemacht: rangeklotzt. Der Tumor wurde biopsiert, und schon am nächsten Tag war ich in der Klinik.

Gemeinsam mit meinem Ärzteteam entschied ich mich für ein Experiment. Der Tumor war dem Anschein nach groß und ausgesprochen aggressiv. Trotzdem wollten wir auf eine Bestrahlung verzichten, denn eine Radiotherapie würde eine spätere Schwangerschaft unmöglich machen. Stattdessen sollte eine Chemo den Krebs verkleinern. Der Professor sprach von Tumorzerfall. Die dann hoffentlich kläglichen Reste des Karzinoms könne man dann mit Sicherheitsabstand wegschneiden und den größten Teil meiner Gebärmutter dabei erhalten. Ich könne nach solch einer radikalen Trachelektomie ein Baby haben, hieß es – wenn auch die Schwangerschaft hochriskant sein würde. Man bot mir eine

Chemotherapie mit Paclitaxel und Cisplatin an. Nach zwei Zyklen sollte ein MRT zeigen, wie gut die Chemo ansprach.

Beim Kontroll-MRT im Februar stellte sich heraus, dass der Tumor von den zwei Runden Zellgift, die durch meinen Körper geflossen waren, völlig unbeeindruckt geblieben war. Ich wollte es nicht glauben. Haare weg, ständige Übelkeit, Blutwerte im Keller – hatte ich nicht alles getan? Vielleicht hatte diese Chemo noch nicht ausgereicht. Ich wollte mehr, wollte eine andere, höher dosierte Chemo. Ich war wild entschlossen, hatte die fieberhafte Idee, dass dem Tumor keine Chance bliebe, wenn ich mich nur genug dahinterklemmte, mit allem, was ging, mit noch mehr Chemo, noch mehr Gift, wenn ich nur hartnäckig genug dranbliebe – wie sonst auch. Also noch mehr Chemo. Diesmal stationär, zwei Zyklen Ifosfamid, Paclitaxel und Carboplatin. Meine Mutter und mein Mann waren von dem Vorhaben wenig begeistert, doch der Professor unterstützte mich und leitete alles in die Wege. Aber von Tumorzerfall merkte ich noch immer nichts, und irgendwie war da eine innere Stimme, die sagte: Das wird nichts. Nach den zwei Zyklen ging es wieder ins MRT und auch diesmal – kein Ansprechen. Mir wurde klar, dass das nicht mein Weg war. Ich musste mich der radikalen Gebärmutterentfernung unterziehen, um überhaupt am Leben bleiben zu können. Der Kommentar meiner Mutter: „Du warst ja nie jemand, der in jeden Kinderwagen geschaut hat“ machte die Situation nicht besser.

Die Ärzte – und auch meine Mutter – rieten mir so eindringlich zur sofortigen OP, dass ich schließlich nachgab. Als ich aus der Narkose aufwachte, hatte man meine Eierstöcke aus dem Unterleib herauspräpariert und seitlich im Oberbauch festgemacht. Zwischen Bauchnabel und Oberschenkeln war alles taub. Meine Vagina war um über die Hälfte verkürzt. Und ich hatte keinen Uterus mehr. Ich würde nie eigene Kinder haben.

Meine Blase funktionierte nicht richtig. Ich hatte zwei Blasenkatheter, einen durch die Bauchdecke und einen durch die Harnröhre. Der durch die Harnröhre wurde kurz nach der Operation entfernt. Mit dem zweiten musste ich Blasentraining machen. Ich musste versuchen, selbst zu urinieren, was anfangs so gut wie gar nicht funktionierte. Den Rest musste ich dann über den Bauchdeckenkatheter ablassen. Zwischendurch war ich der festen, verzweifelten Überzeugung, dass ich diesen Katheter niemals loswerden würde. Doch nach einer Woche war es geschafft.

Bevor ich entlassen werden konnte, musste ich zur Abschlussuntersuchung. Ich lag mit gespreizten Beinen auf dem Gyn-Stuhl, und eine forsche Assistenzärztin inspizierte mich. Ich stöhnte mehrfach auf, so weh tat es. Ich wies die Gynäkologin auf die Schmerzen hin, doch sie machte ungerührt weiter. „Ach ja", sagte sie irgendwann. „Wenn es in Zukunft mal wieder in Richtung Geschlechtsverkehr geht, denken Sie bitte dran, dass Ihre Vagina jetzt stark verkürzt ist." Ich war perplex. Trotzdem hörte ich mich unerwartet schlagfertig antworten: „Das Letzte, woran ich beim Sex denken will, ist meine verkürzte Vagina."

Der histologische Befund zeigte, dass die Zellen des entfernten Tumors noch immer zu hundert Prozent vital gewesen waren. Die Chemo hatte nicht das Geringste gebracht. Um sicher zu gehen und einen Rückfall zu verhindern, führte kein Weg an einer Radiochemotherapie vorbei. Sechs Wochen Klinikaufenthalt, einmal pro Woche Chemo, täglich Bestrahlung, außer am Wochenende. Die Prozedur fühlte sich für mich an wie Psychoterror. Vor jeder Bestrahlung dieselbe Ansage: Darm leer, Blase voll! Hinlegen, stillhalten. Still sein. Fragte ich nach den zu erwartenden Nebenwirkungen in Bezug auf meine Sexualität, bekam ich kaum eine Antwort. Um Dilatatoren, die meine Vagina aufdehnen sollten, musste ich mehrfach bitten. Manchmal kam es mir vor, als wolle man meine Therapie einfach nur durchdrücken, ohne Rücksicht auf Verluste. Dass ich irgendwann auch mal wieder unbeschwerten Sex inklusive Orgasmus haben wollte, schien irrelevant.

Ich fühlte mich nicht länger als Frau. Mehr als Neutrum. Verstümmelt. Kastriert. Minderwertig. Ich stürzte in eine tiefe Depression. Zwar war ich mit dem Leben davongekommen. Aber es war ein Leben, das ich nicht wollte. Und für diesen Gedanken schämte ich mich. Für Erik, dachte ich, müsste es sicher noch schlimmer sein als für mich. Diese Angst war doch wahrscheinlich kaum auszuhalten. Und dann das Gefühl, mit mir etwas zu versäumen, nicht haben zu können, was er sich so sehr wünschte: Kinder, eine Familie, ein unbeschwertes Leben. Ich hätte es verstanden, hätte er mich verlassen, und das teilte ich ihm genau so mit. Doch er sagte mir, dass er mich liebt. Egal was passiert. Er wollte nur bei mir sein. Dass ich lebe.

Es war zu viel für mich. Ich hatte keine Ahnung, wie ich das alles aushalten sollte. Mein Therapeut, zu dem ich seit Diagnosestellung regelmäßig ging, gab mir einen Rat: „Es gibt zwei Arten, einen Orkan zu überstehen", sagte er. „Die Eiche bleibt aufrecht, und ihr brechen viele Äste ab, auch große. Aber der Bambus, der legt sich einfach flach." Daran dachte ich oft in dieser Zeit. Ich musste nicht ununterbrochen stark und aufrecht sein. Ich durfte mir zugestehen, dass es mir dreckig ging und dass ich am Boden war. Es war auch okay, jetzt nicht zu arbeiten oder jeden Tag Sport zu machen. Es war okay, nichts zu leisten. Pillen nehmen, essen und schlafen – das waren jetzt meine Aufgaben. Dieser Orkan würde über mich hinwegfegen, und danach würde ich mich wieder aufrichten.

Als meine Akuttherapie nach gut sechs Monaten vorbei war, atmete ich tief durch und wartete darauf, dass das passierte. Ich war eine siegreiche Kämpferin, und ich müsste jetzt stärker sein als je zuvor. So gehen doch diese Geschichten über Leute, die den Krebs überlebt haben. Aber es war alles anders. Ich fühlte mich gebrochen, und dieser Gedanke lauerte permanent hinter der Heldengeschichte vom gewonnenen Kampf. Ich wollte mein altes

Leben zurück. Energie ohne Ende, gute Laune, Unbeschwertheit, fit sein, viel arbeiten, hemmungsloser Sex. Aber es gab nur die Hoffnung, dass es besser wird – ein bisschen zumindest. Alle drei Monate auf den Gyn-Stuhl, um dann wieder drei Monate zu bangen. In die Hose pinkeln. Kein Intimleben mehr. Nie eigene Kinder. Jeden Morgen Hormongel und zweimal pro Woche die Vagina mit Östrogencreme einschmieren und am besten noch täglich dilatieren. Jeden Abend fix und alle. Das war kein Sieg.

Ich fuhr zur Abschlussheilbehandlung und begann auch irgendwann wieder zu arbeiten. Es tat mir gut, ich hatte meinen Beruf vermisst. Aber es war auch so viel anstrengender als früher. Ich versuchte, nach vorne zu schauen und erschrak vor dem, was ich dort sah. Die Angst vor einem Rückfall machte mich fertig. Was sollte ich dann machen? Noch mal der ganze Zirkus? Chemo, Übelkeit, Haarausfall, Schmerzen. Oder Exenteration? Das würde heißen: Vagina, Harnblase und Enddarm raus, zwei Beutel für Stuhl und Urin auf dem Bauch. Und was, wenn ich nicht überlebte? Will ich es denn eigentlich wissen, ob der Krebs wieder da ist, mich wirklich diesem Nachsorgehorror aussetzen? Meine Eltern und mein Bruder waren mir keine große Hilfe. Sie meldeten sich selten, es kam mir vor, als verstünden sie nicht im Geringsten, was in mir vorging. Warum konnte ich nicht einfach dankbar sein, dass ich überlebt hatte und auch mal das Positive sehen. Frauen in meinem Freundes- und Bekanntenkreis bekamen Kinder und sprachen selig von ihrem Mutterglück. Es tat weh.

Beim Mammakarzinom gibt es ausgeklügelte Operationsmethoden, um die Brüste zu rekonstruieren, und die bekommen die Patientinnen ganz selbstverständlich angeboten. In meinem Fall war das anders. Wieder herzustellen, was zuvor selbstverständlich war, die Kontinenz, das Gefühl, eine halbwegs normale Sexualität, das schien nach einer Krebserkrankung im kleinen Becken nicht vorgesehen. Ich musste den Experten fast hinterherlaufen, und überall sagte man mir etwas anderes. Die einen rieten mir, die Vagina mittels Dilatator aufzudehnen, und wenn das nichts bringen würde, operativ verlängern zu lassen. Die Chirurgen aber winkten ab und verwiesen auf das bestrahlte und vernarbte Gewebe. „Versuchen Sie es mit Aufdehnen und lokaler Östrogensalbe", sagten sie. Ich war frustriert. Musste ich mich jetzt dafür schämen, dass ich wieder normalen Sex wollte? Auf wie viele Gyn-Stühle musste ich noch? Warum musste ich immer so sehr um alles kämpfen, um dann am Ende doch zu verlieren?

Knapp zwei Jahre nach meiner Erstdiagnose entdeckte man an meiner Schamlippe eine besorgniserregende Stelle. Nach einigem Hin und Her und zwei Biopsien wurde ich operiert. Es war nicht klar, ob es sich um eine Krebsvorstufe oder um ein Vulvakarzinom handelte. Das konnte man erst nach der OP bei der feingeweblichen Untersuchung feststellen. Wäre es Krebs, würde man mir einen großen Teil meiner Vulva wegschneiden. Das Warten auf den OP-Termin und auf das Ergebnis war unerträglich. Um mich herum wurde es schwarz. Ich dachte an Suizid, spielte alles im Kopf durch, malte mir aus, wie ich mir eine Piña Colada mit einer Überdosis Tabletten mixen würde. Ich wäre lieber weg, als das alles zu ertragen. Die Geschwulst stellte sich als Krebsvorstufe heraus. Wo sie gewesen war, klaffte nun ein riesiger Krater an meinem Scheideneingang. Ich konnte mich über den Befund nicht freuen. In meinem Kopf dröhnte es Tag und Nacht wie ein Mantra: Der Krebs kommt bestimmt wieder!

Manchen Forschern zufolge ist das menschliche Gehirn dafür gemacht, sich tendenziell aufs Negative zu fokussieren – und in meinem Leben gab es so überwältigend viel davon, dass es alles Schöne, Warme, Lebenswerte restlos verschlang. Es war, als würde ich in pechschwarzem Wasser versinken, immer tiefer. Mein Psychologe verschrieb mir Antidepressiva. Er rettete mein Leben. Es war entsetzlich hart, und die Therapiestunden waren unfassbar anstrengend. Doch mein Lebenswille war noch immer da, fast verloren, klein hinter dem Stockdunkel, dann immer deutlicher. Und dann begann ich, wieder Licht zu sehen.

Ich habe den Krebs überlebt. Manchmal schaffe ich es sogar, deswegen stolz auf mich zu sein. Ich versuche, mein neues Leben anzunehmen, mit allem, was darin ist und was fehlt, ohne Was-wäre-wenn. Radikal. Denn ich habe kein anderes Leben. Ich trauere um mein Kind, auch wenn es kein Grab gibt, an dem ich stehen kann. Denn ich bin Mutter. Mein Kind hat existiert, wenn auch nur in meinem Kopf. Und dann ist es gestorben. Nur sehr wenige Menschen verstehen das. Ich versuche, mich mit denen zu umgeben, die's kapiert haben, meide die anderen, so gut es geht, und erspare mir ein schlechtes Gewissen.

Ich habe einen wunderbaren Ehemann. Wir haben uns zusammen ein schönes Haus gebaut und leben hier mit unserem Hund. Wir reisen und machen Dinge, die mit Kindern sicher schwieriger wären. Die Trauer lässt sich nicht die ganze Zeit wegleben. Sie ist immer da, ist mal mehr, mal weniger tonangebend.

Ja, ich bin dankbar, dass ich dieses Inferno überlebt und auf meinen Körper gehört habe. Jeden Tag. Denn so viele trifft es schlimmer als mich. So viele schaffen es nicht. Von ihnen habe ich einige auf meinem Weg kennengelernt und ein kleines Stück begleiten dürfen. Ich möchte Frauen, die von einer Krebserkrankung im kleinen Becken und am äußeren Genitale betroffen sind, zeigen, dass sie nicht allein sind. Dass sie ein Recht auf eine optimale medizinische Betreuung haben. Dass sie sich niemals abwimmeln lassen sollen. Ihr kennt euren Körper am besten. Wenn etwas nicht stimmt, stimmt etwas nicht. Geht der Sache nach, bis euer Bauchgefühl euch sagt: Das fühlt sich gut an. Das macht Sinn. Für mich. ■

SEITENBLICKE:

WENN DIE FORDERUNG NACH POSITIVEM DENKEN UNS VERGIFTET

Aus: perspektive 2/2022 –
Magazin der Frauenselbsthilfe Krebs

Haben Sie schon einmal von „toxischer Positivität" gehört? Auf den ersten Blick scheint die Begriffskombination widersprüchlich. Wenn etwas toxisch, also giftig, ist, kann es nicht gut für uns sein. Positives Denken ist jedoch in vielen Situationen hilfreich. Optimistische Menschen kommen in der Regel leichter durch Krisen, werden seltener depressiv und erholen sich auch schneller von Rückschlägen. Warum sollte das toxisch sein? Wir haben Ruth Belzner danach gefragt. Die Psychologin leitet in Würzburg die TelefonSeelsorge und hat sich intensiv mit diesem Thema auseinandergesetzt.

Wie würden Sie den Begriff toxische Positivität übersetzen?
„Vergiftende Gutgelauntheit" finde ich ganz treffend. Und das meint den Anspruch, man müsse auch in einer sehr belastenden oder bedrohlichen Situation, zum Beispiel in einer schweren Erkrankung, einen Sinn und Gewinn finden. Vergiftend ist eine solche Gutgelauntheit, weil sie Schmerz, Trauer und Angst als falsche Reaktionen sieht und sie den Betroffenen aberkennt.

Ist es denn nicht gut, wenn wir versuchen, positiv zu denken oder andere dazu zu animieren?
Sicher ist es gut für uns, wenn wir auch in schweren Situationen nicht resignieren, sondern Quellen der Zuversicht finden. Ein Mit-

mensch, der eine zuversichtliche Haltung zum Leben hat, kann durch sein Da-Sein, Aushalten und stellvertretendes Hoffen dafür hilfreich sein. Diese Person darf uns aber nicht zu positivem Denken „animieren" wollen. Zum einen funktioniert das nicht, und zum anderen negiert das unseren Schmerz. Der Mitmensch kann nur hoffen, dass seine Zuversicht uns mitträgt und ansteckt. Und er sollte es aushalten, wenn dies nicht so einfach gelingt.

Herrscht heutzutage ein gewisser Zwang zum Glücklichsein, wie er sich zum Beispiel in den sozialen Medien spiegelt?
Nicht nur in den sozialen Medien, auch in zahlreichen Lebenshilfe-Büchern wird der Eindruck vermittelt, wer nicht glücklich und erfolgreich ist, ist selber schuld und macht etwas falsch. Dennoch würde ich das nicht „Zwang" nennen, denn im Grunde kann man sich gegen dieses Diktat abgrenzen und ehrlich zu seinen (traurigen) Gefühlen stehen. Glücklose bis unglückliche Zeiten kennen wir schließlich alle. Zudem: Glück ist nur dann als solches wahrnehmbar, wenn wir auch wissen, wie sich Unglücklichsein anfühlt.

Kann der Zwang zum Glücklichsein unglücklich machen?
Das kann er nicht nur, das tut er sicher, wenn man sich ihm unterwirft. An etwas scheitern, einen Verlust erleiden oder auch „nur" sein Leben gerade ziemlich anstrengend und unspektakulär zu finden, also nicht glücklich zu sein, das ist an sich schon nicht einfach. Richtig schwierig wird es, wenn man sich selbst dafür verurteilt oder wahrnimmt, dass andere einen deshalb abwerten.

In der TelefonSeelsorge hören wir viele Menschen, die nicht nur an fehlendem Glück und Erfolg leiden, sondern auch daran, sich wegen ihrer Glücklosigkeit als Außenseiter und „Loser" zu erleben.

Welche Gefahr sehen Sie darin, dass Unglück nicht sein darf?
Am gravierendsten finde ich die soziale Isolation, in die Menschen geraten können, wenn sie unglücklich sind. Dabei spielen zwei Dynamiken einander zu: Zum einen wenden sich andere Menschen häufig ab, wenn jemand leidet und sich nicht aufmuntern lässt. Zum anderen ziehen sich Betroffene von sich aus zurück, weil sie fürchten, entweder „zwangsaufgemuntert" oder abgelehnt zu werden; aber auch, weil sie anderen nicht zur Last fallen oder die Laune verderben wollen. Dabei ist gerade in einer schweren, traurigen Lage die Nähe und Empathie anderer ganz wichtig. Was Betroffene von den anderen jedoch nicht brauchen: die Aufforderung zum positiven Denken oder aufmunternde Sprüche und Ratschläge.

Wieso sehen Sie in Ratschlägen oder Mutmachern von Freunden und Familie das Potenzial, dass sie eher nach hinten losgehen? Können Sie ein paar Beispiele nennen?
Ein Klassiker ist: „Du musst einfach positiv denken, dann wird alles gut" – oder so ähnlich. Da stecken zwei Giftstoffe drin: Man bekommt einen „einfachen" Auftrag, den man aber höchstwahrscheinlich nicht erfüllen kann, was einem das Gefühl von Inkompetenz vermittelt. Und man wird zudem verantwortlich gemacht für den Verlauf, ist demnach selbst schuld an eventuellen Rückschlägen oder gar einem fatalen Ende: Man hat wohl nicht positiv genug gedacht. Auch einen Satz wie: „Die Krankheit ist eine Botschaft, überlege, was sie dir sagen will", finde ich hoch problematisch. Eine Erkrankung ist ein Schicksalsschlag, auch dann, wenn eigenes Verhalten das Risiko tatsächlich erhöht haben könnte.

Zu fordern, man solle in der Erkrankung einen Sinn sehen, ist – insbesondere in der Akutsituation – übergriffig. Ich halte das zudem für esoterischen Quatsch. Dabei gilt durchaus: Die bedrohliche Erfahrung kann auch Veränderungen bewirken, die man als

Gewinn sieht – zum Beispiel ein sorgfältigerer Umgang mit den eigenen Ressourcen, eine bewusstere Wertschätzung der (wiedererlangten) Gesundheit, Prioritäten im eigenen Leben neu setzen. Doch es braucht in der Regel einige Zeit, bis Betroffene bei aller Erschütterung auch einen wertschätzenden Blick für die sinnvollen Veränderungen bekommen können. Und diesen Blick kann einem niemand verordnen, genauso wenig wie Zuversicht.

Warum fällt es so schwer, sich den negativen Gedanken und Gefühlen zu stellen?

Die Antwort hat fünf Buchstaben: ANGST. Angst ist die unvermeidliche und sinnvolle Reaktion auf eine Bedrohung. Sie macht uns klar, dass es jetzt um etwas Wichtiges geht. Sie fühlt sich aber so ungut an, dass wir sie vermeiden wollen. Für unmittelbar Betroffene ist das kaum möglich. Sie haben die Angst konkret. Sehr zu hoffen ist, dass sie sie aushalten, nicht panisch werden und entscheidungsfähig bleiben. Denn Lähmung und Panik sind mögliche destruktive Nebenwirkungen der Angst.

Als Menschen im Umfeld erleben wir die Angst „nur" mittelbar. Wir nehmen sie bei den Betroffenen wahr, und sie regt sich in uns, wenn wir überlegen, dass es auch uns treffen könnte. Diese mittelbare Angst können wir durch die beschriebenen Aufmunterungen und Ratschläge abwehren. Den Preis dafür zahlen die mit ihrer Angst allein gelassenen Betroffenen.

Was raten Sie Betroffenen und was dem sozialen Umfeld?

Das Wichtigste lässt sich nicht raten, es ist jedoch allen Beteiligten sehr zu wünschen: MUT!

Betroffenen ist der Mut zu deutlicher Abgrenzung zu wünschen, wenn andere in scheinbar guter Absicht übergriffig und verletzend sind. Und ihnen sind mutige Mitmenschen zu wünschen. Die Mitmenschen brauchen nämlich den Mut, vor einer bedrohlichen Situation und der Angst des Betroffenen nicht zurückzuschrecken, sie nicht zu bagatellisieren und sie mit auszuhalten. Es fordert auch Mut, sich den eigenen Ängsten und der Hilflosigkeit zu stellen.

Und nun doch ein Rat: Wir können einen anderen Menschen nicht mit Worten trösten. Wir können jedoch durch zugewandtes und mitfühlendes Da-Sein und Mit-Aushalten für den anderen ein großer Trost sein.

Liebe Frau Belzner, vielen Dank für das Gespräch. ■

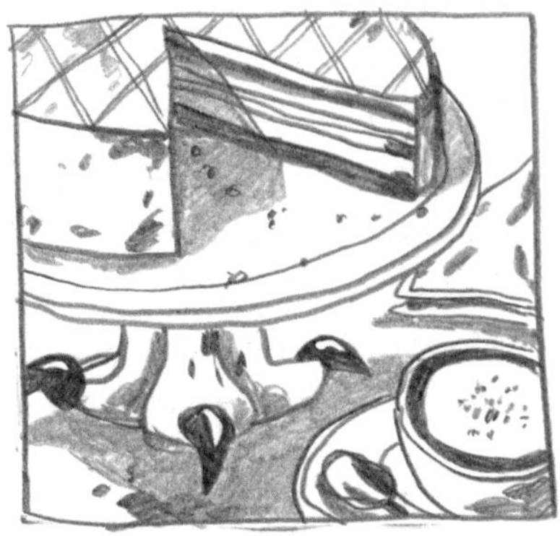

RENDEZVOUS MIT EINEM KNILCH

Simone

Erstdiagnose Brustkrebs mit 42 Jahren

Step-Aerobic-Kurs beendet, schnell noch duschen. Wir alberten wie immer herum, als ich beim Einseifen plötzlich einen kirschkerngroßen Knoten in meiner rechten Brust ertastete. Trotz des heißen Wasserstrahls wurde mir plötzlich eiskalt. Ich ließ mir nichts anmerken. Zu Hause tastete ich nochmals in Ruhe. Da war er. Ich spürte den Knubbel genau. Da ich sowieso eine Woche später einen Termin bei meiner Hausärztin hatte, nahm ich mir vor, das Problem dort anzusprechen.

Am Tag des Termins erinnerte ich mich beim Zähneputzen an den Knoten. Ich tastete vor dem Spiegel danach, doch es war nichts zu spüren. Hatte ich ihn mir nur eingebildet? Die letzten Wochen waren stressig gewesen, vielleicht Zyklusschwankungen. Auf dem Weg zu meinem Arzttermin dachte ich über die unerklärlichen Magenschmerzen nach, die mich seit Monaten plagten. Meine Ärztin schrieb mir eine Überweisung zur Magenspiegelung, den Knubbel sollte ich beim Gynäkologen abklären lassen. Das Wort

Magenspiegelung klang mir nach, als ich die Praxis verließ. Das war doch was mit Schlauch schlucken. Mir wurde mulmig.

Der Termin sollte am Gründonnerstag sein, erst in drei Wochen, ich konnte die gefürchtete Magenspiegelung also erst mal verdrängen. Dafür trat der ominöse Kirschkern wieder in mein Bewusstsein: Eines Morgens unter der Dusche konnte ich den Knubbel, den ich schon fast wieder vergessen hatte, erneut ertasten. Sicherlich wieder nur ein Gastauftritt, dachte ich, zumal mich diese anstehende Magenspiegelung viel stärker beunruhigte.

Ein paar Tage später, wieder beim Duschen, war der Knoten immer noch da. Ganz deutlich sogar, kein Gastauftritt. Angst kroch in mir hoch. Das Badezimmerradio dudelte, die Musik nahm ich plötzlich nur noch wie durch Nebelschwaden war. Das ganze Wochenende über erwischte ich mich immer wieder dabei, dass ich unbewusst die Stelle an meiner Brust abtastete. Der Knubbel war jedes Mal noch da. „Bleib ruhig“, sagte ich mir. „Da wird schon nichts sein. Dein Sorgenkind ist dein Bauch.“ Dennoch machte ich gleich montags zur Beruhigung einen Termin bei meinem Gynäkologen – ebenfalls für den Gründonnerstag.

Am Donnerstag vor Ostern hatte ich morgens als Erstes die Magenspiegelung. Ich war müde und aufgeregt zugleich und hatte Angst, dass bei der Untersuchung etwas gefunden werden würde. Der Cousin meiner Mutter war vor ein paar Jahren an Magenkrebs gestorben. Was, wenn mir das auch bevorstand? Ein kurzer Dämmerschlaf, dann war die Untersuchung vorbei. Mit klopfendem Herzen wartete ich auf das Ergebnis. Endlich vernahm ich Schritte, der Arzt schaute mich kurz an, dann auf den Bildschirm, sagte nichts – tippte jedoch mit flinken Fingern etwas in den PC. Mir war klar, dass dieses Schweigen nichts Gutes heißen konnte. Er räusperte sich, und ich hörte ihn sagen: „Ich konnte bei Ihnen nichts finden, was nicht dorthin gehört. Sie leiden nur an einem Reizmagensyndrom.“ Mir fiel ein Stein vom Herzen. Er gab mir ein Rezept für ein Medikament und versprach, damit hätte ich meine Beschwerden bald im Griff. Ich war erleichtert.

Draußen schien die Sonne warm auf meine Haut. Das perfekte Wetter für die kommenden Osterfeiertage und den geplanten Besuch meiner Eltern. Jetzt noch schnell zum Gynäkologen, dann ab ins Einkaufsgetümmel und wieder nach Hause, um alles auf Vordermann zu bringen.

Nach einer Dreiviertelstunde wurde ich endlich aufgerufen. Ich zeigte dem Arzt die Stelle. Er machte einen Ultraschall, zur Absicherung, wie er sagte. Dabei war er sehr schweigsam. Ich konnte es kaum erwarten, dass er endlich Entwarnung gab und ich schnell meinen Besorgungen nachgehen konnte. Stattdessen schickte er mich zur Mammografie. Der Knoten sei auffällig. Mammografie? War ich dafür nicht zu jung? Ich war doch erst 42. Mir hatte es die Sprache verschlagen. Ich schaffte es nicht, diese Fragen laut auszusprechen.

Im Wartezimmer fuhren meine Gedanken Karussell. Ich kam mir vor wie in einem schlechten Film. Gerade erst hatte es doch Entwarnung bei der Magengeschichte gegeben, der Tag war perfekt für den Start in ein schönes Osterwochenende. Und nun sollte in meiner Brust etwas Auffälliges sein? Ich war doch erst vor einem halben Jahr bei der Vorsorge gewesen, und da war alles in Ordnung. Die Medizinisch-technische Assistentin bat mich zur Mammografie. Sie bemerkte meine Verunsicherung, erklärte mir ausführlich jeden Schritt und versuchte, mich zu beruhigen. Nachdem sie sich alle Mühe gegeben hatte, für die Aufnahmen meine Brüste jeweils flach wie einen Pfannkuchen zu quetschen, entließ sie mich mit den Worten: „Der Herr Doktor wird Sie gleich aufrufen.“ Die Warterei zermürbte mich. Mittlerweile war es schon 13 Uhr. Statt mit einem Einkaufswagen durch den Supermarkt zu flitzen und meine Ostereinkäufe zu erledigen, saß ich hier fest und schien immer mehr die Kontrolle über mein Leben zu verlieren.

Am liebsten wäre ich aus der Praxis gerannt und hätte mich auf einen anderen Planeten gebeamt.

Doch der Gynäkologe hinderte mich an meinen Fluchtplänen. Im Sprechzimmer teilte er mir mit ernstem Blick mit, dass sich sein Verdacht bestätigt habe. Der Knoten in meiner Brust sei bösartig – es sei Brustkrebs. Er machte eine Pause und ließ mir so etwas Zeit, diesen Schock zu verdauen. In meinem Kopf schwirrte ein Bienenschwarm. Ich und Brustkrebs? Muss ich sterben? Ich hörte mich diese Worte sagen. Dabei kamen mir die Tränen. Mein Arzt redete ruhig weiter. Brustkrebs sei heute sehr gut behandelbar, und die meisten Frauen könnten geheilt werden. Es gebe mittlerweile viele Therapieoptionen. Wahrscheinlich würde ich zuerst operiert werden und danach entscheide sich das weitere Vorgehen. Operiert? Erneut bekam ich Panik. Als Kind hatte ich schlechte Erfahrungen mit Vollnarkosen gemacht – mir war jedes Mal speiübel gewesen.

Mein Arzt nahm nun noch eine Gewebeprobe von diesem Knoten, um die Tumorart zu bestimmen. Wie in Trance folgte ich ihm erneut ins Untersuchungszimmer. Ich bekam eine örtliche Betäubung, spürte einen kurzen, aber festen Druck, und dann war es schon wieder vorbei. Meine Brust pochte. Er klebte noch ein Pflaster auf die Stelle, und dann durfte ich mich wieder ankleiden. Zum Abschluss meinte er, dass er sich sofort bei mir melden würde, sobald ihm das Ergebnis der Biopsie vorliege.

Um halb zwei trat ich aus der Tür der Praxis in die warme Frühlingssonne, atmete tief ein, schloss die Augen. Mein Leben war aus den Fugen geraten. Nach Einkaufen war mir nun längst nicht mehr. In meinem Kopf ging alles durcheinander. Was mache ich jetzt? Wie lange habe ich noch zu leben? Werde ich arbeiten können? Meine Eltern! Wie sage ich es ihnen? Ihr Kind hat Krebs. Diese Worte sollten Eltern eigentlich nie zu hören bekommen. Zugleich war ich wütend auf mich selbst. Wäre ich doch gleich im März, als ich den Knoten zum ersten Mal ertastet hatte, zum Arzt gegangen. Hätte ich den Krebs dann vermeiden können? Heute weiß ich, dass das Quatsch ist. Aber damals suchte ich nach Erklärungen.

Mein Blick fiel auf die andere Straßenseite, auf ein Café, in dem es die beste Zugertorte der Region gab. Danach war mir jetzt nach diesem Schreck. Der süffige Zuckerschock, zusammen mit einer großen Tasse Cappuccino, war Seelenbalsam für mich. Ich beschloss, dem Krebs nicht so schnell die Oberhand zu überlassen. Zuallererst wollte ich aber dem Widersacher in mir einen Namen geben. Nach dem Motto: Was ich kenne, macht mir keine Angst. Ich überlegte. K wie Krebs? Nein, das Wort allein rief nach Krankheit. Und krank fühlte ich mich zu diesem Zeitpunkt nicht wirklich. Dann fiel mein Blick auf ein Milchkännchen, das auf dem Tisch stand. Milch – Knilch? Ja genau, das gefiel mir. Und so fuhr ich mit meinem Knilch nach Hause.

Karfreitag war meine Stimmung wieder im Keller. Allmählich wurde mir bewusst, was diese Diagnose bedeutete. Ich weinte, konnte nichts essen. Stand völlig neben mir. In meiner Verzweiflung kam ich auf die Idee, Tante Google zu befragen. Was ich dort las, ließ meine Stimmung nicht gerade steigen. Dann aber stieß ich im Internet auf eine Seite, die alles veränderte. Es war die Homepage der Frauenselbsthilfe Krebs, die auch ein Forum betreute. Normalerweise bin ich nicht der Forumstyp, aber meine Neugier siegte. Ich wollte Antworten auf meine Fragen; Antworten, ob die Chance bestand auf ein Leben nach dem Krebs. Und so meldete ich mich dort an. Ich verschlang die Beiträge regelrecht, und ab da war mein Kampfgeist geweckt.

Am Ostersonntag kamen meine Eltern zu Besuch. Ich hatte den ganzen Tag gekocht und gebacken und einige Leckereien vorbereitet. Das hatte mich abgelenkt, und ich grübelte nicht ständig, wie ich „es“ meinen Eltern am besten sagen sollte. Zudem wollte ich den Tag für uns alle so schön wie möglich gestalten, denn wer weiß, vielleicht war es ja unser letztes gemeinsames Osterfest. Bei strahlendem Sonnenschein saßen wir am Nachmittag alle auf dem Balkon und redeten über Gott und die Welt. Das leidige K-Thema konnte und wollte ich nicht ansprechen; den schönen Tag sollte nichts zerstören.

Meiner Mutter konnte ich jedoch nichts vormachen. Sie bemerkte bald, dass etwas nicht stimmte, und sprach mich darauf an. Und so ließ ich die Katze dann doch aus dem Sack. Meine Eltern waren geschockt – verständlich. Das eigene Kind hat Krebs. Gemeinsam weinten wir eine Weile. Dann fielen mir die tröstlichen Worte meines Gynäkologen ein: „Brustkrebs ist gut behandelbar." Und genau das sagte ich mir selbst und auch meinen Eltern.

An den kommenden Tagen war ich unkonzentriert und schaute ständig aufs Handy. Ich wartete auf den Anruf meines Arztes. Auch den Kollegen fiel das auf. Deshalb entschied ich mich, ihnen und meiner Chefin von der Diagnose zu erzählen, denn in absehbarer Zeit würde ich sowieso wegen der Therapie ausfallen.

Am Freitag nach Ostern schüttete es wie aus Eimern. Endlich rief mein Arzt an und lud mich zum Biopsiegespräch in die Praxis. Ich ließ alles stehen und liegen und sauste los. Dort angekommen, erfuhr ich von ihm, dass mein Knilch zur Gattung der triplenegativen Mammakarzinome gehörte. „Was sollte das ändern. Brustkrebs ist doch Brustkrebs", dachte ich. Als er dann erläuterte, dass ich nun zuerst eine Chemo machen müsse und erst später operiert werden würde, machte mein Herz einen Luftsprung. Mein Angstgegner OP war erst einmal in weite Ferne gerückt. Der nächste Satz traf mich jedoch wieder wie ein Schlag in die Magengrube. Ich würde sechs bis neun Monate bei der Arbeit ausfallen – undenkbar für mich. Im Auto musste ich das Ganze erst einmal sacken lassen. Der Regen prasselte auf das Autodach. Mir war, passend zum Wetter, einfach nur noch zum Heulen zumute.

Jetzt hatte ich es also amtlich, schwarz auf weiß: Ich hatte Krebs. Da half auch alles Kneifen nichts, um aus diesem Albtraum endlich wieder aufzuwachen. Wer weiß, wie lange ich noch lebe. Ich ließ mich gleich am Montag krankschreiben. Die nächsten Wochen über versuchte ich, mich abzulenken, so gut es irgendwie ging, und gleichzeitig auch Kraft zu tanken, für das, was da alles auf mich zukam. Ich unternahm viel, traf mich mit Freunden, ließ die Seele baumeln.

Das frühsommerliche Wetter passte gut dazu. Es hätte so schön sein können, wenn da nicht immer diese Angst aufgekommen wäre. Würde dies womöglich mein letzter Mai sein? Gedanken dieser Art ließen mich nicht los, sie kamen vor allem, wenn ich in einem Wartezimmer saß. Und davon sah ich einige in diesem Monat. Das erste war das im Brustzentrum. Die Ärztin dort war sehr nett, beruhigte mich und erklärte mir geduldig, was nun auf mich zukommen würde. Nach und nach machte ich Bekanntschaft mit den Wartezimmern und Ärzten der Nuklearmedizin, der Radiologie, der Kardiologie und der Onkologie. Zugleich tauchte ich immer mehr in die mir bislang unbekannte Krebswelt ein – ob ich wollte oder nicht. Schließlich bekam ich die erste gute Nachricht seit Langem: Der Tumor hatte bisher nicht gestreut – keinerlei befallene Lymphknoten oder Metastasen.

Etwa sechs Wochen später saß ich morgens um 9 Uhr im Therapiebereich meiner onkologischen Praxis. Der Raum war hell und sechs einladende Sessel dominierten das Bild. Hier sollte sie also stattfinden: meine Chemotherapie. Etwas aufgeregt war ich auch. Was kommt da auf mich zu? Im Gepäck hatte ich neben verschiedenen Snacks und Getränken auch viel Lesefutter. Dann ging es auch schon los. Während der Inhalt eines Infusionsbeutels nach dem anderen in mich hineinfloss, machte ich es mir in dem Sessel mit meinem Buch und der Vesperdose bequem. Zwischendurch kam immer mal wieder eine Schwester vorbei und erkundigte sich nach meinem Wohlbefinden. Vier Stunden später hatte ich die erste Chemo überstanden. Mit diversen Begleitmedikamenten verließ ich erleichtert die Praxis und fuhr mit dem Taxi nach Hause. Zu diesem Zeitpunkt ging es mir noch recht gut. Während im Radio Musik dudelte, sah ich aus dem Fenster und träumte vor mich hin. Nach Reden war mir nicht zumute, was mein Taxifahrer nach ein paar Gesprächsversuchen auch verstand.

Zu Hause überkam mich zwei Stunden später eine merkwürdige, bleierne Müdigkeit. Ich legte mich hin, und als ich aus dem Schlaf erwachte, hatte ich einen heftigen Brummschädel, mir war flau im Magen, und mein Kreislauf spielte verrückt. Es fühlte sich an, als ob ich einen Cocktail zu viel getrunken hätte. Vom Sofa, das ich den ganzen Nachmittag nicht verließ, schleppte ich mich am Abend ins Bett. Auch am nächsten Morgen ging es mir nicht besser. Dieser Zustand dauerte einige Tage an. Würde das nun jedes Mal so sein? Zwei Wochen später – ich hatte mich gut erholt – stand die zweite Cocktailparty-to-go an. Der Name erschien mir passend, angesichts der Nachwehen meines Chemodebüts.

An diesem Tag bemerkte ich auch die ersten Haarsträhnen in meinem Kamm. Ich wusste bereits, dass das passieren könnte. Jetzt fühlte es sich nun doch anders an, als ich gedacht hatte. Aber was soll's. Um dem Haarausfall zuvorzukommen, beschloss ich, selbst aktiv zu werden, und ich machte einen Termin bei meiner Friseurin aus. Ich wollte nicht, dass die Krankheit über mich bestimmt. Merkwürdigerweise empfand ich es als Befreiung, als meine Friseurin Strähne für Strähne abrasierte.

Im Spiegel sah ich ein anderes Ich: Ein überraschend schmales Gesicht mit Glatze blickte mir entgegen. Unter anderen Umständen wäre ich nie auf die Idee für diesen radikalen Look gekommen. Ich strich mit der Hand über meinen Kopf. Es fühlte sich interessant an. Schon im Vorfeld hatte ich mir eine Perücke ausgesucht, die meiner Haarpracht sehr ähnlich war. Modell Franziska. Damit verließ ich schließlich den Salon. Draußen schien die Sonne, ich war guter Dinge und in Shoppinglaune.

Den Sommer über war ich damit beschäftigt, meinem Knilch mit diversen Cocktailpartys die Stirn zu bieten. Sie forderten ihren Tribut: Kreislaufprobleme und Übelkeit in den ersten Tagen danach und Gewichtsverlust waren meine ständigen Begleiter. Nein, eine Chemo ist kein Spaziergang. Dennoch ließ ich mich nicht unterkriegen. Ich kämpfte gegen diesen Knilch, so gut es ging. An mein früheres Sportpensum war nicht mehr zu denken. In den ersten acht Wochen war ich schon froh, dass ich regelmäßig spazieren gehen konnte. Aber mit meinem neuen Chemococktail ab August gelang es mir immer besser, an alte Gewohnheiten anzuknüpfen. Darauf war ich stolz, auch wenn ich in Bezug auf Gewichte und Wiederholungen Abstriche machen musste. Aber das war mir egal. Beim Training kamen jedes Mal Glücksgefühle auf. Und das half mir, weiterhin das Ziel im Auge zu behalten: fit zu bleiben und die Krankheit zu besiegen. Um durchzuhalten, hatte ich mir außerdem angewöhnt, mich zwischendurch zu bestimmten Etappenzielen – wie etwa der Chemohalbzeit – mit Kleinigkeiten zu belohnen. So ging ich zum Beispiel in meine Lieblingsboutique oder traf mich mit Freundinnen zum Eis essen.

Es war mittlerweile November, 16 Cocktailpartys lagen hinter mir. Die onkologische Praxis war für mich fast schon zum zweiten Zuhause geworden, die Mitarbeiterinnen waren mir ans Herz gewachsen. Ich bin in dieser Zeit durch viele Höhen und Tiefen gegangen. Höhen, wenn sich die Nebenwirkungen nach der Chemobehandlung in Grenzen hielten und der Alltag fast wieder normal war. Tiefen, wenn die Nebenwirkungen der Cocktailparty mich ausknockten oder sie gar nicht stattfinden konnte, weil die Blutwerte nicht mitspielten. Mit dieser letzten Cocktailparty zeichnete sich nun endlich der lang ersehnte Lichtschein am Ende des Tunnels ab. Denn damit rückte die OP und somit der endgültige Rausschmiss meines Knilchs in greifbare Nähe. Allerdings war die OP auch mein großer Angstgegner.

Eine Blutuntersuchung während der Chemo ergab eine seltene Genmutation. Damit war mein Risiko, erneut an Brustkrebs zu erkranken, erhöht. Vom ursprünglichen Plan, nur den Tumor aus der Brust zu entfernen, sollte ich mich verabschieden und mich für eine Mastektomie entscheiden. Ich war ratlos. Natürlich wollte ich alles tun, um weitere Cocktailpartys-to-go zu verhindern. Aber andererseits würde ich meine Brust verlieren. Pest oder Cholera. Ich sprach mehrmals mit Ärzten im Brustzentrum, mit dem Gynäkologen, und suchte Rat beim Krebsinformationsdienst. Denn was ich kenne, das macht mir keine Angst, das war nach wie vor meine Devise. Ich entschied mich schließlich für eine Mastektomie mit Sofortaufbau.

Je näher dieser Eingriff rückte, umso nervöser wurde ich. Hatte die Chemo das bewirkt, was sie sollte? Hatte sich die ganze Plackerei gelohnt? Ich wunderte mich über mich selbst, über meine Courage für die OP-Entscheidung. Wie würde sich die neue Brust anfühlen? Würde ich große Schmerzen haben? Ende November war es so weit, und ich packte meinen Koffer für die OP. Die Taxifahrt zur Klinik kam mir ewig vor. Es war neblig und trüb, passend zu meiner Stimmung.

Dank Zusatzversicherung konnte ich mir ein Zweibettzimmer und Chefarztbehandlung gönnen. Ich hatte gerade noch Zeit, den Koffer abzustellen, dann ging es auch schon mit den Voruntersuchungen los. Ich war sehr nervös. Und unsicher, ob das alles so richtig ist. Nachdem ich mit dem Narkosearzt und meiner operierenden Ärztin alles besprochen hatte, war ich wieder zuversichtlicher. Aber in der Nacht konnte ich trotzdem kaum schlafen, meine Aufregung stieg ins Unermessliche.

Am nächsten Morgen wurde ich um 6 Uhr vom Klappern des Essenswagens auf dem Stationsgang geweckt. Das Frühstück rollte an – jedoch nicht für mich. Wie sehr sehnte ich mich nach dieser unruhigen Nacht nach einem starken schwarzen Kaffee. Aber ich musste ja nüchtern bleiben. Um 7 Uhr wurde ich noch mal ins Untersuchungszimmer gebeten. Meine Ärztin markierte die Brust für die Schnittführung. Jetzt gab es kein Zurück mehr. Das Mittagessen fiel ebenfalls für mich aus. Und dann ging es endlich los. Um 13 Uhr wurde ich von zwei Schwestern in den Operationssaal geschoben. Dort blickte ich in ein vertrautes Gesicht. Den Narkosearzt kannte ich bereits vom Vorgespräch, und während er mir den Venenzugang legte, scherzten wir noch ein wenig. Dieses Ablenkungsmanöver funktionierte gut. Es nahm mir die Aufregung. Und dann war ich auch schon im Land der Träume.

Um 16 Uhr wurde ich – von dem Eingriff noch etwas benommen – zurück in mein Zimmer gerollt. Während zwei Schwestern an mir herumnestelten, den Blutdruck kontrollierten und nach dem Verband schauten, dämmerte mir, dass ich ja gerade operiert worden war. Schmerzen oder Übelkeit verspürte ich nicht. Und da wurde es mir bewusst: Ich hatte es hinter mir. Glücklich und zufrieden grinste ich in mich hinein – meine Angst vor dieser OP war unbegründet gewesen.

Ich erholte mich sehr schnell von dem Eingriff. Zwei Stunden später lief ich schon wieder durchs Zimmer, tags darauf machte ich die Station und 24 Stunden später das ganze Krankenhaus unsicher. Der Kaffeeautomat war eines meiner Lieblingsziele. Auch meine Ärztin war mit dem Verlauf der Operation zufrieden, aber ob ich nun tatsächlich krebsfrei war, konnte sie mir nicht sagen, da das Ergebnis der Pathologie erst in einer Woche vorliegen würde. Diese Ungewissheit schob ich jedoch erst mal gedanklich weit weg. Mir ging es emotional prächtig. Und nur das zählte. Es war zwar Winter, aber draußen schien die Sonne – passend zu meiner Stimmung. Auf der Station lernte ich zwei Frauen kennen, wir teilten das gleiche Schicksal. Bis heute sind wir befreundet.

Eine Woche später wurde ich entlassen. Es war erneut ein sonniger Dezembertag. Auf der Taxifahrt nach Hause wurde mir noch einmal bewusst, was in diesem Jahr alles passiert war. Demut, Erleichterung und Glücksgefühle breiteten sich in mir aus, und als mir einige Tränen über die Wange liefen, versuchte ich, diese vor dem Taxifahrer zu verbergen.

Ich war furchtbar aufgeregt, als ich ein paar Tage darauf zur OP-Nachkontrolle ins Brustzentrum musste. Heute sollte ich auch das Ergebnis des Pathologen erfahren, ob die Chemo meinen Tumor restlos plattgemacht hatte oder ob doch noch aktive Zellen vorhanden waren. Ich hoffte so sehr auf totes Gewebe. Meine Ärztin kam gleich zur Sache. „Herzlichen Glückwunsch, sie sind krebsfrei!“, eröffnete sie mir. Die Ränder des entnommenen Gewebes seien tumorfrei. Vermutlich grinste ich über beide Ohren, denn in mir machte ein Männchen grandiose Luftsprünge. Allerdings habe man auch noch aktive Zellen gefunden. Deshalb legte sie mir nahe, noch eine Tablettenchemo zu machen. Mein kleines Männlein plumpste unsanft auf den Popo, und meine Euphorie wich Ernüchterung – noch eine Chemo? Mein Grinsegesicht verschwand, und ich suchte nach Worten. Meine Ärztin bemerkte den abrupten Stimmungswechsel und erklärte mir, dass ich diese Chemo als eine Art Sicherheitsfallschirm sehen solle, falls sich doch noch einzelne Krebszellen in meinem Körper verlaufen hätten. „Sie sind krebsfrei“, sagte sie noch einmal. „Sie dürfen sich ruhig freuen.“ Die Worte der Ärztin hallten in mir nach, als ich das Brustzentrum verließ. Draußen begann es zu schneien. ■

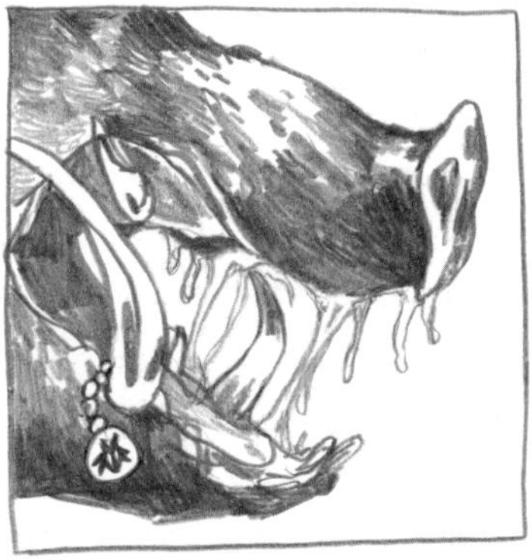

BESUCH VOM TUMORSCHWEIN

Paula Göcking

Bei Brustkrebs-Erstdiagnose 54 Jahre

Sie traf mich völlig unerwartet. Diese Angst. Es ist, als gäbe es eine versteckte Tür, ganz hinten in meinem Bewusstsein. Sie hat sich geöffnet, als ich überhaupt nicht damit gerechnet hatte, als eigentlich alles vorbei war. Als alles gut sein sollte. Ganz leise. Manchmal fühlt es sich an wie ein „Lebenslänglich".

Es war einer der letzten heißen Tage im August. Ein Dienstag. Gut drei Jahre ist das jetzt her. Ich hatte frei und genoss die Sonne auf meinem Balkon, rief meine Patentante an, um ihr von unserem Sommerurlaub zu erzählen. Sie aber hatte Sorgen, berichtete von ihrer Tochter, die eine Geschwulst hatte, gutartig, aber schwer zu operieren. In der Mittagssonne klebte die Kleidung an mir, und während ich zuhörte, nestelte ich an meinem Dekolleté. Ich spürte einen kleinen Knoten gleich neben dem Ausschnitt. Wie passend, dachte ich. Wo wir gerade von Wucherungen sprechen.

Ich wollte ohnehin ein Rezept bei meiner Frauenärztin abholen. Warum also nicht gleich jetzt. In der Praxis erwähnte ich beiläufig den Knubbel. „Wann war Ihre letzte Menstruation?", fragte die

Mitarbeiterin. Ich überlegte kurz, die Menopause lag vielleicht ein Jahr zurück. Sie hielt inne und schaute kurz auf. „Haben Sie ein bisschen Zeit? Ich frage Frau Doktor mal, ob sie sich das anschauen möchte." Ich zuckte mit den Schultern. Klar, warum nicht.

Die Ärztin tastete sorgfältig meinen Busen ab. „Wenn Sie gerade Zeit haben", sagte sie, „machen wir zur Sicherheit einen Ultraschall." Auf dem sah sie dann wohl etwas. „Wir vereinbaren einen Termin für Sie, zur Stanze", sagte sie. Fünf Minuten später entschuldigte sie sich, ein Termin sei erst am nächsten Montag frei. „Bis dahin sind Sie für mich gesund!" Ja sicher, dachte ich, wieso auch nicht.

Die Stanze. Ich hatte sechs Tage, in denen langsam in mein Bewusstsein tröpfelte, was das bedeutete. Brustkrebs hatte es in meiner Familie und in meinem Umfeld noch nie gegeben. Am Vorabend der Untersuchung war ich sehr angespannt. Bei der Biopsie schaute die Radiologin dann ernst, ruhig und besonnen, während sie mehrere Stanzproben entnahm. „Das wird wohl bösartig sein", hörte ich sie sagen. Sie klang gelassen. Später habe ich in den Befunden gelesen, dass sie eine schnelle Untersuchung anordnete. Schon am nächsten Vormittag rief sie an. Eine Woche nach Ertasten des Knotens. Ist ein G3.

In den nächsten Tagen und Wochen tat ich das, was ich immer mache, um mit neuen Situationen klarzukommen: Ich sammelte Informationen. So viele wie möglich. Ich habe über diesen Krebs gegoogelt. Ich weiß, dass oft davon abgeraten wird. Man stößt auf einen Wust an Informationen, die möglicherweise veraltet oder falsch sind. Ich bin keine Medizinerin und auch keine Naturwissenschaftlerin, die damit vertraut ist, Studien zu interpretieren. Und dennoch, das ist meine Art. Recherchieren. Brainstorming. Sortiert wird später. Alles fällt dann an seinen Platz. G3. Das sagte mir schon was. So richtig böse also. Mein Tumorschwein.

Ungläubiges Staunen, dass es ausgerechnet mich traf. Es war Tag drei meines aus den Angeln gehobenen Lebens, ich saß erneut in der Praxis meiner Frauenärztin und hatte einen riesigen Kloß im Hals. Sie hatte mich kurzfristig dazwischen geschoben, und diesmal war auch mein Mann dabei. Ich krallte mich an seiner Hand fest, während ich der Ärztin zuhörte. Brustkrebs sei kein Todesurteil mehr. Todesurteil? Was, dachte ich, warum so dramatisch. Den Gedanken an den Tod hatte ich noch gar nicht erwogen. Jetzt schob er sich vor. Weitere Begriffe ploppten auf. Nicht nur G3, sondern auch Krebsvorstufen, DCIS, HER2/neu, vielleicht fiel auch das Wort „Chemo“. Ich erinnere mich nicht mehr.

Medizinisch ging das Ganze nicht in die Tiefe, es lagen auch noch nicht alle Daten vor. Meine Ärztin empfahl mir eines von mehreren Brustzentren in meiner Stadt und fragte, ob ich vor Beginn der Therapie vielleicht noch in einen Kurzurlaub fahren wolle. Was für eine absurde Frage, dachte ich. Heute verstehe ich.

Ich verließ die Praxis mit einem Termin im größten Brustzentrum der Stadt und beschloss, über das Wochenende zu meiner Mutter zu fahren. Im Job meldete ich mich krank, ich erfand einen akuten Magen-Darm-Infekt. Und ich musste es unserer Teenagertochter beibringen. Aber wie sollte ich das schaffen, ohne dabei völlig die Fassung zu verlieren? Ich war ratlos. Das Gespräch übernahm dann in meiner Abwesenheit glücklicherweise mein Mann, und er war dabei so schonend und feinfühlig wie nur möglich.

Es begann die Woche, in der ich mir den Schrecken bei den Liebsten von der Seele reden wollte. Reden hilft bekanntlich. In diesem Fall nicht. Mein Tumorschwein visualisierte ich als hässliche Fratze, die über allem schwebt. Oder als namenloses, bleigraues Etwas. Es war da, und doch auch nicht. Es ging durch Reden nicht weg. Meine existenzielle Angst spiegelte sich in anderen nur insofern, als es Gesprächspartner mit ihren eigenen Sorgen und Nöten überraschend aus der Reserve lockte.

Das erste Gespräch im Brustzentrum verlief unempathisch. Ich kannte noch immer nicht meine Tumorbiologie. Chemo, Antikörper, Bestrahlung, weitere Informationen rauschten an mir vorbei. Standardpatientin 4835 mit kleinem Tumor, aggressiv, aber mit guter Prognose. Der Arzt spulte lässig sein Programm runter. Beim Rausgehen hielt ich ein großes, weißes Kuvert in den Händen, das den genauen Befund enthielt und einen Termin zur OP beim Kollegen.

Tagelang umschlich ich den Umschlag, bevor ich es endlich wagte, ihn zu öffnen. Dann aber las ich all die neuen, kryptischen Abkürzungen sehr genau und verbrachte Stunden und Tage damit, mich über die Biologie meines Knotens einzulesen. Erst wild durcheinander, dann immer geordneter. Mein Tumorschwein bekam ein Gesicht und ich eine Vorstellung davon, wie die Therapie verlaufen würde und vor allem auch, welche Fragen ich noch hatte.

Ich meldete mich bei einem Frauenselbsthilfeforum im Netz an. Das Wissen und die Erfahrung der anderen Betroffenen waren mir in den nächsten Monaten eine große Hilfe. Das Redebedürfnis mit den Liebsten über meine Krankheit ebbte hingegen ab. Ich fokussierte direkt auf den Krebs. Das ist auch so geblieben – bis heute. Der Befund blieb in seinem Umschlag, den ich nervös bekritzelt hatte. Alle weiteren Unterlagen heftete ich feinsäuberlich ab.

Beim telefonischen Vorgespräch mit dem Operateur war ich dann sortiert. Ich konnte ihm alle meine Fragen stellen, zum Beispiel zu den Vor- und Nachteilen einer adjuvanten oder einer neoadjuvanten Chemotherapie. Erst die OP und dann die Chemo? Oder umgekehrt? Persönlich lernte ich den Arzt, der mich brusterhaltend operieren sollte, erst kurz vor dem Eingriff kennen – wir beide schon in Häubchen, Hemdchen, Kittel. Das war wohl diesmal nicht der Standard.

Rückblickend verging das Therapiejahr schnell. Eine OP ohne Komplikationen. Wächterlymphknoten frei, schnelle Wundheilung, kein Ödem. Alle sehr nett. In mir passierte kurz nach der

OP etwas Eigenartiges: Es gab ein Zeitfenster von vielleicht drei oder vier Tagen, in denen ich einen kompletten Reset erlebte. Ich fühlte mich wie neugeboren. Vollkommen tiefenentspannt, leicht und frei. Auch nach der zweiten Operation – dann Mastektomie mit Sofortaufbau – trat dieser Effekt ein. Bis heute kann ich mir das nicht erklären; es ist mit keinem anderen Erlebnis vergleichbar. Als käme ich von einer langen meditativen Reise. Fast spirituell. Das Gefühl hat mich ein wenig durch diese Zeit getragen.

Die Chemotherapie war gut zu bewältigen. Meine Familie befand, sie hätte sich das viel schlimmer vorgestellt. Ich auch. Ich hatte einige Nebenwirkungen, ein fiebriger Infekt bescherte mir zwei Wochen Krankenhaus, und ansonsten schlurfte ich wie eine 80-Jährige um den Block. Doch litt ich weder unter Übelkeit, noch hatte ich Probleme mit den Schleimhäuten, sodass die Ernährung über weite Strecken okay war. Der Verlust meiner Haare bekümmerte mich recht wenig. Ich hatte ohnehin schon länger mit dem Gedanken gespielt, die Haare einmal wieder ganz kurz zu tragen. Trotzdem gönnte ich mir eine teure Echthaarperücke.

Es gab eine Handvoll Menschen, die meine Chemozeit mit mir teilten. Nicht unbedingt die engsten oder längsten Freundschaften, aber niedrigschwellig und mit einer gewissen Kontinuität. Kurzer Austausch via Messenger. Spaziergänge. Ein Frühstück. Der schlappe Rhythmus eines neuen Alltags. Die Regelmäßigkeit tat mir gut. Der Austausch mit anderen Erkrankten half mir dagegen nicht so sehr. Ich spürte immer mehr, wie unterschiedlich Frauen mit ihrer Krebserkrankung umgehen. In der Zeit meiner Therapie hatte ich für diese Differenzen keine Ressourcen. Auch sonst fand ich keine Kraft, mich in gewohnter Weise auf mein Gegenüber einzustellen. Vielmehr hat es mich gestresst. Mir wurde klar, wie viel Energie ich bis dahin darauf verwendet hatte, die Antennen auf meine Gesprächspartner auszurichten. Damit hörte ich jetzt auf. Ich konzentrierte mich nur auf mich selbst.

Zweifel und Schuldgefühle, ob ich zu meiner Erkrankung möglicherweise in irgendeiner Form beigetragen hatte, gehörten dazu. Einige psychoonkologische Gespräche halfen mir ein wenig, das aufzudröseln. Und so versuchte ich, nach Abschluss der Behandlung eine kontinuierliche psychologische Unterstützung zu finden. Doch wollte es nie so recht passen. Und als ich schließlich ganz in meinem neuen Alltag angekommen war, gerieten die quälenden Fragen mehr und mehr aus dem Fokus.

Was das Medizinische betrifft, machte ich noch einen kleinen Schlenker abseits des Standards. Es stellte sich heraus, dass mein duktal-invasiver Knoten umgeben war von einer sogenannten Krebsvorstufe – einem duktalen Carcinoma in situ (DCIS). Solch eine Wucherung in den Milchgängen hat das umliegende Gewebe noch nicht infiltriert und kann nicht metastasieren. Leider erkennt man ihre Ausdehnung in den bildgebenden Verfahren nicht präzise, und mein DCIS war ausgedehnter als vermutet. Außerdem fand man in der Pathologie heraus, dass man das kranke Gewebe mit zu wenig Sicherheitsabstand herausgeschnitten hatte. All das sprach nun für eine zweite OP nach der Chemo.

In den ersten Chemozyklen war ich von den Nebenwirkungen des Giftcocktails völlig ausgeknockt gewesen. Ich hatte diese neuen Informationen einfach hingenommen. Nun aber, nach knapp vier Monaten, fand ich in einem Eckchen meines Hirns wieder die Kraft, weiter über mein Tumorschwein nachzudenken. Ich hatte erfahren, dass es in meiner Verwandtschaft Brustkrebserkrankungen in jungen Jahren gegeben hatte. Deshalb machte ich einen Test auf Genmutationen, die das Krebsrisiko erhöhen. Mir wurde klar, dass ich für den Fall einer Genmutation eine prophylaktische Mastektomie der gesunden Brust in Erwägung ziehen würde.

Und so waren die letzten Chemowochen noch einmal sehr kräftezehrend: Mein Ärzteteam befand eine weitere Mammografie für notwendig – vier Monate nach der OP eine äußerst schmerzhafte Prozedur. Ich musste den Gentest anleiern und der netten Ärztin erklären, dass ich das Ergebnis unbedingt vor der zweiten OP benötigte. In meinem Hirn machte sich das sperrige Wort Brustrekonstruktion breit. Aber all das lenkte mich wenigstens von dem Kribbeln ab, das sich schon recht früh nach den ersten Gaben Paclitaxel in Händen und Füßen bemerkbar gemacht hatte.

Der Gentest war negativ. Die Entfernung beider Brüste war somit vom Tisch. Doch wie sollte es mit der betroffenen Brust weitergehen? Die Therapieleitlinie verwies sanft auf eine erneute brusterhaltende Operation. Sicher die weniger radikale OP-Variante. Doch wäre ich so nicht ohne anschließende Bestrahlung davongekommen. Und vor der hatte ich einen Heidenrespekt. Nicht nur wegen möglicher Fibrosen, Verbrennungen und Schmerzen, sondern vor allem, weil sie die linke Seite – die Herzseite – betroffen hätte.

Während die ersten Untersuchungen immer klar auf die nächsten Schritte hingedeutet hatten, war es bei der zweiten OP nun anders. Ich wusste lange selbst nicht genau, worauf alles hinauslaufen würde. Wieder informierte ich mich so genau wie möglich über sämtliche Therapieoptionen, und wieder half mir das, die Erläuterungen der Ärzte, so genau es ging, einzuordnen. Am Ende tat ich, was sich für mich richtig anfühlte. Ich entschied mich für eine Mastektomie mit sofortigem Silikonaufbau.

Man findet kaum Erfahrungsberichte, wie es sich mit so einer Silikonbrust lebt. Ich hatte Angst. Innerlich stellte ich mich vorsichtshalber auf einen schielenden, gefühllosen Lehmklumpen ein. Aber es kam besser. Den Nippel durfte ich behalten. Sollte der nicht lieber weg, puckerte eine Stimme in mir, aber der Operateur sah dafür überhaupt keinen Anlass. Meine neue Brust sieht schön aus. Die durchtrennten und gereizten Nerven wachsen langsam wieder nach, es ziept und muckt und lebt darin – ich nenne es mein Busenmeckern. Ich habe die neue Brust angenommen.

Meine Therapie mündete in einen wunderschönen Sommer, in dem ich wacker bereits längere Strecken mit dem Fahrrad zurücklegte. Danach war ich jedes Mal absolut platt, aber ich steigerte mich. Im September trat ich eine Reha an der Ostsee an, drei wunderbare Spätsommerwochen. Kurz darauf begann ich wieder zu arbeiten. Als ich, die ich die letzten Jahre immer freiberuflich gearbeitet hatte, sechs Monate später ein Angebot für einen festen Vollzeitjob bekam, sagte ich zu. Ich war froh, neue Themen in den Kopf zu kriegen. Schon vor der Erkrankung hatte ich nach beruflichen Veränderungswegen gesucht. Verrückt, dass es jetzt, mit einem Grad der Behinderung von 50, plötzlich klappte. Mir ging es richtig gut!

Und so wollte ich die Geschichte enden lassen, als eine Erinnerung an die gut einjährige Episode mit Chemo, OP und Antikörpertherapie. Ich hatte den Krebs bezwungen. Nicht einmal Antihormone musste ich schlucken; der Tumor war hormonnegativ gewesen. Es war alles gut. Der Schrecken war überstanden, die Wut aufs Tumorschwein verflogen.

Doch nun kam etwas, womit ich nicht gerechnet hatte: die schwer erträgliche Ungewissheit, als der Schutz des Therapieschilds endete. In die Diagnose bin ich ungläubig hineingestolpert, aber heraus finde ich nun nicht so recht. Es gibt Tage, da erscheint mir das Leben nach der Brustkrebserkrankung als die eigentliche Herausforderung. Es wird mit der Zeit auch nicht besser, sondern schlimmer. Ja, ich habe Angst. Und darüber zu reden, ist fast unmöglich. Für mein privates Umfeld habe ich den Krebs hinter mir gelassen; gegenüber neuen Kollegen thematisiere ich ihn gar nicht. Aber jedes Busenmeckern, jeder kleine Schwindel erinnert mich unweigerlich an den ungebetenen Gast, der vor drei Jahren zu mir kam. Ich versuche, die Gefühle einzuhegen, ihnen einen festen Raum zuzuweisen.

Merkwürdigerweise sind es zwei kleine Buddha-Figürchen, billige Teelichter aus Plastik, die mir dabei helfen, mein Gleichgewicht wiederzufinden. Ich zünde die Lichter an und versuche, die negativen Gefühle, die Angst, die Unsicherheit und die dunklen Gedanken in Gelassenheit umzuwandeln. Oft gelingt mir das. Aber es ist und bleibt für mich die größte Herausforderung meines Lebens. Nächste Woche steht der nächste Kontrolltermin an. ■

SEITENBLICKE:
EINIGE HILFREICHE TOOLS AUS DER PSYCHOONKOLOGIE

Florentine Larbig und Silke Meier,
Psychologische Psychotherapeutinnen

Zu den häufigsten emotionalen Belastungen bei einer Krebserkrankung gehören Niedergestimmtheit und Trauer, nicht selten begleitet von Schuldgefühlen und Wut, sowie vielfältige Ängste.

In der psychoonkologischen Behandlung werden viele Strategien genutzt, die allgemein bei Belastungen hilfreich sein können. Zunächst einmal geht es darum, den Gefühlen, die zwar schmerzhaft, aber völlig berechtigt sind, Raum zu geben. Durch das Gewahrwerden, die Akzeptanz der Gefühle und deren Durchleben findet bereits eine Verarbeitung statt. Gefühle hingegen wegzudrücken kann zu deren Fortbestehen, einer erhöhten inneren Anspannung oder sogar psychosomatischen Beschwerden führen. In manchen Situationen, wie beispielsweise bei Ängsten vor Nachsorgeuntersuchungen, kann aber auch Ablenkung als kurzfristige Strategie sinnvoll sein.

Wenn viele negative selbstbezogene Gedanken über die Vergangenheit (zum Beispiel: „Ich bin selbst schuld an meiner Erkrankung“), die Gegenwart (zum Beispiel: „Ich bin krank und unattraktiv“) oder die Zukunft (zum Beispiel: „Ich werde nie wieder gesund“) auftreten, hilft die Therapeutin, einen Schritt zurückzutreten, eine Beobachterperspektive auf die Gedanken einzunehmen und zu erkennen: Negative Bewertungen und Annahmen sind erst mal nichts weiter als Bestandteile des Gedankenstroms, den unser Verstand ununterbrochen produziert. Sie sind aber nicht alle automatisch wahr. Daher ist eine Möglichkeit, zu lernen, sie ohne Bewertung wahrzunehmen. Achtsamkeits- oder Meditationsübungen können eine solche Haltung unterstützen und helfen, im Hier und Jetzt zu bleiben.

Eine andere Strategie kann aber auch sein, sich zu fragen, wie realistisch oder hilfreich solche negativen Gedanken oder Angstgedanken eigentlich sind, welche Beweise und Gegenbeweise sich finden lassen und was es vielleicht für alternative, unterstützende Bewertungen gibt. Dazu kann es gerade bei Angstgedanken sinnvoll sein, sich mit den Ängsten zu konfrontieren und sie zu Ende zu denken. Oft entstehen dabei Ideen, was zu organisieren ist, welche Regelungen für den Alltag oder die Zukunft hilfreich sind, sodass die Gedanken dann wieder in den Hintergrund treten dürfen.

Gerade bei Stimmungstiefs und Antriebslosigkeit ist es hilfreich, eine gute Tagesstruktur zu planen und umzusetzen, sodass neben den Pflichten auch positive und kraftgebende Aktivitäten vorkommen. Eine Entspannungstechnik wie Progressive Muskelentspannung nach Jacobson, autogenes Training oder eine Atemübung zu erlernen, kann dabei unterstützen, das innere Anspannungsniveau zu senken und mehr Gelassenheit zu entwickeln. Auch der Einsatz von Imaginationstechniken kann zur Stärkung und Stabilisierung beitragen. Dabei werden positive innere Bilder bewusst gemacht, wie etwa ein eigener innerer Wohlfühlort oder eine schöne Erinnerung, die nach etwas Übung jederzeit in der Vorstellung abgerufen werden können.

Auch Bewegung und Sport – immer im Rahmen der eigenen körperlichen Möglichkeiten – können dabei helfen, Stress zu reduzieren und die eigene Befindlichkeit zu verbessern. ■

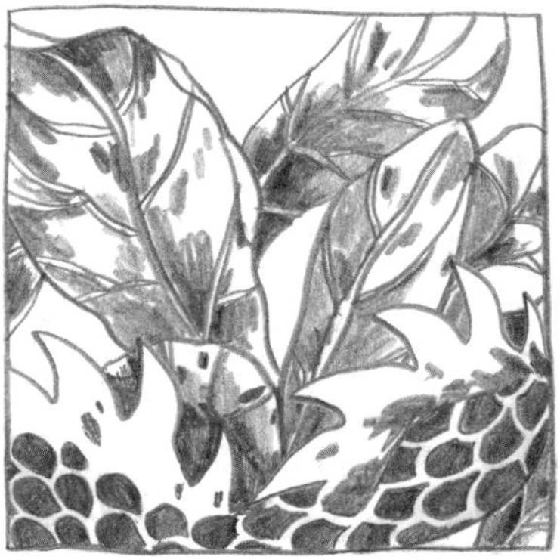

GLÜCKSKIND

Fiducia

Diagnose Brustkrebs mit 48

Der Himmel ist nicht einfach blau. Der Wind weht nicht einfach nur. Genauso wenig, wie Blumen einfach nur duften oder die Sonne einfach nur wärmt. Über Nacht haben sich meine Sinne verändert, ich rieche, schmecke, höre, sehe und spüre alles mit einer nie gekannten Intensität. Zärtlich und mit unfassbarer Langsamkeit streicheln Wind und Sonne meine Haut. Es gibt zu wenige Namen für die zahllosen Blautöne des Himmels und überhaupt keine auch nur annähernd passende Beschreibung für die paradiesischen Aromen, mit denen die Blumen meinen Garten erfüllen. Die Bienen, Käfer und Fliegen summen und brummen in unendlich vielen Tonlagen, und der Erdbeerkuchen auf meinem Teller schmeckt so unfassbar lecker wie noch nie etwas je zuvor. Noch bis vor Kurzem war ich davon überzeugt, ich könne all das Schöne in der Welt, auch im Alltäglichen, besonders gut wahrnehmen. Ich habe mich geirrt. Ich bin unter einer Glocke durch die Welt gelaufen und habe von allem nur eine Andeutung bemerkt, während ich nun alle Eindrücke mit einer Tiefe spüre wie nie zuvor, fast so, als wären mir Superkräfte verliehen worden.

Diese Gedanken gingen mir durch den Kopf, an einem Tag kurz nach der Diagnose Krebs. Die Glocke war fort. Eine Träne lief über meine Wange, ohne dass ich hätte sagen können, weshalb. Vor Glück über meine neue Gabe vielleicht oder vor Trauer, weil ich nicht wusste, wie lange ich sie noch würde genießen können. Inflammatorisches Mammakarzinom. Klingt eigentlich ganz melodisch, dachte ich. Viel freundlicher als entzündlicher Brustkrebs.

Dass etwas mit mir nicht stimmte, wusste ich schon länger: Da war diese extreme Erschöpfung und zuletzt eine Rippenfellentzündung ohne erkennbaren Grund. Unsere Katze war plötzlich auffällig anschmiegsam, wollte ständig auf meinen Schoß, obwohl sie eigentlich auf meinen Mann fixiert ist. Nun hatte ich die Diagnose schwarz auf weiß. Auf eine merkwürdige Art war ich dankbar, wohl deshalb, weil ich in einem so frühen Stadium von der Erkrankung erfahren hatte. Viele Frauen mit inflammatorischem Mammakarzinom werden lange auf eine Brustentzündung behandelt, bevor festgestellt wird, dass dies gar nicht die Ursache für die gerötete Haut ist. Erst dann wird nach dem Herd gesucht, der auch nicht immer gefunden wird. Ich hatte Glück: Vor drei Wochen saß ich mit einem Milchkaffee auf der Terrasse, als mich ein Insekt am Dekolleté kitzelte. Beim Versuch, es wegzuwischen, fiel es in meinen BH. Als ich es wieder herausangeln wollte, spürte ich eine Verhärtung in meiner rechten Brust. Berufsoptimistin, die ich bin, dachte ich zuerst an zyklusbedingte Veränderungen. Doch eine Woche später konnte ich den Knubbel immer noch ertasten und tippte auf eine Zyste. Bei Gelegenheit wollte ich einen Termin bei meiner Frauenärztin machen. Meine Kolleginnen waren besorgter als ich und drängten, mich bald untersuchen zu lassen. Auch meine Frauenarztpraxis nahm den Knoten ernst und gab mir einen kurzfristigen Termin.

Schon auf den ersten Blick stellte die Ärztin fest, dass meine rechte Brust gerötet und die Haut im Mamillenbereich lederartig verändert aussah. Das war mir zuvor überhaupt nicht aufgefallen. Wollte ich das einfach nicht sehen, frage ich mich heute. Die Ärztin machte einen Ultraschall und sagte mir deutlich, aber zugleich mitfühlend, dass sie besorgt sei. Sie riet mir dringend zu einer Mammografie, da auch ein Lymphknoten in der Achsel stark vergrößert sei. Eine Zyste sei das definitiv nicht. Allmählich überkam mich ein ungutes Gefühl.

Ich kehrte zurück zur Arbeit, telefonierte zwei Radiologiepraxen ab und bekam noch am gleichen Tag einen Mammografietermin. Wieder Glück gehabt. Die junge Arzthelferin informierte mich nach der Untersuchung, dass die Ärztin nun noch einen Ultraschall machen würde. Die Radiologin war sehr empathisch. Noch während der Sonografie teilte sie mir mit, dass sie den Knoten und den vergrößerten Lymphknoten gern sofort biopsieren würde, wenn mir das recht sei. Ich war dankbar für die Fürsorge und froh, dass ich keinen neuen Termin brauchte. Auch die Biopsie verlief reibungslos; zwar etwas unangenehm, aber schmerzfrei. Hatte ich schon erwähnt, dass ich ein Glückskind bin? Wie eine Unbeteiligte registrierte ich all die Untersuchungen und wunderte mich über meine Gelassenheit. Selbst als die Ärztin mir mitteilte, dass ich mit dem Befund „inflammatorischer Brustkrebs" rechnen müsse, blieb ich gefasst. Später zu Hause informierte ich mich im Internet über diese Krebsform, von der ich zuvor noch nie gehört hatte. Was ich las, erschreckte mich. Im Netz fand ich fast ausschließlich Horrorgeschichten, vielleicht auch, weil man noch relativ wenig weiß. Trotzdem blendete ich die Angst aus und recherchierte, kühl und distanziert, alles, was ich dazu finden konnte: Therapieoptionen, Heilungschancen, Überlebensraten, Chemo und Bestrahlung unausweichlich, Brustamputation, hohes Rückfallrisiko …

Aha. Das passt ja gerade nicht so gut, dachte ich. Vor Kurzem erst hatte meine Mutter eine Krebsdiagnose bekommen, und ich wollte so gerne für sie da sein, trotz der 120 Kilometer, die uns trennen. Wie sollte das nun gehen? Und überhaupt: Wie sollte ich ihr von meiner Diagnose erzählen? Vielleicht wird ja ein Wunder geschehen und die Pathologie Entwarnung geben, tröstete ich mich. Tief in mir glaubte ich daran aber nicht.

Eine Woche später saß ich zur Besprechung des Befundes vor meiner Frauenärztin. Sie wirkte nervös, wie sie Blätterstapel von links nach rechts und wieder zurückschob. Wir kennen uns schon lange. Vor 20 Jahren musste sie mir schon einmal eine andere Krebsdiagnose mitteilen, die Ärmste. Und so sagte ich zu ihr mit einem hoffentlich tröstenden Lächeln: „Also, ich weiß, dass ich Krebs habe. Ist es wirklich der inflammatorische?" Schnell schob ich noch ein paar Fragen nach: „Wie ist die Prognose? Was passiert als Nächstes?" Sie wirkte erleichtert, bestätigte die Diagnose: „Leider eine sehr aggressive, schnell wachsende Form, die aber erfahrungsgemäß sehr gut auf Chemo anspricht." Sie bat mich eindringlich, mich nicht mit Prognosen zu beschäftigen. Zu spät.

Am nächsten Tag ging ich zur Friseurin meines Vertrauens und ließ mir eine Kurzhaarfrisur verpassen. Die wollte ich immer schon mal ausprobieren, aber bisher hatte mir dazu der Mut gefehlt. Nun hatte ich nichts mehr zu verlieren. Ich war überrascht von dem Ergebnis, freute mich, dass ich mich getraut hatte und über die Komplimente zum neuen Look.

In der Woche darauf ging ich, begleitet von einer sehr lieben Freundin, zum nächstgelegenen Brustzentrum. Dort bestätigte man die Diagnose. Die Ärzte schlugen zwei dosisdichte Chemotherapien vor und eine Antikörpertherapie. Das passte zu den Leitlinien. Deshalb verzichtete ich darauf, eine Zweitmeinung einzuholen. Danach erwarteten mich die vollständige Entfernung der rechten Brust und Bestrahlungen. Freundinnen hatten das Brustzentrum gelobt und viel Positives über die Behandlung dort berichtet. Das weckte mein Vertrauen. Einen dicken Pluspunkt lieferte der Onkologe durch seine Antwort auf meine Frage nach der Prognose. Vermutlich, ohne zu wissen, welch große Bedeutung seine Worte für mich hatten, sagte er: „Wissen Sie, das ist doch nur eine Zahl. Sie sind ein Mensch. Selbst wenn die Chance nur eins zu einer Million wäre: Weshalb sollten Sie nicht die ‚eins' sein? Sie können sich darauf verlassen, dass wir alles tun werden, damit Sie wieder gesund werden." Diese Sätze enthielten zwei große Geschenke: Hoffnung und Vertrauen. Auf diese Weise gestärkt, stellte ich meine Ernährung um, verzichtete auf Zucker, aß keine Wurst mehr, erhöhte deutlich den Gemüseanteil in meiner Nahrung und stellte komplett auf Vollkornprodukte um. Außerdem unternahm ich ausgedehnte Spaziergänge und informierte mich über Komplementärmedizin. Das alles gab mir das tröstliche Gefühl, selbst etwas dazu beitragen zu können, um gut durch die Therapiezeit zu kommen und meine Heilungschancen zusätzlich zu verbessern. Tatsächlich fühlte ich mich innerhalb kürzester Zeit deutlich fitter. Die Staging-Untersuchungen, durch die eine Metastasierung ausgeschlossen werden sollte, ergaben keine Auffälligkeiten. Nur an einer Rippe zeigte sich ein Befund, den man im Auge behalten wollte.

Auf die erste Chemo blickte ich mit Vorfreude. Ich glaube, es lag daran, dass ich etwas Substanzielles tun und endlich loslegen wollte. Gegen die berüchtigte Übelkeit gab es Medikamente, und auch für alle anderen möglichen Nebenwirkungen fühlte ich mich ausreichend gewappnet. Ich ging optimistisch zur ersten Infusion. Wieder zu Hause angekommen, war ich zuversichtlich, dass ich alles gut schaffen würde. Dann kam die Übelkeit. Über mehrere Stunden erbrach ich mich und würgte, bis ich vor Erschöpfung mit dem Eimer im Arm einschlief. Aller Optimismus war verflogen. Wie sollte ich so die nächsten fünf Monate Chemotherapie überstehen? Doch ich hatte wieder Glück, am nächsten Tag ging es mir schon etwas besser. Nach einem Telefonat mit dem Onkologen stellte sich heraus, dass die Dosis zu hoch berechnet worden war. Man hatte mein Gewicht bei Diagnosestellung als Grundlage genommen. Durch meinen gesünderen Lebenswandel hatte ich aber deutlich abgenommen. Nach der Neuberechnung waren die nächsten Infusionen verträglicher. Ich ging weiterhin jeden Tag spazieren und war bereits fünf Tage nach Ende der ersten Chemophase in der Lage, 14 Kilometer zu wandern. Mit Beginn der zweiten Chemo konnte ich sogar ein Krafttraining beginnen.

Die viele Bewegung und dass ich auch selbst etwas für mich tun konnte, haben viel dazu beigetragen, dass ich auch bei den weiteren Behandlungsschritten optimistisch geblieben bin – trotz zunehmender Nebenwirkungen. Auch die große Anteilnahme, die mir entgegengebracht wurde, hat mir sehr geholfen – von meiner Familie, Freunden und Kolleginnen, aber auch von Menschen, von denen ich das nie erwartet hätte. Es war beglückend zu erfahren, welch stärkende Wirkung Menschen haben können, die an einen denken und Gutes wünschen.

Die eindringlichste Erfahrung in dieser Zeit war mein neuer Zugang zum Wald. Hier fand ich nicht nur Ruhe, sondern fühlte mich auch körperlich gestärkt. Wieso das so war, wollte ich genau wissen, las Bücher wie „Der Heilungscode der Natur“. Überrascht stellte ich fest, dass es bereits Studien über den von mir erlebten Effekt gab. Auch wenn er sich nicht messen lässt, kann ich ihn spüren. Allein diese Erfahrung hat mir viel Vertrauen in meinen Körper zurückgegeben. Noch immer gehe ich regelmäßig in den Wald, um in meinen Körper hineinzuhorchen, dort erspüre ich ihn am intensivsten. Die Momente, wenn ich dem Vogelkonzert zuhöre, die Sonne durch das Laub scheint und es ganz wunderbar nach Erde, Holz und Pilzen riecht, sind für mich Augenblicke tief empfundenen Glücks. Es gibt sogar eine Fortbildung in Natur- und Wildnispädagogik. Dort habe ich mich angemeldet, um mehr zu erfahren und mein Wissen an andere Interessierte weiterzugeben.

Die zweite Chemo habe ich mit einer tiefen inneren Zuversicht begonnen, dass alles gut werden würde. Ganz selbstverständlich bin ich davon ausgegangen, dass am Ende alle Krebszellen vollständig ausgemerzt sein würden. Tatsächlich kam es dann auch so. Gut fühlte sich für mich aber nicht nur der Befund an. Das „Alles gut" umschloss auch den Glauben daran, dass ich meinen Beitrag leisten kann, um dem Lauf der Dinge die eine oder die andere Richtung zu geben, dass sich am Ende aber alles fügt. Es fällt mir schwer, das zu erklären. Aber diese Überzeugung hat eine zutiefst beruhigende Wirkung auf mich. Ich bin weiterhin krebsfrei und beschäftige mich gedanklich nicht damit, ob oder wann ich vielleicht wieder an Krebs erkranke. Es wird kommen, wie es soll, und ich werde das Beste aus dem machen, was das Schicksal für mich bereithält. Bis dahin spüre ich jeden Tag in mich hinein, fühle nach, ob ich wieder unter der Glocke bin. Und falls ja, lupfe ich sie ganz schnell. ■

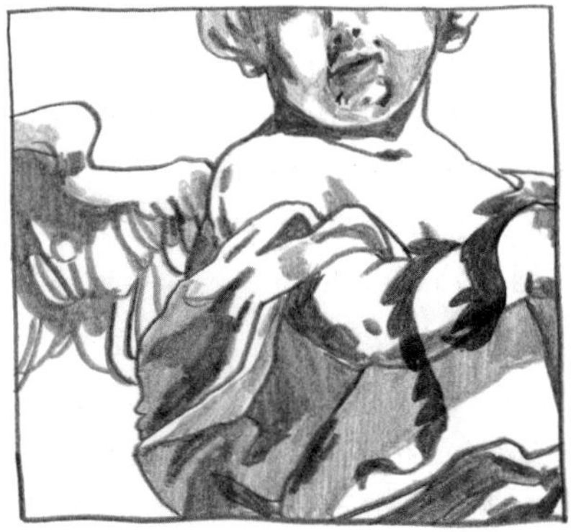

VON GUTEN MÄCHTEN

Tanja Krämer

Multiples Myelom mit 50, Diagnose Gallengangskarzinom mit 51, Lungenmetastasen mit 53

Heute ist mein 50. Geburtstag. Der 16. Dezember – und zugleich der dritte Advent. Ich liege im Bett, blinzle den Schlaf fort. Draußen wird es langsam hell. Ich freue mich auf die kleine Feier, die für mich geplant ist, auf meine Familie, meine beiden Töchter Tabea und Lilian. Mein Sohn Raphael ist gerade in Australien. Er fehlt mir.

Ich schließe die Augen, und meine Gedanken schweifen ab. Ich denke an meine wunderbaren Kinder, meine glückliche Familie, über 21 Jahre Eheleben. Doch dann der Bruch, die Trennung, die riesige Erleichterung, als mein Ex Anfang des Jahres endlich auszieht. Aber Ruhe gibt er auch dann nicht.

Eine zermürbende Zeit. Im Herbst dann eine Migräneattacke mit heftigen Ausfallerscheinungen. Ich habe Sehstörungen, mein Körper gehorcht mir nicht mehr. Ich kann kaum sprechen. Ich habe Panik. Meine Kinder bekommen Angst, es könnte ein Schlaganfall sein, und rufen den Notarzt. Ich komme mit Blaulicht ins Krankenhaus, und dort stellt man eine schwere Influenza-Infektion fest.

Man päppelt mich wieder auf, aber bei der Entlassung geben die Ärzte mir den Rat, mein Blut untersuchen zu lassen. Ich bekomme eine Überweisung zum Hämatologen, doch die Facharztsuche erweist sich als zäh und dauert Monate. Es ist frustrierend.

Halt! Du verträumst noch den ganzen Tag, Tanja! Raus aus dem Bett! Heute ist dein 50. Geburtstag, ab jetzt soll es bergauf gehen. Wohlige Wärme breitet sich in mir aus und vertreibt die düsteren Gedanken. Endlich Frieden. Es wird ein wunderbarer Tag.

Im Januar schließlich der Termin in der hämatologischen Ambulanz: Sie untersuchen mein Blut, und ich muss zur Knochenmarkpunktion – nur unter örtlicher Betäubung. Es tut unglaublich weh, und ich schreie vor Schmerzen. Das Ergebnis der Punktion macht mit einem Paukenschlag all meine Hoffnungen und Wünsche zunichte.

Die Diagnose: Multiples Myelom, eine Form von Leukämie, eine Erkrankung der Plasmazellen im Knochenmark. Plasmazellen sind bestimmte Zellen des Immunsystems, die beim gesunden Menschen für die Produktion von Antikörpern verantwortlich sind, sogenannte Immunglobuline. Sie sind sehr wichtig für die Abwehr von Erkrankungen. Meine Immunglobuline sind veränderte Krebszellen. Sie vermehren sich unkontrolliert im Knochenmark und gelangen von dort aus ins Blut. Das kann zu Anämie führen und auch Knochenläsionen und -brüche zur Folge haben. Das Multiple Myelom ist selten, gehört aber zu den häufigsten Tumoren des Knochenmarks.

Mit Beginn der Therapie werde ich krankgeschrieben. Ich bin zu Hause, bekomme eine ambulante medikamentöse Therapie. Mir geht es nicht gut, weder körperlich noch seelisch. Ich verharre, erstarre – wochenlang. Was geht mir durch den Kopf? Ich erinnere mich nicht. Ostern kommt und geht, ich bin wie versteinert und stehe zugleich neben mir – das Bild dieser reglosen Frau an meinem Küchentisch bleibt in meinen Gedanken.

Irgendwie geht das Leben weiter, der Alltag. Ich komme gerade vom Einkaufen, da fallen mir die Taschen aus der Hand, peng, auf den Boden. Mein Herz macht einen Luftsprung: In der Küche sitzen Raphael und Anna. Sie sind früher zurück von ihrer großen Australienreise. Was für ein wahnsinniges Glück, ihr seid gesund und lebensfroh, nach diesen vielen Monaten noch zusammen, Bewunderung für euch! Jetzt werde auch ich wieder mutiger und sammle mentale Kraft und Stärke.

Im Sommer steht ein wichtiger Termin an: meine Scheidung. Mein Ex hat mir mein Dasein im letzten halben Jahr erschwert, wo er nur konnte. Auch auf Tabea, Lilian und Raphael nimmt er keine Rücksicht. Und er tritt immer wieder und immer weiter nach. Ich bin fassungslos, all das nach 21 Jahren Ehe, mit dem Wissen um meine Erkrankung. Und trotz unserer gemeinsamen Kinder. Wen habe ich da geheiratet? Wie kann sich ein Mensch so verändern?

Ab Ende August muss ich für drei Wochen in die Uniklinik. Mir werden Blutstammzellen entnommen, und eine Hochdosischemo steht an. Ich bekomme Medikamente, die mein Immunsystem herunterfahren. Die Behandlung ist kraftraubend. Einmal reagiert mein Körper allergisch auf eine Blutkonserve, und meine Arme und Beine zittern so stark und unkontrollierbar, dass meine Schwester, die glücklicherweise gerade bei mir ist, meine Gliedmaßen mit aller Kraft festhalten muss. Du warst und bist mir eine so große Hilfe, liebe Silke. Danke!

Im Anschluss an die Hochdosistherapie bekomme ich die zuvor entnommenen Blutstammzellen zurückübertragen. Die Ärzte nennen das eine autologe Stammzelltransplantation. Ich liege nach wie vor auf der Isolierstation, eine mögliche Infektion hätte verheerende Folgen für mich. Ich fühle mich schwach, völlig erschöpft. Eines Abends werfe ich einen müden Blick auf mein Handy. Ich habe eine Nachricht bekommen. Es ist Musik. Mein Chor, in dem ich seit vielen Jahren singe, hat ein Lied für mich aufgenommen: „Gott hat mir längst einen Engel gesandt“. Ich kenne es gut, habe es oft mit meinen Kindern gesungen, als sie noch klein waren. Wieder und wieder höre ich mir die Aufnahme an. Die Musik tröstet mich. Sie wärmt meine Seele wie die Sonne.

Ich bin auf einem kleinen Bauernhof im Bergischen Land aufgewachsen, als älteste von vier Schwestern. Meine Eltern brachten mir den Glauben an Gott nahe. Als kleines Mädchen betete ich: „Lieber Vater, bitte hilf mir, stärke meinen festen Glauben an dich und das Gute und den Frieden und das ewige Leben unserer Seelen. Bitte schenke mir im Laufe meines Lebens ausreichend Weisheit, die Angst vor dem Tod zu überwinden …“ Jetzt bete ich weiter: „… um dir am Ende meiner Tage mit Gewissheit zu begegnen, ganz in Ruhe und im völligen Seelenfrieden. Amen!“ Was mich als Kind hat grausen lassen, die Angst vor dem Tod, kann mir heute kein Grauen mehr verursachen.

Kurz nach Beginn der medikamentösen Therapie setzen heftige Schmerzen ein. Ich habe Polyneuropathien, Nervenschmerzen in beiden Füßen. Tagsüber gelingt es mir nur in seltenen Momenten, den Schmerz zu verdrängen. Nachts ist es die Hölle. Es ist ein Gefühl wie ein grauenvolles Feuerwerk, bei dem jeder Knall in schneller Folge und an unterschiedlichen Stellen einen elektrischen Messerstich auslöst. Manchmal stampfe ich verzweifelt, so fest ich kann, mit den Füßen auf den Boden, um mit dem einen Schmerz den anderen zu bekämpfen.

Von meiner Ärztin bekomme ich Tipps zur Selbsthilfe, und zu Hause probiere ich alles aus. Den Igelball, die Faszienrolle, diverse Schmerzöle für meine Fußsohlen, Zehen und Fußgelenke. Doch nach einigen Wochen werden die Schmerzen so stark, dass ich keine Nacht mehr schlafen kann. Ich versuche mich abzulenken, recherchiere im Internet. Aber viel zu ausdauernd folge ich den falschen Berichten und Informationen – es zermürbt mich. Ich gehe die Wände hoch vor Schmerzen, es ist nicht auszuhalten. Das bringt mich an den Rand der Verzweiflung.

Die Ärztin probiert einige Medikamente an mir aus, nichts hilft. Jetzt weiß ich, was es bedeutet, einem Suizid nah zu sein. Meine Kinder sind mein Anker. Nur weil ihr immer für mich da seid – mit eurem ganzen Dasein, den pubertären Attacken, den Geschichten aus der Schule, eurer Kürmelei, der Alltagsnormalität und dem Alltagswahnsinn. Danke für eure Geduld mit mir, meine geliebten Kinder!

Meine Rettung ist schließlich die Schmerzambulanz der Uniklinik. Diesen Einfall hatte kein Arzt, sondern Silke. Auf meine Bitte hin stellt die Ärztin umgehend ein Konsil. Vor dem Erstgespräch muss ich schriftlich seitenweise genaue Angaben zur Schwere meiner Schmerzen und meiner damit verbundenen psychischen Situation machen. Aus dem Arztgespräch gehe ich mit einer Verordnung und einem Plan zur Einnahme zweier Medikamente. Und in der darauffolgenden Nacht kann ich zum ersten Mal wieder durchschlafen. Es ist wie eine Erlösung. Das Team der Schmerzambulanz hat mein Leben gerettet.

Es ist Montag, der 16. Dezember. Mein 51. Geburtstag. Wie schnell die Zeit vergangen ist. Diesmal möchte ich alle meine Herzensmenschen dabeihaben. Meine Familie, meine Kinder. Meine Freundinnen und Freunde, mit denen mich verbindet, was mir wichtig ist: die Musik, die Kinder, mein Sport. Ein wunderbares Fest! Es gibt für mich nichts Wichtigeres als liebe Mitmenschen, auf die ich zählen kann, in guten wie in schlechten Zeiten. Sie stehen mir mutig zur Seite, auch wenn ihnen die Worte fehlen. Sie sind da, wenn mich wieder und wieder negative Mitteilungen und Ereignisse heimsuchen. Diese Herzensmenschen gehen mit mir zusammen spazieren, wenn meine Kraft zum Wandern nicht reichen will. Sie suchen einfache Strecken aus, damit auch ich, die Schwächste, dabei sein kann. Sie erobern mit mir schöne

Wanderrouten, und manchmal habe ich sogar mehr Kondition als gedacht. Seit ich Krebs habe, spüre ich deutlich wie nie, wie sehr diese Menschen mich durch schwere Zeiten tragen.

Das neue Jahr beginnt mit der medikamentösen Erhaltungstherapie. Die ersten Monate verlaufen gesundheitlich ruhig. Dann plötzlich, im Juni, muss ich unerwartet ins Krankenhaus, nachdem man bei einer Routine-Blutuntersuchung schlechte Leberwerte festgestellt hatte. Das müsse man sonografisch abklären, sagen die Ärzte und versprechen mir, umgehend einen Termin zum Ultraschall zu organisieren. Leider geht das im Stress unter.

Zwei Tage später, am Freitag, bin ich zu Besuch bei einer Freundin. Sie arbeitet in einem Krankenhaus, und sie sieht sofort, dass mit mir etwas nicht stimmt. Inzwischen bin ich im Gesicht und in den Augen stark gelb. Ich erzähle ihr von meiner juckenden Haut und auch, dass mein Stuhl ungewöhnlich farblos ist. Beim Abschied muss ich ihr fest versprechen, Montagmorgen direkt zu meiner Hausärztin zu gehen.

Dort stellt sich heraus, dass meine Leberwerte noch höher geklettert sind. Ich muss sofort ins Krankenhaus. Dort machen sie einen Ultraschall und zusätzlich eine ERCP: Unter Narkose bekomme ich einen Schlauch mit einer kleinen Kamera durch den Mund in den Magen und von dort aus in die haarfeinen Gallengänge geschoben. Wie sich zeigt, sind diese durch Gewebe blockiert. Die Gallenflüssigkeit kann nicht mehr abfließen, daher meine Gelbsucht. Bei einer weiteren ERCP setzt der Arzt Plastikstents in beide Gallengänge, um sie offen zu halten, und entnimmt Gewebeproben. Es fällt das Wort „Gallengangskarzinom“.

Die Biopsie ist ohne Befund: kein Krebs. Das beruhigt mich. Bis mir der Oberarzt sagt, dieses Ergebnis könne auch trügen. Denn die Menge des Probenmaterials aus dem fadendünnen Gallengang sei extrem gering. Selbst bei Entnahme mehrerer Gewebestücke entlang des Gangs könne man eventuell an anderer Stelle vorhandene Krebszellen verfehlen. Das mache diesen Tumor so heimtückisch.

Wie viele ERCP mit Biopsien und Stentwechseln im Laufe der nächsten Monate bei mir gemacht werden – ich weiß es nicht mehr. Das Ergebnis aller Biopsien ist und bleibt negativ.

Ich bleibe beunruhigt. Ich führe Arztgespräch um Arztgespräch. „Wir können Ihnen nur anbieten, alle drei Monate eine ERCP mit Biopsie zu machen und dabei die Stents zu wechseln", sagt man mir. „Aber mit welchem Ziel?", frage ich zurück. Und in die zu lange Pause: „Damit ich am Ende doch die Krebsdiagnose bekomme?" Darauf könne man dann mit Chemotherapie reagieren, heißt es. Ich fühle mich hilflos. Wie können wir so viel Zeit vergeuden und dabei vielleicht möglichen Krebszellen erlauben, ungestört weiter zu wachsen? „Wenn es dann nicht sowieso schon zu spät ist", sage ich wütend. Meine Worte bleiben unkommentiert.

Ich komme mir vor, als sei ich nichts als eine Bilanzkennzahl, wichtig für die Wirtschaftlichkeit der Klinik. Das, worauf jeder Arzt mit seinem Berufseid schwört, vermisse ich: Menschlichkeit, die Sorge um meine Gesundheit und mein Wohlergehen als Patientin. In meinem Fall zählen offenbar nur die abgerechneten ERCP und vielleicht später noch Chemos, denke ich. Warum lässt man mich im Ungewissen und bietet mir keine chirurgische Lösung an?

Alarmiert und verängstigt, versuche ich auf eigene Faust herauszubekommen, in welchen deutschen Kliniken die Experten sitzen und wo ein Gallengangskarzinom operiert werden kann. Von meinen behandelnden Ärzten erhalte ich keine Unterstützung bei dieser Suche. Doch die mündige Patientin bleibt aktiv. Sollte da ein Tumor sein, will ich ihn loswerden.

Ich lasse nicht locker, und mithilfe meiner Krankenkasse bekomme ich schließlich die Adresse einer renommierten gastroenterologischen Klinik. Seit der ersten Gallengangsuntersuchung sind sechs Monate vergangen, eine lange Zeit. Das macht mich wütend. Am Nikolaustag werde ich schließlich in der Spezialklinik operiert. Sollte das OP-Team einen bösartigen Tumor finden, würde dieser gleich entfernt – so der Plan. Doch ich bin noch nicht wieder ganz aus der Narkose erwacht, da spricht mich einer der Chirurgen von der Seite an: „Wir konnten leider nichts mehr für Sie tun. Wir haben Sie direkt wieder zugemacht." Und weg ist er.

Meine Welt bricht zusammen. Höchstens ein paar Wochen noch, dann werde ich sterben. Mein Leben. Meine Kinder. Es ist der Höhepunkt der Corona-Pandemie, und kein Besucher darf das Krankenhaus betreten. Ich bin ganz allein. Ich schließe die Augen und weine und schluchze. Wie kann ein Mensch, noch dazu ein Arzt, eine Patientin, seinen Mitmenschen, so missachten und quälen. Null Empathie, völlige Gefühllosigkeit – aber fachlich sicher hoch qualifiziert, kompetent und leistungsstark, denke ich. Wie geht das? Jetzt bin ich richtig wach und erzähle dem Stationsarzt, was gerade passiert ist. Viel sagt er nicht dazu.

Aber wenigstens darf mich nun meine Schwester eine knappe halbe Stunde besuchen. Der empathielose Chirurg hatte auch sie am Telefon über die OP informiert – mit denselben Worten. Wir sind beide sprachlos, stehen unter Schock. Ein Psychoonkologe spricht mit mir, er wirkt entsetzt über die Worte des Chirurgen. Helfen kann er mir nicht wirklich, selbst er ist ratlos. Jedoch fordert er den Stationsarzt und auch das Pflegepersonal zu einem freundlichen, verständnisvollen Verhalten mir gegenüber auf. Jetzt werde ich immerhin angeschaut, wenn man mit mir spricht, und erst danach fasst man mich an.

Etwas Gutes hat der ganze Klinikaufenthalt aber doch noch für mich. Ich bekomme eine klare Diagnose: Gallengangskarzinom (pCCC) Bismut IV. Am Untersuchungsergebnis selbst ist allerdings gar nichts gut. So muss sich ein Fausthieb in den Bauch anfühlen, samt Sturz nach hinten. Bereits nach einer halben Woche (!) werde ich entlassen, trotz großem Bauchschnitt in umgekehrter L-Form, mittig unter dem Brustbein. Nach vorn gebeugt und im Gänsefüßchenschritt verlasse ich die Uniklinik. Zwei Wochen später, an meinem 52. Geburtstag, gehe ich bereits langsam, aber immerhin zu Fuß, zum niedergelassenen Chirurgen und bekomme die Klammern, die die Narbe zusammenhalten, schmerzfrei entfernt.

Weihnachten wird trotz allem ein fröhliches Fest. Sicher, ein paar Tage habe ich gebraucht, um das alles zu verdauen und zu verarbeiten. Aber ich habe es geschafft, meinen Kopf und meine Seele aus diesem tiefen schwarzen Loch herauszuziehen. Früher war ich Leistungssportlerin, lief 5.000 und 10.000 Meter, Halbmarathon und Marathon, gewann Medaillen. Ich kann kämpfen, bis auf die Tausendstelsekunde – das weiß ich von mir. Niemals aufgeben, den inneren Schweinehund überwinden, immer und immer wieder. Ja, das kann ich. Auch für meine Kinder.

Diesmal stelle ich mir an Silvester bewusst nicht die Frage, was das kommende Jahr wohl bringen wird. Trotzdem denke ich positiv. Ich freue mich, dass ich die Chemo in vertrauter Umgebung in der Uniklinik machen kann, in der ich schon die Therapie gegen meinen Blutkrebs bekomme. Zum ersten Arztgespräch in der Gastroenterologie im Januar begleitet mich Silke – vier Ohren hören mehr als zwei. Der dortige Arzt zeigt sich erfreulicherweise empathisch und zugewandt.

Doch die Portlegung – eigentlich eine Kleinigkeit – wird zur Tortur. Ich bekomme nur eine örtliche Betäubung, und der Eingriff wird fast komplett von einer angehenden Ärztin vorgenommen. Für sie ist es das erste Mal. Für mich auch. Ich kann das Gespräch genau verfolgen und bekomme jeden Fehler zu hören und zu spüren. Es ist unbeschreiblich schmerzvoll. Mir laufen die Tränen in die Ohren und den Hals hinunter. Ich weine und versuche trotzdem während der ganzen Zeit so ruhig wie möglich zu bleiben, konzentriere mich auf meine Atmung. Warum hat man mir keine

Kurznarkose angeboten, zum Beispiel mit Propofol? Warum diese unnötige Quälerei?

Ende Januar startet die palliative Chemotherapie. Künftig muss ich alle drei Monate zum CT/MRT, dazu wird die schon bekannte ERCP mit Biopsie und Stentwechsel wieder aufgenommen. Die Therapie wirkt. Das in der Chemo enthaltene Platin sorgt für ein weiteres Fortschreiten der Polyneuropathien und der Taubheit in Füßen und Fußgelenken. Und ich verliere zum zweiten Mal meine Haare. Das geht mir sehr nahe. Die Perücke bleibt allerdings im Schrank, es wird auch diesmal die Mütze. Mein Erkennungszeichen, dass ich krebskrank bin.

Im Sommer bietet mir die Uniklinik nach einem Beschluss des Tumorboards eine OP an. Ich nehme zwar ein Gesprächsangebot in der Chirurgie wahr, aber ich will diese OP nicht. Nicht in dieser Klinik, in der ein solcher Eingriff höchstens zwei- oder dreimal im Jahr gemacht wird. Entscheidend für mich ist dabei nicht, dass ich dabei sterben könnte. Der Grund für mein Nein ist vielmehr das hohe Risiko, zum Pflegefall zu werden. Und das will ich auf keinen Fall. Dann lieber weiter Chemo – damit bliebe mir immerhin etwas mehr Zeit mit meinen Kindern.

Mein Onkologe akzeptiert diese Entscheidung nicht. Er sagt, die Chirurgie mache ihm Druck. Schon wieder scheint es um Gewinnmaximierung zu gehen. Diesmal bringt wohl eine große Leberoperation mehr Geld als ERCPs. Die mündige Patientin kommt wieder ins Spiel. Nach großer Recherche bitte ich die Charité in Berlin um eine Zweitmeinung. Ich informiere meinen behandelnden Onkologen. Er will meine Entscheidung noch immer nicht akzeptieren. Er wirkt genervt. Mein Vertrauen schwindet weiter.

Ich bekomme das Gefühl, dass er auch von seinen Chefs genötigt wird, mich zur OP zu überreden. Er kommt mit immer abstruseren Argumenten, vergleicht am Ende sogar meine gesundheitliche Situation mit der eines beschädigten Wagens in einer

Autowerkstatt. Schließlich teilt er mir mit, die angebotene OP sei nun in dieser Uniklinik ohnehin nicht mehr möglich. „Berlin will doch nur das dicke Geld für die OP verdienen", sagt er und wirkt dabei wie ein eingeschnapptes Kind. Ich bin entsetzt.

Ich telefoniere noch einmal mit der Charité. Das Bildmaterial ist dort eingegangen und wird im nächsten interdisziplinären Tumorboard besprochen. Dieses stuft meinen Fall als nicht operabel ein. Ich bin enttäuscht, obwohl mir dieses Ergebnis zeigt, dass meine Entscheidung richtig war. Das nächste CT/MRT steht im November an. Es ist kein Tumorgewebe in der Leber mehr nachweisbar. Damit hatte niemand gerechnet. Die Chemotherapie wird abgesetzt, und ich bitte die Charité um eine erneute Einschätzung meiner Situation.

Ich werde 53, unspektakulär. Weihnachten kommt und geht, dann Silvester. „Same procedure as every year!", denke ich. Es ist Mitte Januar, ich gehe längst wieder arbeiten, habe eine Stelle in der Verwaltung. Der Alltag hat Einzug gehalten. Ich sitze am Schreibtisch, da klingelt mein Handy. Vorwahl 030 – Berlin? Was hat das zu bedeuten? Mein Herz rast, der Puls überschlägt sich, ich gehe ran. Die Stimme am anderen Ende klingt ruhig. Es ist ein Assistenzarzt der Charité. Sie schlagen mir eine Operation vor. „Können Sie sich das vorstellen? Überlegen Sie es sich." Ich brauche keine Bedenkzeit. Mit zittrigen Händen notiere ich alle Details, und als ich auflege, laufen mir vor Erleichterung die Tränen übers Gesicht.

Silke fährt mich nach Berlin. Ich habe kaum geschlafen. Frühmorgens werde ich aufgenommen. Wegen Corona darf sie mich nicht zu den Untersuchungen begleiten, die darüber entscheiden, ob die achtstündige Operation stattfinden kann. Ich habe Glück: kein neuer Befund. Auf dem Nachttisch neben meinem Krankenhausbett steht eine kleine Gummigiraffe, die mir meine Arbeitskollegin als Glücksbringer mitgegeben hat. Meine Kinder und viele meiner Herzensmenschen versprechen mir, am Tag des Eingriffs eine Kerze für mich anzuzünden. Das tut gut, und an all das denke ich, als ich endlich auf dem OP-Tisch liege. Ich bete, bis die Narkose wirkt und ich einschlafe.

Langsam, ganz langsam wache ich auf. Die Sonne scheint durchs Fenster, und eine Schwester sagt: „Wie geht es Ihnen? Nein, trinken dürfen Sie noch nicht." Ich lebe! Ein Prickeln durchströmt meinen Körper. 75 Prozent der Leber sind entfernt, ein befallener Lymphknoten an der Restleber kann jedoch nicht weggenommen werden, da von der Leber mindestens 25 Prozent erhalten bleiben müssen. Die Intensivstation kann ich nach einem Tag verlassen, und ich darf sofort aufstehen. Das muss ich auch, ganz vorsichtig. Ich rolle bedächtig über die Seite, gar nicht so einfach, das mit möglichst wenig Schmerzen hinzubekommen. Behutsam komme ich zum Sitzen, Stehen und schon bald auch zum Gehen.

Die Physiotherapeutin hilft mir, trotz diverser Beutel über den Krankenhausflur zu gehen, – oder besser gesagt, zu schleichen. Aber bald steige ich in Begleitung sogar Treppen. Und schließlich ist es endlich so weit: Ich darf nach draußen an die frische Luft. Die Sonne scheint, und langsam schlurfe ich die Allee entlang. Es ist schön hier. Nichts zu spüren von einer Krankenhausatmosphäre. Ich freue mich über den regelmäßigen Besuch, den ich trotz der vielen Kilometer kontinuierlich, schön abwechselnd, von meiner Familie erhalte. Nach ungefähr vier Wochen werde ich entlassen, und guter Dinge mache ich mich auf den Heimweg.

Zwei Monate nach der OP werden beim Kontroll-CT in beiden Lungenflügeln Metastasen entdeckt. Dieses Scheißgallengangskarzinom hat noch gestreut, bevor es entfernt wurde, ein Risiko, auf das mich die Ärzte vor der OP allerdings aufmerksam gemacht hatten. Ich hatte so sehr gehofft, vorerst auf Chemotherapie verzichten zu können, doch über kurz oder lang werde ich erneut nicht darum herumkommen. Ich muss diese Nachricht verdauen. Ich kann von meiner Traurigkeit erzählen und auch von dem

Glück, sie immer mit den Menschen teilen zu können, die an meiner Seite sind. Doch ganz und gar begreifen wird es wohl niemand je können. Abends weine ich, ganz allein. Am nächsten Morgen kann ich auch das Schöne sehen: Es ist Frühsommer, die Sonne scheint, und ich kann wieder zur Arbeit fahren.

Meine Krankheitspause war nicht lang, und ich weiß auch, warum. Ich gehe gerne arbeiten. Klar, als Alleinerziehende geht es finanziell gar nicht anders. Aber die Konzentration auf meine Arbeit ermöglicht mir auch eine tägliche geistige Auszeit von der schweren Erkrankung. Stress, früher kein Thema, darf heute allerdings nicht mehr sein. Ich muss auf mich achtgeben, und das ist nicht immer leicht. Meine Haare sind wieder gewachsen, optisch bin ich nicht mehr als Krebspatientin erkennbar. Einerseits genieße ich das, es gibt mir Lebensqualität. Doch andererseits wird so im Beruf auch wieder voller Einsatz erwartet – und das schaffe ich einfach nicht mehr. Soll ich mich schämen, dass ich einen Grad der Behinderung von 100 habe? Nein! Ich musste lernen, Dinge, die ich nicht ändern kann, zu akzeptieren. Alles andere packe ich an, das liegt in meiner Hand.

Drei Monate später: Der Sommer gibt alles, ein wunderschöner Urlaub in Österreichs Bergen liegt hinter uns, und ich bekomme das Ergebnis des erneuten CTs. Die Metastasen sind gewachsen, und ihre Anzahl hat zugenommen. Gut, dass es August ist, dieser freundliche, warme Monat hilft mir dabei, diesen nächsten Tiefschlag zu verkraften. Ich bin dankbar, mir geht es gut. Doch die Nebenwirkungen der Chemo lassen sich nicht verdrängen. Meine Fußsohlen sind taub und fühlen nichts mehr, das irre Dauerkribbeln reicht bis zu den Fußgelenken. Immerhin sind wenigstens die Schmerzen im Fuß weg, und dafür bin ich dankbar.

Der Sommer neigt sich dem Ende zu. Endlich ist genug Zeit nach der OP verstrichen, und ich darf wieder joggen. Welch ein großes Glück. Bald schaffe ich wieder eine halbe Stunde am Stück.

Ich muss aufpassen, wohin ich trete, darf nicht umknicken. Ich habe keine Kontrolle mehr über den sauberen Abdruck, also das Auftreten meiner Füße, und so könnte ich schnell mein Gleichgewicht verlieren und stürzen. Doch es geht gut. Mit jedem Atemzug rieche, inhaliere ich den Wald, er gibt mir Kraft, und ich träume mich weg beim Gesang der Vögel.

Im November das hoffnungsvoll erwartete Ergebnis des CTs. Die Bilder zeigen mehr Metastasen. Größere Metastasen. Niedergeschlagen mache ich mich auf den Heimweg und nehme mir vor, meinen Kindern erst einmal nichts zu sagen. Es glückt mir nicht. Beim Abendessen kommt sofort die Frage nach dem Resultat der Untersuchung. Ich bin ehrlich, erzähle den Stand der Dinge. Es tut mir so unglaublich leid, so großer Kummer in so jungen Jahren. Ich denke zurück, wie ich war mit 15 oder 18, wie leicht mein Leben war, und das macht mein Herz schwer. Eine tiefe seelische Dunkelheit umgibt mich, bestimmt eine Woche lang. Ich ziehe mich im Arbeitsalltag zurück, bin grenzenlos traurig. Wo ist meine positive Energie geblieben? Das bin nicht mehr ich. So will ich nicht sein. Stille Kämpfe führe ich. Ich zweifle. An mir. An Gott. Was habe ich falsch gemacht. Ich bin außer mir.

Irgendwann, es ist ein sonniger Novembertag, öffne ich morgens meine Augen und fühle meinen lebensbejahenden Willen wiedererwachen. Meine Zweifel sind fort. Ich bin ruhig, ganz bei mir. Ich habe große Vorbilder: meine starken und doch so gebeutelten Kinder. Ihr seid meine allergrößte Kraftquelle. Ich liebe euch aus tiefstem Herzen. Für mich gibt es keinen besseren Grund, stark zu sein.

Ja, Resilienz – darüber lese ich: Substantiv, feminin – psychische Widerstandskraft; Fähigkeit, schwierige Lebenssituationen ohne anhaltende Beeinträchtigung zu überstehen. Das ist für mich von tragender Bedeutung. Anfang Dezember treffe ich mich mit einer Freundin zum Frühstücken. Ich freue mich auf die Verabredung und habe richtig Appetit. Das Leben ist so schön! Als ich nach Hause komme, liegt im Briefkasten Post von der Rentenversicherung. Es ist der Bescheid, dass mir die Reha versagt wird. Ich lege Widerspruch ein. Ich gebe nicht auf!

Bald darauf ist mein Geburtstag. Ein glücklicher Tag. Fast drei Jahre sind seit der Erstdiagnose vergangen. Das Erlittene reicht für mehrere Leben. Heiligabend erkranke ich zum ersten Mal an Corona. Auch das noch. Gut, dass das nicht früher passiert ist.

Frohen Herzens feiere ich mit meinem Nesthäkchen Silvester. „Von guten Mächten wunderbar geborgen, erwarten wir getrost, was kommen mag …“ Dietrich Bonhoeffers Worte schenken mir Kraft und Zuversicht. ■

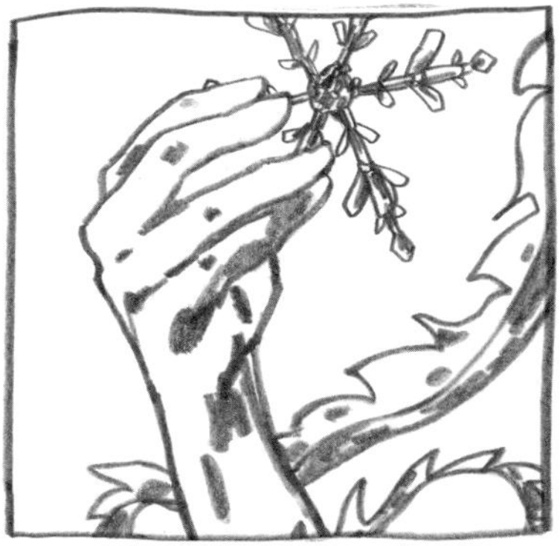

FURCHTLOS, STARK UND STOLZ

Kim

38 Jahre bei Krebsdiagnose

Ein Zugang in eine Halsvene? Ich merke erstmals, ich habe diese OP unterschätzt. Nach meiner wiederholten Frage, ob das wirklich sein muss, ballert mich die Anästhesistin kommentarlos aus dem Spiel.

Ich erwache und ahne, dass die Benommenheit besser ist als das, was ihr folgen wird. Mein erster Gedanke ist Remarque, und ich staune, dass ich einen schlauen Gedanken habe. Schlagartig setzt meine Wahrnehmung ein: Mein Bauch fühlt sich an, als hätte ihn eine Erste-Weltkrieg-Granate zerrissen und zerfetzt. Ich brülle vor Schmerz. Die Kehle, stundenlang intubiert, bleibt stumm, und ich schreie, so laut ich kann, still weiter, bis jemand in weißer Kleidung zu mir kommt und mich wieder das Bewusstsein verlieren lässt. Danke.

Fast alle in meinem Umfeld haben die gleiche erste Frage: „Wo ist der Krebs?“ Er wurde mir schnell entfernt. Die Folgen aber merke ich heute an vielen Stellen meines Körpers, an vielen Stellen in meinem Leben. Der genaue organische Ursprung ist für mich daher egal. Begleitung, Mitgefühl und Unterstützung gehen wunderbar auch ohne Diagnose und Details. Die Frage nach dem Wo, sie fühlt sich für mich enttäuschend an. Klein und banal. Sie distanziert und verkennt, wie weit Krebs, seine Behandlung und auch eigene Bewältigungsstrategien wirken, nämlich körperlich, mental, emotional, spirituell, familiär, sozial, beruflich, finanziell … Ich möchte eine andere erste Frage vorschlagen. Eine, die nicht distanziert, sondern einbindet: Was kann ich für dich tun? Und sie beantwortet meine Frage: Würde unsere Beziehung tragen, wenn es darauf ankommt?

„Es kommen so viele zu uns in die Sprechstunde zur Abklärung, und es ist fast nie was. Zu 97 Prozent ist nie was." Biopsie. Ergebnis: Ich bin unter den drei Prozent. Krebs. Bewusst beiläufig, schnell gesprochen, ohne mich dabei anzusehen. Ich mag die Art, wie ich es erfahre. Als ob man mir wünscht, die Erkrankung werde mich nur am Horizont, nur kurz und sanft streifen. Ich ruhe in mir.

„Mit einer kleinen OP ist alles gut, fast immer, in fast hundert Prozent aller Fälle." OP. Ergebnis: Ich bin unter den fast null Prozent.

Das Wort Krebs höre ich in den Klinikgesprächen nun neu mit großer Selbstverständlichkeit: Was auch immer auf mich zukommt, es wird mich nicht nur kurz und sanft streifen. „Die Wahrscheinlichkeit, dass es schlecht weitergeht, liegt nun bei 70 Prozent." Der Arzt schweigt, sucht mein Echo hierauf. Die Corona-Schutzmasken erschweren uns beiden das gegenseitige Lesen in den Gesichtern. Er lehnt sich weit vor zu mir. Wir sehen uns in die Augen und schweigen. Ich nehme meine Haltung zum Krebs ein. Hat etwas gedauert, geht nun aber schnell. Sie erfüllt und umgibt mich sofort und vollumfänglich. Meine Reaktion halte ich zurück, denn sie erscheint mir völlig unangemessen: Jubeln möchte ich! Das schaffe ich, weiß ich. Ich bin voll absoluter Gewissheit.

Aufmerksam beobachtet mich der Arzt weiter, sanft suchend, anbietend. Er wartet. Ich halte seinem Blick weiter stand, schon aus Prinzip, und spüre noch genauer in mich. Ich nehme wahr, ich bin glücklich. Meine tiefe Seele ist unverletzlich! Das macht mich furchtlos und stark und stolz. Wir sehen uns in die Augen, lassen mir Zeit, und ich werde beschenkt mit einer völlig irrealen Wirklichkeitserfahrung. Der Raum hinter mir weitet sich, überwindet die Mauern. Ich sehe vor mir nur seine Augen, die wissen und doch nicht wissen. Sehe gleichzeitig, wie hinter mir am Horizont des weiten Raumes graue Umrisse im plötzlich Bodenlosen verschwinden. Lautlos. Alle weg. Und ich bin hier, auf festem Boden, sicher und gesegnet und ganz bei mir, ganz pur, ich. Es fühlt sich großartig an, und ich mag mich, wie ich mich erlebe, mag die Gewissheit und habe Vorfreude auf meinen Stolz der Zukunft. Ich muss schmunzeln, gleichzeitig nach vorne und nach hinten, gleichzeitig im Realen und im Metaphorischen sehen zu können.

Mit einer zweiten OP soll alles gut sein. Doch eines führt dann irgendwie zum Nächsten, und es werden sechs Operationen in einem Jahr. Am Tag nach jener OP werde ich müde, unbeschreiblich müde. Eine mächtige Wolkenwand an Müdigkeit fällt auf mich. Wenn ich einschlafe, so ahne ich, werde ich wohl nicht mehr aufwachen. Ich sehe Blut, das schnell mehr wird. Ich klingele, und dann geht alles ganz schnell. „Not-OP", telefoniert die Ärztin nach drei Sekunden, wird laut: „Nein, sofort, das Blut spritzt", und dann schiebt man mich, mit dem Bett durchs Haus rennend, Richtung OP-Saal. Ich staune, dass ich völlig gelassen bin. Ich schließe die Augen, und es ist wie Schlittenfahren in der Kindheit. Es ist nichts in meiner Hand. Und doch bin ich geborgen in guten Händen. Wir schrammen an Wänden und Türrahmen entlang. Ich verstehe, von solchen Aktionen kommen die Kratzer dort, die anonym zeichnen: Ich war hier. Manchmal fahre ich seitdem mit den Fingern über solche Schrammen an Krankenhauswänden und bete mit dieser Berührung für die Menschen dahinter.

Es vergeht etwas Zeit, und eine nächste Operation steht an. Auch sie wird nicht die letzte sein, aber das ahne ich noch nicht. Während ich ins Krankenhaus gehe, zeigt Gott mir seinen Segen und lässt – unüblich für Ort und Zeit – schönste Schneeflocken auf mich schneien. Ich lächele.

Es wird schlimm, und es wird viele Monate anhalten, aber das weiß ich noch nicht. Im Aufwachraum werde ich stumm schreien. Und als ich nachts wieder zu Bewusstsein komme, kann ich weder Rumpf noch Beine bewegen, liege regungsunfähig im Dunkeln. Ich bin seelisch ruhig, doch mein Körper fühlt sich so versehrt an, dass das Bild eines Kriegslazaretts bei mir auf der Bettkante bleibt. Dort am Fußende sitzt als Schatten ein Mann im Mantel. Ich denke kurz an Remarque zurück. Der Herr scheint aus einer anderen, vergangenen Zeit zu kommen. Er erinnert mich an keinen meiner verstorbenen Vorfahren. In seinen Händen, die gefaltet in seinem Schoß ruhen, hält er ein Bild. Er sieht mich nicht an, nicht ein einziges Mal, nur das Bild. Still und tief trauert er um das, was er sieht. Wovon er weiß, dass er es für immer verloren hat oder bald verlieren wird. Das Bild, über dem er trauert, es bleibt mir verborgen. Doch er wird seinen Grund haben, neben mir zu sitzen. Ich überlege, ihn anzusprechen, ob ich etwas für ihn tun kann. Entscheide mich dagegen. Lasse ihn und seine Trauer aber neben mir sitzen. Gelähmt in meinem kaputten Körper muss ich mich irgendwann übergeben. Und es ist so kläglich, dass alle Geräusche plötzlich verstummen, so kläglich, dass sich die Moleküle der Luft als tröstende Decke um mich legen. Ich wusste nicht, dass das möglich ist, und es tröstet mich. Der Mann wechselt die Bettseite. Sitzt nun im etwas Helleren und schaut durch die Türe in das Licht des Ganges. Irgendwann ist er fort, und ich falle in einen traumlosen Schlaf.

Im Taghellen sehe ich klar, wie stille Sturmwolken heftiger Herausforderungen an Körper, Geist und Seele auf mich zu wehen. Gott zeigt mir bereits im nächsten Moment seinen Segen, seinen Zuspruch, und lässt erneut – unüblich für Ort und Zeit – schönste Schneeflocken vom Himmel fallen. Sie tanzen furchtlos und stark und stolz im Wind.

An Behandlungsfolgen nehme ich nahezu alles mit. Meine Herausforderung ist nicht der Krebs, nie gewesen, sondern es sind die Behandlungsfolgen. Manche werden heilen. Manche bleiben. Manche werden zu neuen Beschwerden, Folgeerkrankungen, weiteren Krankenhausaufenthalten und Operationen führen. Ich habe zuvor noch nie darüber nachgedacht, ob ich geduldig bin. Bin ich. Geduld ist sehr hilfreich.

Schon seit vier Wochen setze ich mir die Spritzen zur Thromboseprophylaxe selbst, und mit jedem Tag fällt mir die Überwindung zur Injektion in die taube Haut schwerer. Die Packung mit den Spritzen leert sich langsam. Noch zwei Spritzen. Dann bekomme ich starke Schmerzen, sodass ich mich kaum noch bewegen kann. Vierzig Grad Fieber. Erbrechen. Ich will nicht wieder ins Krankenhaus. Bitte nicht. Ich bleibe zu Hause. Erst als Bewusstseinstrübungen einsetzen, kehre ich ins Krankenhaus zurück. Ich habe Entzündungen und Eiter im Bauch, Peritonitis, Pech. Der Arzt duzt mich mittlerweile. Er will noch in der gleichen Nacht operieren. Bitte nicht. „Draußen ist Corona und eh nichts los, also kannst du genauso gut mit uns abhängen." Als ich fast in Ohnmacht falle, gebe ich meinen Widerstand auf. Allein schaffe ich das nicht. Ich hänge schließlich so schlapp da, dass er mich umarmt, so unverfänglich herzlich, wie es ein Arzt darf. Kurz darauf schiebt man mich in den OP-Saal. Danke. Ich weiß, alles ist gut.

Am Morgen geht es mir wie selbstverständlich wunderbar, ich falte meine Kleidung und freue mich auf mein Zuhause. Wie gutgläubig von mir. Der Arzt kommt und staunt, als er mich stehend, fit und lächelnd sieht. Wie es mir geht? Gut. Er lässt sich müde auf einen Stuhl fallen. Schlechtes Zeichen. „Vier Stunden ging die OP. Danach habe ich die ganze Nacht nicht mehr geschlafen vor Sorge." Auch ich setze mich und weiß, dass ich nicht entlassen werde. Es folgen mehr Injektionen, Infusionen, Nahrungskarenz, milchige Nahrungssuppe über die Vene. Ich kann weiterhin kaum laufen, darf nicht essen. Mein Körper wehrt sich gegen die Zugänge, die jeden Tag an neue Venen angeschlossen werden müssen. Ich muss aus dem Krankenhaus raus. Ich wechsele die Strategie, beschönige, werde mehrere Tage später „in gutem Allgemeinzustand entlassen" – und übergebe mich bereits auf dem Krankenhausparkplatz wieder. Ich schleppe mich in ein Taxi, zur Apotheke, um mir nach dieser OP wieder eine neue Packung Thromboseprophylaxe-Spritzen zu kaufen.

Meine Heilung und Erholung von all den Behandlungen dauern so viel länger als gedacht. Ich werde schließlich Expertin in eigener Sache, weiß um die Standards für meine Behandlungen, für histologische Berichte, für medizinische Gesprächsführung, Regularien für meine Rezeptierungen, nur die Pharmazie lasse ich aus. Ich will so viel Gesundheit wie möglich zurück. Geduld, Wissen und Willenskraft helfen mir.

Ich feiere mit großem Herzen für mich selbst meine Feste, wie sie fallen: das Ende der Spritzen nach jeder meiner Operationen. Sechs Monate nach meiner Lazarettnacht und viele Physiotherapien später feiere ich: Ich schwebe zum ersten Mal wieder, wackelig, aber würdevoll, beflügelt vor Stolz, auf High Heels auf einer Party. Ich erzähle an diesem Abend jedem von meinem Glück. Nach neun Monaten entscheide ich, die letzten Medikamente abzusetzen. Nach zwölf zähen Monaten bin ich schmerzfrei. Endlich. Ein weiteres Jahr später mache ich meine ersten Saltos seit der Erkrankung.

Ich habe nie gegen den Krebs gekämpft. Ich bin nicht daran gewachsen oder habe etwas Wertvolles daraus gewonnen, sodass mein Leben heute besser wäre. Nein. Ich bin ich geblieben. Pur. Gesegnet selbstbewusst: Ich bin furchtlos und stark und stolz. Ich habe für meine Gesundheit gekämpft. Im Krankenhaus haben mir die Mitarbeitenden wohl dreimal das Leben gerettet. Danke, danke, danke. Meine Gewissheit, dass ich es schaffe, bezog sich nie auf mein Überleben oder meine Lebensqualität. Saltos hin oder her. Meine Zeit steht in Gottes Händen. Es ist vielmehr die Gewissheit, dass die tiefe Seele unverletzlich ist! ■

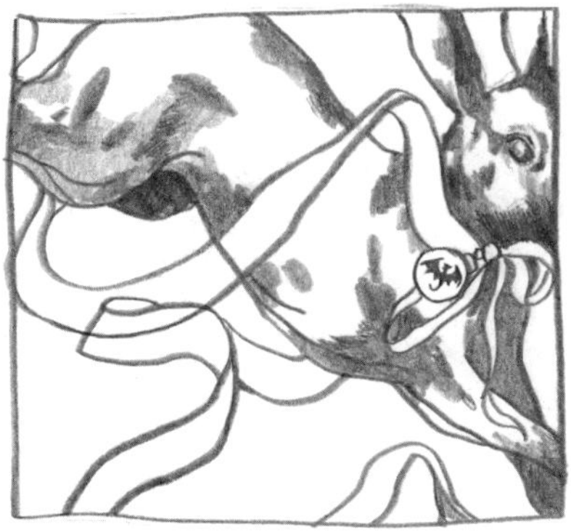

MASKOTTCHEN HASE

Margarete S.

Diagnose Krebs mit 55 Jahren

Es war ein eiskalter Frühling. Selbst ich sehnte mich nach wärmeren Tagen, obwohl ich einen kuscheligen Pelz habe und eigentlich nicht so schnell friere. Ich heiße Margarete, so wie mein Frauchen. Aber man nennt uns beide meistens Hase. Und genau das bin ich: ein Hase, und zwar einer aus seidenweichem Plüsch. Ich passe bequem in Frauchens Handtasche und trage eine lila Schleife um den Hals. Von Beruf bin ich Glücksbringer. Und in diesem kalten Frühling hatte ich alle Pfoten voll zu tun!

Schon lange hatte ich bemerkt, dass etwas nicht stimmte. Ein eigenartiges Wort, das ich nicht so recht verstand, spukte in Frauchens Kopf herum, mal mehr, mal weniger und in den letzten Wochen immer öfter: Zwischenblutungen. Als Glücksbringer finde ich Gedankenlesen leicht. Doch dieses Wort in Frauchens Kopf war mir ein großes Rätsel. Trotzdem wusste ich aus irgendeinem Grund, dass es nichts Gutes bedeuten konnte.

„Meinst du nicht, du solltest diese Zwischenblutungen abklären lassen", flüsterte ich ihr ins Ohr. „Solltest du nicht zum Arzt gehen?"

Ich probierte es immer wieder. Doch Frauchen verdrehte nur die Augen. „Nein", dachte sie. „Zu der Praxis, wo ich vor drei Jahren war, will ich nicht. Es war nur Chaos, und die Helferin konnte meinen Blutdruck nicht messen. Auf 180 war der!" Kurz darauf hatte die Blutung dann eh aufgehört. Um nach einem Jahr wieder anzufangen. Erst nur ein wenig, dann immer mehr und häufiger, und dann hörte sie nicht mehr auf.

Die Aufgabe eines Glücksbringers – oder eines Maskottchens, wie man uns in vornehmeren Kreisen nennt – ist einfach: da sein und Glück bringen. Eigentlich. Aber bei meinem Frauchen ist das häufig schwierig. Wie oft höre ich ihren Schutzengel fluchen, wenn er wieder einmal einspringen musste. Als Schutzengel-Assistent kann ich das gut nachvollziehen. Aber ich halte mich zurück. Denn mein Frauchen kann nichts dafür. Sie ist nämlich voller Liebe. Sie meint es immer gut, ist da, wenn jemand Hilfe braucht, hört zu und sorgt sich um andere. Nur wenn es um ihre eigenen Belange geht, ist sie oft hilflos, ja manchmal sogar ein bisschen unbedarft. Dann übernimmt das Chaos. Ich kann gut verstehen, dass Frauchen sich deswegen lieber erst mal um andere kümmert als um ihre eigenen Probleme. Doch jetzt ging das nicht mehr, und deswegen ließ ich nicht locker. „Versuch es doch bei einer anderen Praxis", flüsterte ich. „Ruf einfach mal an, du hast doch nächste Woche Urlaub!" Und endlich, nach langem Flüstern und Raunen, hatte ich sie dann so weit: Sie nahm ihr Telefon und ließ sich einen Termin beim Gynäkologen geben.

Schon am Montag ging es zum Arzt. Natürlich kam ich mit. Ich war in ihre Handtasche gehüpft und spähte nun vorsichtig über den Rand. „Macht einen guten Eindruck, die Praxis", dachte ich. Oh, Frauchen wurde aufgerufen. Schnell in Deckung! Ich spitzte die Hasenohren, aber die meiste Zeit verstand ich nichts. Vorsichtig hob ich ein Ohr noch ein bisschen mehr. „In welches Krankenhaus möchten Sie?", fragte der Arzt. Oh, erschrak ich. Durch das

Leder der Handtasche spürte ich, wie sich Frauchens Hand zusammenkrallte. Ich streichelte mit meinem Ohr darüber. „Hab keine Angst", sagte ich still. „Alles wird gut!"

Gleich an diesem Freitag sollten wir in der Klinik sein. Mit weichen Knien gingen wir hin. Es gab noch eine Untersuchung. Und 14 Tage später sollten wir wiederkommen, dann wollten sie bei Frauchen eine Ausschabung und eine Bauchspiegelung machen. Angst hatte sie keine. Aber klar, aufgeregt war sie schon.

Am Tag der Ausschabung waren wir viel zu früh da. Frauchen wollte alles so schnell wie möglich hinter sich haben. Es war erst sieben Uhr. Wir warteten. Um acht öffnete die Ambulanz. Es wurde neun Uhr, wir warteten noch immer. Irgendwann kam dann jemand und drückte uns einen Becher mit einer gelben Flüssigkeit in die Hand. Die musste Frauchen im Wartezimmer trinken, das sollte ihre Scheide weiten, sagte man ihr. Noch ein bisschen länger warten, und endlich ging es los. Wir durften in den Vorraum gehen, alle Anziehsachen und die Handtasche mit mir darin kamen in den Spind. Es war dunkel und staubig und langweilig. Ich hielt es kaum aus, und die Zeit fühlte sich ewig an.

Irgendwann war Frauchen wieder da: Oh, sie sah ein wenig traurig aus? Was war ihr passiert? Ich machte mir ein bisschen Sorgen. Es war schon Mittag, und Frauchens Magen knurrte bedrohlich. Kein Wunder, sie hatte nüchtern kommen müssen, und im Aufwachraum gab es nur Kekse und Apfelsaft. Dann wurde sie endlich zur Nachbesprechung aufgerufen. Die Ärztin sagte, alles sei gut verlaufen. Aber eine Stelle in der Gebärmutter sehe nicht gut aus. Die Pathologie müsse das Gewebe untersuchen. Nach drei Tagen könnten wir anrufen und nach dem Ergebnis fragen. Ich sah Frauchens ängstlichen Blick und hüpfte flugs auf ihre Schulter. „Warte es ab", wisperte ich ihr ins Ohr. „Fahr erst mal nach Hause, und ruh dich aus."

Es brauchte ein paar sanfte Hasentritte in Frauchens Hintern, bis sie in dieser Woche endlich den Hörer abnahm, um nach dem Ergebnis der Gewebeuntersuchung zu fragen. Es war Gründonnerstag. Die Frau am Telefon sagte, sie werde kurz bei der Ärztin nachfragen. Als sie ans Telefon zurückkam, hieß es, Frauchen solle in der Woche nach Ostern zu einem Gespräch kommen. Was? Warum gab es keine Entwarnung? Meine Hasenohren standen senkrecht. „Die Panik darf jetzt nicht gewinnen", dachte ich. „Hab Mut!", flüsterte ich ihr zu. „Genieß jetzt erst das Hasenfest! Dann sehen wir weiter."

Bevor es zum Gespräch ins Krankenhaus ging, hüpfte ich wie gewohnt behände mit einem Satz in unsere Handtasche. Ich ahnte nichts Gutes. Es hatte mich große Mühe gekostet, dafür zu sorgen, dass Frauchen die Ostertage genießen konnte. Aber jetzt war die Anspannung fast schon mit den Pfoten greifbar. Zum Glück kam die Ärztin gleich nach der Begrüßung zum Punkt. Die Ergebnisse der Untersuchung seien nicht gut. Frauchen hatte Krebs! Die Gebärmutter müsse raus und die Eierstöcke auch und das so rasch wie möglich. Ich konnte kaum einen klaren Gedanken fassen, als Frauchen mich aus unserer Tasche zog und fest an sich drückte. Ich spürte, wie sie schluchzte, und ihre Tränen befeuchteten mein Fell.

Die Operation sollte zwei Wochen später stattfinden. Ich gab mir alle Mühe, sie zu beruhigen, sie zu trösten. „Vertrau, alles wird gut", flüsterte ich ihr immer wieder zu, wenn ich merkte, dass die dunklen Gedanken hervorkrochen. Und dann drückte ich sie fest mit meinen kleinen Hasenpfötchen.

Frauchen sprach auch noch mit einer anderen Ärztin bei einem Beratungstelefon der Krankenkasse. Ach, sagte die, sie solle sich keine Sorgen machen und froh sein, die Gebärmutter loszuwerden. Auch die Eierstöcke seien überflüssig. Die Wechseljahre seien doch bei Frauchen mit 55 auch schon lange vorbei. Freuen solle sie sich, so glimpflich davongekommen zu sein. Frauchen sagte nicht so viel. Ich war da, lauschte still dem Gespräch und ließ traurig die Hasenohren hängen.

Der OP-Termin rückte näher, und Frauchen hatte eine Menge zu organisieren. Sie musste Sachen besorgen, den Leuten auf der Arbeit Bescheid sagen, den Koffer für die Klinik packen, die Überweisung bestellen und abholen. Dabei schaute sie die ganze Zeit drein, als ginge es zu ihrer Hinrichtung. „Hab Mut!“, flüsterte ich, wenn es allzu schlimm zu werden drohte. „Alles wird gut!“ Montags vor der OP musste Frauchen in die Klinik fürs Labor. Die Mitarbeiterin sagte, sie brauche keine Angst zu haben, eine sehr erfahrene Ärztin mit viel Routine werde den Eingriff vornehmen. Das hörte sich gut an. Ich nickte Frauchen aufmunternd zu und drückte sie kräftig.

Mittwochs dann, einen Tag vor der OP, ging es auf die Station. Sie musste nüchtern sein, denn sie sollte zur CT. Mit knurrendem Magen bezog Frauchen ihr Bett und räumte ihre Sachen in ihren Schrank. Sie bekam Kontrastmittel zu trinken, in die Venen und anal. Erst nach der Untersuchung gab es endlich Mittagessen, bevor es mit den Vorgesprächen in der Gynäkologie und mit der Anästhesistin weiterging. Die Zeit verflog nur so, und es war schon Abend geworden, als wir unser Programm endlich erledigt hatten. Die Schwester legte noch das Hemdchen für die OP bereit, Einlauf und gute Nacht. Was für ein Tag. Wir kuschelten uns aneinander. „Alles wird gut.“

Im Morgengrauen machte Frauchen sich bereit: Hemdchen, Häubchen, Netzhose und Einlage. Sie packte ein Täschchen, für den Fall, dass sie auf die Überwachungsstation müsste. Die Schwester kam, warf die Mappe auf ihr Bett, und schon ging es los. Ich wartete im Nottäschchen auf sie. „Alles wird gut“, rief ich ihr nach, winkte ein bisschen und fühlte mich plötzlich sehr allein.

Die Sonne schien schon tief ins Zimmer, als endlich jemand die kleine Tasche mit mir und den anderen Sachen darin zu Frauchen auf die Überwachungsstation brachte. Die Operateurin stand vor dem Bett und sah überhaupt nicht besorgt aus. Sie hatte schöne

Nachrichten: „Alles ist gut gelaufen", sagte sie. „Die Lymphknoten waren frei und konnten alle drinbleiben." Als sie weg war, hüpfte ich auf Frauchens Bettdecke und weiter in ihre Arme. „Siehst du, alles wird gut!"

Frauchen durfte sich bereits aufrichten, sich sitzend waschen, die Zähne putzen und auch schon etwas essen. Leider blieb das nicht in ihr. Sie ruhte sich aus und schlief viel. Überall piepte und gluckerte es. Am nächsten Tag durfte sie dann auf die Normalstation, wo man sich sehr freute, sie wiederzusehen. Sie durfte jetzt sogar schon aufstehen und erste Schritte gehen. Nur zum Waschplatz, aber immerhin. Die Tamponage, der Blasenkatheter und der Zugang wurden entfernt. Das brauchte sie jetzt nicht mehr. Allerdings war ihr noch immer schlecht. Das wurde erst am Sonntag besser, und zur Feier des Tages verschlang sie mit großem Appetit eine Portion Gemüsebolognese mit Nudeln.

Am Montag wurde es sehr betriebsam. Physiotherapie, Seelsorge, eine Psychologin und der Soziale Dienst – alle gaben sich die Klinke in die Hand. Zwischendurch die Frau mit dem Essensplan. So langsam kehrte für mich Ruhe ein. Frauchen war beschäftigt, es ging bergauf, und ich konnte mir nach all den schlimmen Zeiten endlich eine kleine Verschnaufpause erlauben. Zur Visite am nächsten Morgen lag Frauchen brav mit entblößtem Bauch parat. Schwestern: „Sieht das nicht schön aus?" Ärzte: „Sieht das nicht schön aus?" Bettnachbarin: „Sieht das nicht schön aus?" Ich: „Sieht das nicht schön aus?" Alle: „Sieht das nicht schön aus?" Auch die Verdauung klappte. „Dann können wir Sie bald entlassen!" Nach sechs Tagen und einer Tumorkonferenz durften wir schließlich nach Hause. Ab jetzt war nur noch Nachsorge geplant und nach vier Wochen daheim dann die Anschlussheilbehandlung.

Und so fuhr Frauchen am Dienstag nach Pfingsten per Taxi zum Bahnhof. Es war für alles gesorgt. Das Gepäck war schon vorausgeschickt worden, und am Zielort holte sie jemand am

Bahnhof ab. Pünktlich um neun Uhr war sie da. Aufnahme, Zimmer beziehen, Arztgespräch, der erste Tag ging schnell vorbei. Doch danach passierte erst einmal nicht mehr viel. Es war Corona-Pandemie, und viele Angebote, die es in der Klinik in normalen Zeiten gab, fielen nun aus oder fanden nur mit Einschränkungen statt. Frauchen war sehr traurig; es fiel ihr schwer, sich einzuleben, und Frust kroch in ihr hoch. Wieder musste ich alle Tröste-Register ziehen. Schließlich schlug ich ihr vor, spazieren zu gehen. Einfach rauszugehen an die frische Frühlingsluft! Ich blieb so lange im Zimmer zurück, machte es mir gemütlich und ruhte mich aus.

Und was soll ich sagen: Es wirkte! Nach einer halben Stunde kam sie müde, aber zufrieden zurück. Eine Woche später sah ich sie erst nach einer Stunde wieder, wenn sie zu einem Spaziergang aufgebrochen war. Und nach drei Wochen kam sie erst nach über zwei Stunden zurück. Ich sah sie an. War da etwa dieses Glitzern in ihren Augen, das ich so lange vermisst hatte? Sie begann, leise vor sich hin zu murmeln, viel jünger fühle sie sich jetzt, 20 Jahre jünger. „Was?", dachte ich irritiert. „Dann wäre sie ja 35. Hoppla! Muss ich mir Sorgen machen?"

Nach der Reha schrieb ihre Ärztin sie weitere vier Wochen krank. Für sie und für mich als Maskottchen war das allerdings ganz und gar keine Ruhezeit. Denn es stellte sich heraus, dass der Antrag für ihr Übergangsgeld nicht bewilligt worden war. Was für ein Schreck. Ich musste sie beruhigen. Sie hatte vor der Abreise in die Anschlussrehabilitation alle Formulare ausgefüllt und alle Unterlagen zusammengesammelt. Aber jetzt musste sie noch mal ganz von vorne anfangen. Schließlich, nach zwei Monaten, lief es endlich.

Um Frauchens beruflichen Wiedereinstieg hatte sich zum Glück der Allgemeine Soziale Dienst gekümmert. Anfangs ging es nur für zwei Stunden zur Arbeit. Alle zwei Wochen kamen weitere zwei Stunden hinzu, so lange, bis sie wieder acht Stunden täglich arbeitete. Zeitgleich begann das Rehaprogramm „Irena" mit Sport- und Bewegungstherapie. „Frauchen und Sport?", wunderte ich mich. „Was völlig Neues!" Aber insgeheim freute ich mich, weil ich spürte, wie gut es ihr tat.

Langsam, vier Monate nachdem alles begonnen hatte, kehrte für mich als Maskottchen wieder die gewohnte Ruhe ein. Im Herbst fuhren wir in den Urlaub, Schwarzwald. Frauchen war viel unterwegs. Eines Tages dauerte es ganze vier Stunden, bis sie gut gelaunt wieder ins Hotel zurückkam. Wir hüpften zusammen in den Pool und ließen uns das anschließende Abendessen mit einem Glas Wein schmecken.

Alle drei Monate müssen wir jetzt zur Nachsorge bei der Gynäkologin. Das halten wir streng ein. Im April, wenn zwei Jahre seit der Diagnose vergangen sind, wird der Abstand auf sechs Monate vergrößert. Frauchen hat Glück gehabt. Und ich habe es immer gewusst: „Alles ist gut!" ■

SEITENBLICKE:
EKSTASE MIT ZÄHNEKNIRSCHEN

Nach einem Messenger-Chat
unter krebsbetroffenen Freundinnen

Aufgeschrieben von Annette Waschbüsch

Nachrichten sind Ende-zu-Ende-verschlüsselt. Niemand außerhalb dieses Chats kann sie lesen.

21:22 **Wibke**: Hallo, ihr alle. Ich frage mich grad, ob ich noch normal bin. Früher hatten Gregor und ich fast jeden Tag Sex. Nach der Diagnose Vollbremsung, Chemo, OP. Komische Narbe. Östrogenblocker. Ich vermiss mein altes Sexleben. Wie geht's euch da?

21:29 **Martina**: Hi Wibke. Gute Frage. Also, erst hatte das irgendwie gar keinen Einfluss. Sex war schön, aber gab's eh nicht so oft wie gewünscht, Kinder, Schichtdienst usw. Und dann bei der Chemo kamen immer mehr Nebenwirkungen, eine Null-Bock-Phase, und ich wäre auch körperlich nicht fit genug dazu gewesen.

21:32 **Wibke**: @Martina, hast du mit deinem Mann darüber geredet?

21:34 **Martina**: Mein Mann wollte lange alles mit sich selbst ausmachen. Irgendwann hat er mit einer Freundin reden können. Das tat ihm gut, mir damit auch. Aber als es mir am allerschlechtesten ging, ist er mit ihr im Bett gelandet. Ich hab das rausgekriegt, die beiden wussten aber nicht, dass ich es weiß.

21:36 **Wibke**: Also, dein Mann ist dir fremdgegangen, als du mitten in der Krebstherapie warst???

21:36 **Martina**: Ja.

21:38 **Eva**: Oh.

21:43 **Martina**: Irgendwann wollte er mir das mal beichten. Schlechtes Gewissen. Wir haben ziemlich gestritten. Meine ganze Enttäuschung kam raus, hab geschrien und gebrüllt. Der Krebs war schuld, sagt er. Er meinte, das war Kompensationssex.

21:45 **Wibke**: Aha. Darfst du denn auch Kompensationssex haben, wenn dir mal ein netter Mensch über den Weg läuft?

21:55 **Martina**: Gute Frage! Wart ihr eigentlich körperlich in der Lage zu Sex?

21:57 **Sonia**: Nach den Ablatios und Chemo ging es mir viel zu mies für GV.

22:01 **Eva**: Naja, Sex … Ich fand kuscheln und schmusen schon mehr als tröstlich für den ganzen Mist.

22:07 **Martina**: Dann so abtörnende Sachen. Wenn er zufällig über den Port streichelte, hing plötzlich alles wieder. Bis heute ist das so, holt ihn in die Realität. Dann hab ich in der operierten Brust kaum Empfindungen mehr. Ich hasse es, wenn er die anfasst. Ist das bei euch auch? Oder seid ihr amputiert?

22:15 **Laura**: So richtig toll ist das bei mir nicht mit meinen Narben jetzt. Ich bin da unsicher. Am Anfang wollte er sich das gar nicht ansehen, und ich wollte ihn nicht drängen. Irgendwann habe ich gefragt, da hat er dann vorsichtig geguckt, die Haut berührt und gesagt, sie ist ja so weich wie früher. Das hat das Eis gebrochen. Aber toll finde ich es immer noch nicht, da anzufassen ist unangenehm.

22:20 **Wibke**: Ich hab Gregor ein paarmal gefragt, ob er mit der Narbe ein Problem hat. Er hat ein bisschen Angst, mir da wehzutun. Aber was die Optik betrifft, meint er, das gehört halt jetzt zu mir, basta! Er findet die beiden immer noch gleich schön, sagt er. Weiß nich …

22:24 **Eva**: Er hat dich viel zu lieb, um an so Pillepallezeug zu denken. Er will dich. Wir Frauen machen uns zu viele Gedanken.

22:25 **Wibke**: Erziehung …

22:25 **Eva**: Gesellschaft …

22:27 **Wibke**: Solche Unsicherheiten sind fiese, kleine Dinger.

22:39 **Nicole**: Ich habe das Gefühl, dass ich impotent geworden bin. Ich hab mir echt Sorgen gemacht, dass Thomas fremdgehen könnte. Obwohl er das nie machen würde! Aber das Gefühl, dass ich funktionieren muss, fördert meine Lust nicht wirklich. Als ich bei der ersten Chemo kahl am Kopf war, hab ich mich geschämt, weil ich dachte, dass ich so blöde aussehe. Sex mit ner Glatze. Na toll. Was der Kopf so alles treibt, ist echt unglaublich!

22:45 **Laura**: Ich hatte das Gefühl, dass mein Freund auf mich Rücksicht genommen hat, weil ich einfach nicht konnte. Ich glaube, in solchen Situationen verkneift Mann sich den Sex auch manchmal, weil es einfach nicht geht. Aber mancher vielleicht nicht.

22:52 **Sonia**: Ich war im Kino, in dem Film gab's viele Sexszenen mit einer Frau, wo alles dran war. Für mich wehmütig. Mein Mann ist bis heute sehr zärtlich mit mir, und ich weiß, dass es ein großes Glück ist. Und meine Narben und das Flache stören uns nicht mehr.

22:55 **Martina**: Die große Frage, find ich: Kann ich selber meinen eigenen Körper (wieder) lieben?

22:56 **Wibke**: Ja, das ist ja schon ohne Krebs ganz oft ein heikles Thema. Und dann fabriziert der plötzlich Krebsgeschwüre.

22:57 **Martina**: … und Narben und Glatzen und fehlende bösen, und, und, und …

22:57 **Martina**: Busen … sollte das heißen.

22:58 **Laura**: Böse Busen trifft es ;)

23:05 **Lea**: Bei Frauen, die Operationen und Bestrahlungen an Vulva, Vagina und Gebärmutterhals hatten, ist es ja noch mal anders. Mit Angst vor HPV ist die Frage sowieso: Will ich überhaupt noch mal Sexualität in meinem Leben?

23:10 **Eva**: Mein Problem ist: Es tut scheißweh!

23:10 **Wibke**: Same.

23:12 **Laura**: Bei mir auch.

23:15 **Eva**: Ekstase mit Zähneknirschen. Und viel zu selten. Zu eng, zu trocken.

23:16 **Wibke**: Wir benutzen sehr viel Glibsch.

23:18 **Martina**: Was sagen denn eure Gyns dazu?

23:25 **Eva**: Ü60, normal für das Alter, sagt der. Hat angeblich nix mit Therapie zu tun. Und dann kommen Glibsch-Empfehlungen. Toll. Mich hat das Letrozol zur Nonne geschossen. Ich vermisse Sex und muss mich gleichzeitig quasi überwinden. Das hat nichts mehr mit dem zu tun, was es früher war. Dieses unbeschwerte „Klamotten runter", Genießen, Schmusen … ersetzt durch: Was tut weh, was nicht. Eiertanz statt Unbeschwertheit.

23:32 **Laura**: Das stimmt, immer erst mal dieses Glibsch-Gefummel … Ich hab ein ganzes Sammelsurium an Pröbchen. Meine Tochter hat mal fast eins als Zahnpasta benutzt.

23:40 **Wibke**: Selbstbefriedigung ist für mich hilfreich. Use it or lose it, sozusagen. Selbstbefriedigung, was ein doofes Wort!

23:43 **Laura**: Das kommt auch noch dazu, dass man es sich quasi abgewöhnt, wenn man nicht dranbleibt. Schwierig alles. Aber ich finde es total wichtig, diese ganzen Probleme nicht mit sich rumzuschleppen und drüber zu reden. Ich merk auch hier mit euch, dass mir das guttut.

23:49 **Martina**: Ja, das find ich auch. Und man sollte bei Problemen auch seine Frauenärztin ansprechen, und vom Krebsinformationsdienst und so weiter gibt es gute Broschüren zum Thema Sexualität nach einer Krebsdiagnose. Die kann man sich ganz einfach im Internet runterladen. Naja, wie auch immer, es war für uns nicht leicht. Aber momentan ist unser Sex besser als je zuvor. Weil wir uns noch besser kennengelernt haben. Und uns noch mehr vertrauen. Weil wir wissen, wie wichtig uns der andere ist. Weil wir verstanden haben, wie wichtig Sex überhaupt ist.

23:54 **Wibke**: Ja, es ist alles anders geworden. Aber nicht unbedingt schlechter.

23:57 **Martina**: Ihr Lieben, genug gequatscht! Ich treff jetzt meinen Mann im Bett. Gute Nacht!

23:59 **Eva**: Viel Spaß! Und kuscheln. Und schlaft schön! ■

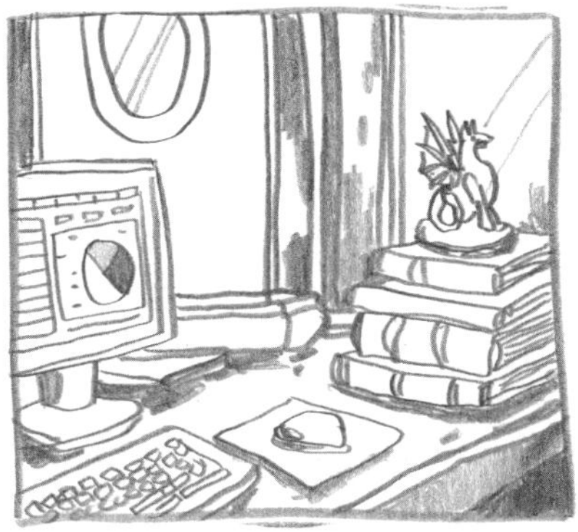

MEIN PLAN

Hans-Peter K.

Prostatakrebs, bei Diagnose 60 Jahre

Es war Herbst. In wenigen Wochen würde ich das letzte Mal zur Arbeit fahren. Nach 30 Jahren in der gleichen Firma. Ich freute mich darauf, denn die letzte Zeit im Job war nicht schön gewesen. Es hatte eine Restrukturierung gegeben. Danach war es nur noch anstrengend und wurde von Monat zu Monat schlimmer. Ich schaute nach vorn, freute mich auf meinen neuen Lebensabschnitt und war neugierig, wie es wohl sein würde, meine Zeit und mein Leben frei zu gestalten.

Im Sommer hatte ich noch auf Kosten der Firma einen medizinischen Check-up machen lassen. Ein bisschen lästig. Das Ergebnis bescheinigte mir einen hohen PSA-Wert. Die Ärzte wollten deshalb ein MRT machen, um zu sehen, ob eine Krebserkrankung vorliegt. Viel PSA im Blut kann darauf hindeuten. Naja, wird schon alles gut sein, dachte ich. Dieser Wert war bei mir schon in der Vergangenheit hoch gewesen, und man hatte mich deshalb bereits einmal untersucht. Es war ein Fehlalarm gewesen. Diesmal leider nicht. Der Radiologe vermutete einen Tumor. Ich, in meiner großartigen Fähigkeit, Dinge zu verdrängen, betrachtete das Ganze weiterhin als wahrscheinlichen Irrtum. Die Biopsie würde zeigen, dass auch diesmal alles nur viel Lärm um nichts war.

Inzwischen war auch der letzte Arbeitstag in der Firma Geschichte. Es fühlte sich gut an. Endlich musste ich nicht mehr in sinnlosen, endlosen Meetings sitzen. Doch andererseits war ich nun auch nicht mehr gefragt – ein Wermutstropfen. Kurz vor Weihnachten hatte meine Urologin schließlich MRT und Gewebeprobe ausgewertet. „Sie haben Prostatakrebs", teilte sie mir mit. Noch nicht weit fortgeschritten und damit wohl noch nicht aggressiv, sagte sie weiter. Aber sie empfehle mir, die Drüse wegoperieren zu lassen. Sie übergab mir die Visitenkarte eines Kollegen in Frankfurt. Der sei da sehr erfahren. Und das war's von ihrer Seite. Mehr kam nicht.

Ich saß da, als hätte mir jemand etwas auf den Kopf gehauen. Wie betäubt. Ich schaffte noch die Frage, welche Alternativen es gebe. Die Antwort war ebenso knapp wie die gesamte Konsultation. Ich könne mich auch bestrahlen lassen, alles andere sei experimentell und daher nicht zu empfehlen. Was immer „alles andere" sein sollte. Ich hatte keine Ahnung, und sie sagte es mir nicht. Nach zehn Minuten war ich wieder draußen. Ich fühlte mich überflüssig. Dieser Ärztin ging mein Gefühlsleben offenbar am Arsch vorbei.

Nach und nach, ganz langsam, begann die Nachricht einzusickern. Dass ich Krebs hatte. Ich, der nie krank gewesen war. Prostatakrebs. Ich bekam Angst, Angst vor Inkontinenz, vor Impotenz. Dann dachte ich weiter nach und begann, die Diagnose zu akzeptieren. Zur gleichen Zeit stellte man bei einem Freund ebenfalls Prostatakrebs fest. Da er schon wegen einer anderen Krebserkrankung in Behandlung gewesen war, traf er viel schneller seine Therapieentscheidung als ich und ging ins Krankenhaus, um sich die Prostata entfernen zu lassen. Ab und zu schickte er mir eine WhatsApp-Nachricht. Zuerst hatte er innere Blutungen. Bei der nächsten WhatsApp hatte er einen riesigen Bluterguss im Bauch. Danach kam der erste Krankenhauskeim und dann der zweite. Er lag und lag, und irgendwann dachte ich, der kommt da nie mehr lebend raus. Gott sei Dank hat er es dann doch geschafft. Aber für mich war danach klar: Diese Art der Behandlung werde ich bestimmt nicht wählen!

Aber was sonst sollte ich tun? Ich musste das irgendwie selbst schaffen, denn meine Ärztin war mir definitiv keine Hilfe. Durch den Kontakt zu meinem Freund fühlte ich mich zwar glücklicherweise nicht völlig allein. Doch ich war nervös und zeitweise verzweifelt. Ich begann, das Internet zu durchsuchen. Dort fand ich haufenweise Informationen, Broschüren, Werbetexte auf Klinikseiten und auch einen Menschen, der zur Verarbeitung seiner Prostatakrebserkrankung einen 188-seitigen Leitfaden verfasst hatte. Akribisch listete er alle möglichen Optionen inklusive sämtlicher Risiken und Nebenwirkungen auf. Zum gezielten Nachlesen und Aufspüren weiterführender Literatur war das Ding natürlich toll. Doch je mehr ich darin las, desto größer wurde meine Angst.

Nach einigen Wochen intensiver Recherche fasste ich einen Plan. Das musst du wie ein geschäftliches Problem angehen, dachte ich. Ich legte eine Excel-Tabelle an, in der ich alle möglichen Behandlungsoptionen auflistete und dann alle Fragen, die sich dazu ergaben. So hatte ich eine Übersicht, alles auf einen Blick. Welche Alternativen gab es? Welche Vorteile hätte dies? Welche Nachteile jenes? Für mich das wichtigste Kriterium: Wie hoch waren jeweils die Risiken für Impotenz und Inkontinenz? Das hatte und hat für mich die höchste Priorität. Und: Welche Optionen habe ich, falls der Krebs wiederkommt?

Mit der Tabelle fühlte ich mich schon deutlich wohler. Ich brauchte diesen strukturierten Überblick. Ich habe ihn selbst erarbeitet und katalogisiert. Das gab mir das Gefühl, es im Griff zu haben. Es fühlte sich gut an. Die Liste arbeitete ich dann ab. Wie das Projekt einer Immobilienfinanzierung. Darin kannte ich mich aus und fühlte mich sicher. Und so fuhr ich kreuz und quer durch die Republik, auf der Suche nach einer guten Alternative zur Prostataentfernung. Nach Heidelberg, weil dort besondere Bestrahlungsspezialisten saßen. Nach Essen, weil es dort eine spezielle Art von Protonenbestrahlung gab. So wuchs meine Tabelle immer weiter.

Das alles brachte zwar nicht die endgültige Erkenntnis und Lösung, aber es half mir, allmählich ein Bauchgefühl zu entwickeln, wohin die Reise gehen könnte. Und schließlich entschied ich mich: Ich wollte eine Bestrahlung mit hochfrequentem Ultraschall. Diese Methode ist nur bei lokal begrenzten, noch nicht so großen Tumoren möglich – also kam sie bei mir infrage. Nachteil: Das Risiko eines Rezidivs ist bei dieser Behandlung etwas höher als bei einer Operation oder einer konventionellen Bestrahlung. Vorteil: Die Methode ist wiederholbar. Mit dieser Entscheidung fühlte ich mich gut.

Und so landete ich beim Chefarzt einer Klinik in Frankfurt, die laut ihrer Website dieses weniger invasive Verfahren anbot, das mich so überzeugt hatte. Mittlerweile war es Spätsommer 2017. Ich hatte dem Gespräch voller Erwartung entgegengefiebert. Der Chirurg aber zeigte mir anderthalb Stunden lang Bilder davon, wie man am besten eine Prostata entfernt. Ich hatte den Eindruck, dass er wirklich begeistert war von seiner Arbeit. Mich verschreckten die Bilder. Schließlich sagte ich, dass es mir eigentlich um die andere Therapieform ging, um die hochfrequente Ultraschallbestrahlung. Er wurde wortkarg. Aber ja, könnte man auch machen, sagte er, aber die Entfernung sei halt besser.

Ich ging dann wieder heim und dachte nach. Zwei Wochen später fasste ich mir ein Herz und rief in der Klinik an, um einen Termin für die Ultraschallbehandlung zu machen. Die Sekretärin sprach kurz mit dem Chefarzt und kam dann mit der Frage zurück, ob ich denn schon einen Termin für die Ausschabung meiner Harnröhre hätte. Nö, sagte ich, davon sei ja auch nie die Rede gewesen, und ich hätte mit der Harnröhre ja auch überhaupt keine Beschwerden. Ich legte auf. Mein Vertrauen zu diesem Arzt hatte sich in diesem Moment schlagartig erledigt. Ich bin Privatpatient. Und ich fragte mich: Um was geht es hier? Um die beste Therapie für mich? Oder um den höchsten Ertrag für das Krankenhaus?

Schließlich setzte ich mich kurz entschlossen in den ICE und fuhr nach München. Dort wusste ich von einer Klinik, in der ein leitender Oberarzt seit 20 Jahren nichts anderes machte, als Prostatakarzinome mit hochfrequentem Ultraschall zu behandeln. Als ich ihm vom angeblichen Ausschabungsbedarf meiner Harnröhre erzählte, musste er herzlich lachen. Und dann machten wir einen Termin für den Januar 2018 aus.

Ich lag insgesamt drei Nächte in einem Einzelzimmer. Nach der ersten Nacht, morgens um acht, ging es dann los. Für die Dauer des Eingriffs wurde mir ein dildoförmiges Instrument in den Dickdarm geschoben. Davon spürte ich während der Behandlung nichts, denn ich hatte für 30 Minuten Vollnarkose gebucht. Allerdings tat mir noch einige Tage danach der Hintern weh. Außerdem musste ich etwa zehn Tage lang einen Katheter tragen, denn die Harnröhre war geschwollen. Danach war die Sache ausgestanden.

Die Behandlung verlief ohne Komplikationen. Sämtliche Kontrolluntersuchungen sind seitdem ohne neuen Befund. Es hat mich ein Jahr äußerste Disziplin und viel Arbeit gekostet, am Ende zu der Lösung zu kommen, die ich wollte. Und diese Mühe hat sich für mich gelohnt. Die häufigen Nebenwirkungen wie Inkontinenz und erektile Dysfunktion sind nicht eingetreten. Und heute, im Frühling 2023, sind fünf Jahre vergangen seit meiner Diagnose. Gerade war ich zur Kontrolle beim Arzt. Bislang kein Rezidiv. ■

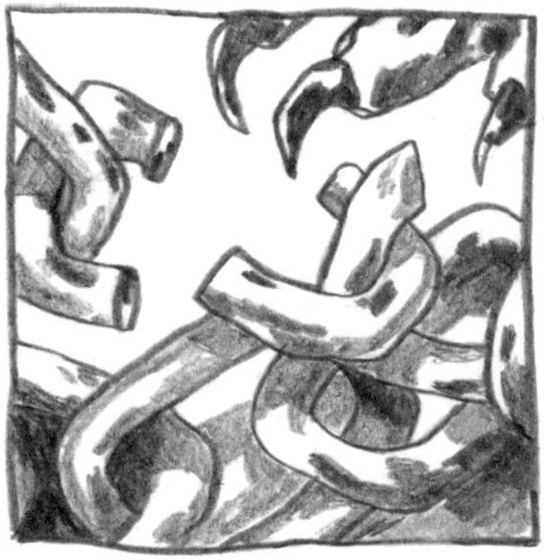

THE BIG BANG

Anja-Maria M.

Diagnose: Brustkrebs

„Wenn du mir jetzt auch noch Probleme machst, dann bringe ich mich um."

Ich wollte, der Schulweg nach Hause würde nie enden. In meinem Ranzen befand sich meine erste schlechte Note überhaupt: eine 4–5 in Mathe. Ich schämte mich für mein Versagen und dachte nur daran, wie meine Mutter reagieren würde. Ihre befürchteten Worte wiederholten sich in meinem Kopf wie ein Mantra: „Dann bringe ich mich um."

Ich wollte sie nie enttäuschen. Sie hatte es so schwer mit unserer problematischen Familie, und ich wusste genau, ich war ihre einzige Stütze. Was würde sie sagen oder gar tun? Meine Angst war riesengroß. Der Magen schmerzte, und mein Darm fing an, zu rebellieren.

Und dann lief alles anders als erwartet. Meine Mutter meinte nur: „Du wolltest ja unbedingt aufs Gymnasium! Mädchen sind halt nicht gut in Mathe. Hauptsache, du bist in allem anderen gut." War ich aber nicht, auch die anderen naturwissenschaftlichen

Fächer lagen mir nicht. Und verstand ich irgendetwas nicht auf Anhieb, ging sofort der Rollladen runter: Kann ich nicht, will ich nicht. Auch das begleitete mich durch mein Leben.

Vor Klassenarbeiten hatte ich immer Angst. Ich schlief schlecht, bekam erste Panikattacken. Irgendwann würde ans Licht kommen, dass ich nicht so gut war, wie es mein Zeugnis, außer bei einigen wenigen Fächern, behauptete. Selbstverständlich hatte ich dann auch eine Riesenangst vor dem Abitur. Es würde sich endgültig bestätigen, dass ich bisher immer nur Glück hatte. Weil ich viele ungeliebte Fächer abwählen konnte, habe ich ein sehr gutes Abitur gemacht. Stolz war ich nicht darauf, war ja nur Glück.

Die Angst zu versagen begleitete mich mein ganzes Leben. Als ich mit über 50 eine Weiterbildung machte, hatte ich furchtbare Panik vor der Prüfung, mich zu blamieren, trotz langer Berufserfahrung. Ich war fest davon überzeugt, es nicht zu schaffen. Das Ergebnis war richtig gut. Wieder konnte ich nicht stolz auf mich sein, meine gute Vorbereitung anerkennen. Wieder mal Glück gehabt, dachte ich.

Selbst im Arbeitsalltag machten mir meine Ängste das Leben schwer: Ich ging eigentlich immer todmüde ins Bett, da ich viele Überstunden machte, um ja alles schnell und perfekt für Vorgesetzte und Kunden zu erledigen. Ich wachte nachts auf, und dann rollte die Welle an: Was hatte ich vor mir hergeschoben und nicht erledigt? Hatte ich die Dokumente richtig gestempelt, an die Unterschriften gedacht? Ich wurde immer unsicherer, steigerte mich hinein, verfiel in Panik. Ich malte mir aus, wie die Vorgesetzten reagieren würden, die Kunden und die Kollegen – die Schande, die Blamage. Ausgerechnet ich, die immer alles 150 Prozent korrekt machen wollte. Hatte ich vielleicht sogar der Firma Schaden zugefügt?

Mir wurde übel, ich rannte auf die Toilette. Nahm den Eimer dazu, da nicht nur mein Darm die Schleusen öffnete, sondern auch der Magen. Die Gedanken waren so schwarz wie die Nacht, und trotzdem war ich nicht froh, als es Zeit war, aufzustehen und in die Arbeit zu gehen. Was würde mich dort erwarten? Ich hatte Angst, denn ich war todmüde und befürchtete, dadurch weitere Fehler zu machen. Ich weiß nicht, wie oft ich diese Situation in meiner Berufslaufbahn erlebt habe. Zu oft, viel zu oft.

Niemand hat was bemerkt. Ich bin eine gute Schauspielerin und wirke nach außen meist souverän. Ich konnte meine Leistungen nicht anerkennen, dachte immer, irgendwann kommt's raus. Und dann würde ich wegen Vorspiegelung falscher Tatsachen bestraft werden. Vielleicht würde die Strafe ja ausbleiben, wenn ich mich selbst bestrafte? Wenn es mir richtig schlecht ginge? Könnte ich das Schicksal damit bestechen?

Die vielen nächtlichen Panikattacken sorgten bestens dafür, dass es mir richtig schlecht ging. Die ständige Angst zu versagen, mich zu blamieren, abgelehnt zu werden, verhinderte ein sorgloses Leben. Ich zahlte jahrzehntelang einen grausamen Preis für meine Strategie, und schöne, lebenswerte Zeiten waren selten.

Manchmal wollte ich vor allem davonlaufen. Doch wohin? Meine Probleme würde ich ja mitnehmen, und ein Neuanfang irgendwo anders machte mir ohnehin furchtbare Angst. Suizid war für mich nie ein Thema, auch dafür war ich zu ängstlich. Flucht in Süchte war da schon eher was. Am einfachsten wäre es gewesen, die Ängste mit Alkohol oder anderen Drogen für eine Weile wegzusperren. Aber das ging nicht, dann funktioniere ich ja nicht und wie peinlich, wenn die anderen es bemerken. Es blieb die Flucht der Braven: Essen. Man sah das am Übergewicht. Aber ich funktionierte für die Außenwelt einwandfrei und hatte gleichzeitig etwas, womit ich mich belohnen konnte.

In meiner Jugend durfte ich mit meinen Problemen auf keinen Fall meine Mutter belasten. Sie würde sich umbringen, so dachte ich. Mir war klar: keine Probleme, funktionieren, die Mutter unterstützen. Nur einmal wagte ich es, mich hilfesuchend an sie zu wenden. Sie winkte nur ab und meinte: „Ach, das schaffst du schon, um dich mache ich mir keine Sorgen.“ Mehr nicht. Meine Probleme interessierten sie nicht, ich sollte damit allein fertig werden. Ich habe es nie wieder versucht. Und es hat viele Therapien gebraucht, bis ich es endlich schaffte, meine Probleme zu lösen.

Trotzdem verehrte ich meine Mutter als Kind und Jugendliche, sie war die beste Mutter auf Erden. Erst bei meiner ersten Therapie mit Anfang 20 realisierte ich, was zwischen uns beiden geschehen war: Wir hatten die Rollen getauscht. Sie war das Kind und ich die Mutter. Sie kam mit ihren Problemen zu mir und nicht umgekehrt. Als ich jung war, war ich darauf stolz. Ich war wichtig und konnte meiner geliebten Mutter helfen. Als mir klar wurde, welchen Preis mich das kostete, kam zunächst die Wut. Was hatte sie mir angetan?

Mein anerzogenes Verhaltensmuster – brav und lieb sein, keine Probleme machen, anderen helfen und angepasst sein – wurde durch meine Schwester gefestigt. Ich sah und erlebte durch sie, was passiert, wenn man den Vorstellungen meiner Mutter nicht entsprach. Sie war von klein auf ein schwieriges Kind. Sie tat nicht, was man von ihr erwartete. Sie widersetzte sich, war frech und aufsässig. Und sie hasste mich.

Meine Eltern kamen mit ihr nicht zurecht, sie waren überfordert. Meine Schwester war psychisch krank, das endete mit einem Selbstmordversuch und schließlich in der Psychiatrie. Niemand von uns kam an sie ran. Besonders mich lehnte sie ab. Schon als sie mich im Alter von knapp zwei Jahren zum ersten Mal sah, sagte sie: „Die muss weg.“ Und diese Einstellung blieb. Meine Mutter musste aufpassen, denn wenn meine Schwester sich unbeobachtet fühlte, kniff sie mich, so fest sie konnte, oder zog mich an den Haaren.

Mein Vater gab meiner Mutter die Schuld an alldem. Sie konterte jedoch, sie habe nichts falsch gemacht, denn sie habe schließlich zwei Kinder erzogen, und die andere, also ich, sei doch der beste Beweis, dass sie alles richtig gemacht habe. Ich war brav, angepasst, beliebt, gut in der Schule. Und für mich bedeutete das: Niemals die arme Mama enttäuschen, sie hat es ja so schwer. Und weiterhin lieb und brav sein und gemocht werden, denn so wie meine Schwester wollte ich nicht sein! Die kämpfte gegen alle und hat für ihr Nichtangepasstsein teuer bezahlen müssen.

Dass auch mein Leben ein langer Kampf sein würde, war mir da noch nicht klar. Als kleines Kind himmelte ich meine große Schwester an, und ich tat alles, um von ihr gemocht oder zumindest akzeptiert zu werden. Ihre Ablehnung gab mir ein weiteres Päckchen mit auf den Weg. Eine Zeitlang ging es gut, solange ich alles machte, was sie bestimmte. Als ich anfing, auch mal Nein zu sagen, gab es nur noch Streit und Kämpfe und Geschrei. Da wurden Ohrringe aus dem Ohrläppchen gerissen und eine Dosenmilchbüchse verfehlte meinen Kopf nur, weil ich mich schnell geduckt hatte. Meine Eltern ließen die Kerbe in der Wand, als Mahnung an uns beide, in Zukunft schön brav zu sein. Ich wurde harmoniesüchtig. Ich wollte keinen Streit, kein Geschrei, keinen Kampf. Ich wollte in Frieden leben und gemocht werden.

Meine Gutmütigkeit, Hilfsbereitschaft und Harmoniesucht wurden immer wieder ausgenutzt. Nein zu sagen, traute ich mich nicht. Fast mein ganzes Leben konnte ich keine Freundschaft beenden, auch wenn ich mich über die Person nur noch ärgerte. Heute gelingt es mir immer häufiger, mich abzugrenzen, auch wenn es mir nach wie vor sehr schwerfällt. Bei meinen Eltern habe ich es hingegen bis heute nicht geschafft, mich zu lösen oder Grenzen zu ziehen. Aus der Wut auf meine Mutter folgten keine Konsequenzen. Ich machte immer weiter mit dem Liebsein, Unterstützen, Funktionieren. Vor allem gegenüber meinen Eltern. Aber etwas hatte sich geändert: Ich tat es nicht mehr aus Überzeugung, sondern aus Pflichtgefühl.

Mein Leben lang war ich oft am Ende meiner Kräfte und wünschte mir sehr, dass dies auch mal jemand sah und etwas dagegen unternahm. Meine fantastische Hausärztin hat es irgendwann erkannt und eine psychosomatische Reha vorgeschlagen. Sieben Wochen war ich in der Klinik, und es tat mir gut. Schon als Kind hatte ich mir oft gewünscht, ohnmächtig vom Sitz zu fallen, wenn ich in der Straßenbahn von der Schule nach Hause fuhr. Dann würde endlich einmal jemand fragen, wie es mir geht. Als ich klein war, war Kranksein eine gute Zeit. Ich war wichtig und wurde umsorgt. Meine Mutter hatte Mitleid mit mir und tröstete mich und kochte mir, was ich mir wünschte.

Meine Eltern wurden älter, die Betreuung aufwendiger. Bei meiner Mutter fing es schon mit 40 an mit den Krankheiten, und ab 60 war es besonders schlimm. Ich stand mitten im Berufsleben und machte täglich Überstunden. Meine Schwester hielt sich raus. Ich machte alles allein. Als mein Vater starb, war meine Mutter 71 und musste dann ins Pflegeheim. Umzug, Haushaltsauflösung. Das alles blieb an mir hängen. Ich tat es aus Mitleid und spielte Liebe und Dankbarkeit vor. Ich fühlte mich sehr, sehr schlecht dabei.

Langsam wuchs eine neue Furcht. Meine Fantasie ist grenzenlos und grenzüberschreitend. Ich bekam die Vorstellung, dass meine Eltern im Jenseits auf mich warten und mich nach meinem Tod mit meinen Tricksereien konfrontieren würden: Du hast uns dein ganzes Leben lang belogen und getäuscht. Wie konntest du uns das antun? Solche Gedanken sind nicht einfach mit einer Therapie zu beseitigen. Aber hier bekam ich Anregungen, wie ich mit ihnen umgehen könnte. Indem ich nun meine Geschichte schreibe und sie öffentlich mache (auch in der Hoffnung, dass vielleicht andere etwas für sich herausziehen können), möchte ich das Thema zu einem guten Ende bringen.

Ich kann die Vergangenheit nicht ändern, aber meinen Umgang damit. Ich möchte es nicht länger zulassen, dass die negativen Gefühle und Ängste meine Gegenwart und Zukunft beeinträchtigen. Ich werde einen Brief an meine Eltern schreiben und diesen irgendwo an einem Fluss zerreißen und dem Wasser übergeben. Meine Gedanken werden meine Eltern erreichen. Ich will ihnen verzeihen und mich für das Gute, das sie mir mitgegeben und ermöglicht haben, bedanken. Für mich ist es jetzt eine Pattsituation. Wenn sie denken, ich sei undankbar und schlecht gewesen, so wissen sie nun, wie sehr mich meine Familie mein ganzes Leben belastet und beeinflusst hat und wie schlecht es mir die meiste Zeit ging. Dann bin ich hoffentlich mit mir im Reinen.

Meiner letzten Therapeutin habe ich viel zu verdanken. Sie machte mich mit der Methode der Verhaltenstherapie vertraut, und sie fand den Schlüssel zum Erfolg der Therapie. Nach unserem ersten Treffen sagte sie zur Verabschiedung an der Tür: „Sie haben es verdient, dass es Ihnen gut geht." Im Auto habe ich so geweint. Fast mein ganzes Leben hatte ich mich als schlechter Mensch gefühlt. Ich war es meiner Meinung nach nicht wert, dass es mir gut ging. Und dieses Denkmuster hat meine Psychologin sofort erkannt. Mit ihrer Hilfe wurde ich immer stärker und traute mir mehr zu.

Mir wurde eine verantwortungsvolle Position in der Firma angeboten. Ich hatte Angst und wagte es trotzdem. Es hat funktioniert. Meine letzten Arbeitsjahre waren daher auch die interessantesten und freudvollsten. Ein Geschenk an mich selbst. Es hat lange, sehr lange gedauert, bis ich so weit war. Aber ich habe es geschafft. Die Ängste werden immer weniger, und ich habe mehr Selbstbewusstsein.

Aber dann kam er doch noch, der große Schlag: The Big Bang. Meine Krebsdiagnose. Ohne die letzte Therapie wäre das meine lang erwartete Strafe gewesen. Doch diesen Gedanken hatte ich niemals. Ich weiß: Ich habe keine Schuld an meiner Erkrankung. Es ist Pech. Schicksal. Krebs ist ein Fehler bei der Zellteilung, und das kann immer vorkommen. Ich wehre mich vehement gegen die Frage: Was habe ich falsch gemacht? Nichts! Ich frage mich auch nie: Warum ich? Ich sage: Warum nicht ich? Es trifft so viele, jetzt halt mich.

Nicht dass ich die Krankheit auf die leichte Schulter genommen hätte. Aber der Umgang damit fiel mir leichter, denn ich hatte kein Schuldbewusstsein, habe den Krebs als mein Schicksal akzeptiert. Das glückt nicht allen Krebskranken, und das ist logisch. Jeder verarbeitet solch einen Schicksalsschlag anders. Ohne meine Therapie wäre die Diagnose mein Aus gewesen, ich hätte auf meinen Tod gewartet. Lebensqualität hätte ich dabei wohl weder erwartet noch mir selbst zugestanden.

Als man mir die Diagnose mitteilte, bekam ich schlagartig einen trockenen Mund – und das war alles. Ich dachte: Wir leben im 21. Jahrhundert, das bekommen die hin. Die folgenden Wochen waren sehr hart: die vielen Termine, Untersuchungen und vor allem die Wartezeit auf die Ergebnisse. Eine schreckliche Zeit, begleitet von vielen Ängsten. Etwas geholfen haben mir in diesen Wochen lange Spaziergänge und Gespräche.

Leider kamen immer noch weitere Befunde hinzu: Meine Oberärztin hatte zur Sicherheit eine Biopsie von einem Lymphknoten gemacht, er war befallen. Seltsamerweise hatte das Material eine andere Biologie und konnte daher eigentlich nicht zu dem gefundenen Knoten gehören. Also suchte man weiter. Und was zuvor im Ultraschall als Bluterguss von der Biopsie der Brust interpretiert worden war, stellte sich als ein weiterer, sehr großer Tumor heraus, zu dem der Lymphknoten von der Biologie her passte. Dann fand man beim Knochenszintigramm eine Metastase. Hundert Punkte, eine Metastase bei Erstdiagnose ist selten. Ich rutschte von heilbar zu palliativ. Bessere Bezeichnung: chronisch. Auch mit chronischen Krankheiten kann man mithilfe der richtigen Medizin alt werden.

Die Behandlung gibt es leider nicht zum Nulltarif, durch die Nebenwirkungen war sie kein Spaziergang: 16 Chemotherapien vor der OP. Zweite OP, da die Ränder des OP-Bereichs nicht frei waren. Im Tumorgewebe fand man aktive Krebszellen, zusätzlich 36 Bestrahlungen, Hormonblocker und nochmal 14 weitere Chemos. Die Antihormontherapie und ein weiteres Medikament gibt es jetzt dauerhaft. Das ist für mich alternativlos. Vier Jahre bin ich jetzt in Behandlung, und es werden sicher noch viele weitere hinzukommen.

Ich habe alle medizinischen Maßnahmen als meine Unterstützer gegen den Krebs gesehen. Ich war sicher nicht wild auf Chemotherapie, habe sie aber, als die rote Flüssigkeit zum ersten Mal in mich hineinlief, begrüßt: „Herzlich willkommen, und bitte mach deinen Job sehr gut." Ich konnte das sogar laut und deutlich sagen, denn ich war allein im Zimmer. Meine positive Einstellung zur Chemotherapie hinderte das Gebräu jedoch nicht daran, mich mit allen möglichen Nebenwirkungen zu ärgern, leider auch mit andauernder Polyneuropathie. Dennoch würde ich jederzeit wieder eine Chemo machen, falls es sein müsste. Ich hoffe aber, dies wird nie der Fall sein.

Meine Psychotherapien haben mich gut gerüstet. Die Warterei, die mich vor der Behandlung so belastet hat, kann ich jetzt gut ertragen. Ich kann das Ergebnis eh nicht beeinflussen. Ist es dann schlecht, kann ich toben, weinen, was auch immer. Bis dahin hatte ich aber dann noch eine gute Zeit. Neben meiner medizinischen Behandlung kann ich auf meine Psyche bauen. Ich hole mir alles an Unterstützung, was ich kriegen kann. Gute Informationen aus zuverlässigen Quellen, Austausch mit Gleichgesinnten, ob in Selbsthilfegruppen oder im Internet.

Ich habe sehr viel Fantasie. Früher malte ich mir schreckliche Szenarien aus. Heute denke ich bewusst an positive Dinge und fantasiere vor mich hin. Das habe ich mühsam gelernt, und heute hilft es mir ungemein dabei, mein Leben trotz allem zu genießen.

Und auch wenn es schwierige Tage gibt, bin ich dankbar für die kleinen, schönen Erlebnisse: Ich freue mich über das Eichhörnchen, das die Hauswand bis in den obersten Stock klettert, weil dort immer Futter liegt. Ich schmunzle in Erinnerung an das nette Gespräch mit der Nachbarin. Und ich freue mich an den ersten Schneeglöckchen. ■

SEITENBLICKE:
MAN DARF NICHT LOCKERLASSEN

Ein Interview mit Prof. Dr. med. Volkmar Müller,
stellvertretender Klinikdirektor,
Leiter konservative gynäkologische Onkologie
am Universitätsklinikum Hamburg-Eppendorf

Von Ute Engelmann und Annette Waschbüsch

Danke, Herr Müller, dass Sie sich Zeit für uns nehmen. Wie können Ärzte und Ärztinnen Patientinnen dabei helfen, ihren individuellen Weg durch diese Krise zu finden?
Das geht nur gemeinsam. Und manchmal ist es eine Herausforderung.

Inwiefern?
Es gibt manchmal Patientinnen, die alles uns Ärzten überlassen, nichts nachfragen. Da fühlt sich für uns die Verantwortung sehr groß an. Aber dann sind da auch diejenigen, die unglaublich viel wissen und verstehen wollen. Auch das ist manchmal schwierig für uns. Manche treiben Informationen auf, die ich selbst erst mal nachlesen muss. Das macht manchmal Sinn, manchmal überfordert mich das allerdings auch, vor allem zeitlich. Und manchmal überfordern sich die Patientinnen auch mit dem Anspruch, alles wissen und verstehen zu wollen.

Gute Kommunikation zwischen Patientinnen und Behandelnden ist wichtig. Was könnte man Ihrer Ansicht nach hier verbessern?
Patientenkommunikation gehört leider nicht zur Grundausbildung, und da müssen wir besser werden. In irgendeiner Form hat aber jeder im Team schon mal ein Kommunikationstraining ge-

habt. Gerade läuft beispielsweise bei uns ein Projekt, wo es um die Verbesserung der Kommunikation in der Visite geht. Ein sehr tradiertes Feld. Da kommt ein Schwall Ärzte ins Zimmer, und die Patientin liegt allein im Bett. Da lässt sich einiges verbessern, und das alles muss Teil der Ausbildung werden.

Was können die Betroffenen tun für eine gute Kommunikation?
Unseren Patientinnen empfehlen wir, zum Gespräch jemanden mitzubringen. Manches verpasst man vielleicht in der Aufregung, und vier Ohren hören mehr als zwei. Und sie sollten sich auf das Gespräch gut vorbereiten. Drei Fragen sind dabei zentral: Wie ist meine Situation? Welche Möglichkeiten habe ich? Welche Alternativen gibt es?

Wie sehen Sie generell Ihre Rolle als Onkologe? Was genau ist Ihr Job, außer die passende Therapie zu finden? Wie würden Sie das beschreiben?
Das Allerwichtigste ist, die Patientinnen zu unterstützen. Aber wir helfen auch bei neuen Therapieansätzen, bieten die Möglichkeit, an Studien teilzunehmen und bringen Ergebnisse aus der Grundlagenforschung in die klinische Anwendung. Wir arbeiten über die Klinik hinaus in nationalen und internationalen Kooperationen. Ebenso wollen wir die Patientinnen besser einbeziehen.

Die Forschung entwickelt sich rasant. Ist es nicht großartig, dass Sie Menschen, denen Sie vor ein paar Jahren nicht helfen konnten, jetzt Therapien anbieten können?
Absolut, es ist super, was sich schon alles getan hat bei Medikamenten und auch im Umgang mit den Patientinnen. Trotzdem sehen wir immer noch Patientinnen, denen wir nicht richtig gut helfen können. Manchmal haben wir deshalb fast Schuld-

gefühle. Das ist auch ein wesentlicher Antrieb für die meisten Behandelnden und das gesamte Pflegepersonal. Dass man nicht lockerlassen darf.

Gibt es eigentlich Patientinnen, von denen Sie sagen würden, die Person macht es sich selbst schwer bei der Bewältigung dieser Krise? Können Sie das vielleicht auch ein bisschen steuern?
Ich glaube, das größte Problem ist der Versuch, zu viel zu verstehen. Eine solche Diagnose bedeutet Kontrollverlust. Aber der Versuch, alle Therapien, Möglichkeiten und medizinischen Dinge komplett zu verstehen, ist aussichtslos. Wichtiger ist, die eigenen Grenzen zu erkennen. Es ist eine Rationalisierung von Ängsten. Es geht darum, das Ausgeliefertsein zu bewältigen. Da hilft es, einander zu vertrauen. Für uns ist das einfacher. Wir vertrauen darauf, dass die Patientinnen uns sagen, wenn es ihnen nicht gut geht oder wenn sie andere Ideen haben. Umgekehrt ist das schwieriger. In keiner Klinik oder Praxis ist alles perfekt. Aber es kann helfen, darauf zu vertrauen, dass in aller Regel keine grundlegenden Fehler passieren und dass man sich sehr auf unsere Gewissenhaftigkeit verlassen kann und auch auf die Strukturen. Meine Frau hat sich im letzten Jahr die Fingersehnen fast durchgeschnitten. Wieso sollte ich auf die Idee kommen, mich über verschiedene Operateure oder Operationstechniken der Handsehnen zu informieren? Das überfordert mich und würde auch nichts helfen. Man muss vertrauen. Ich glaube, man kann das in Deutschland auch. Es ist nicht alles super, aber es ist schon ziemlich gut im Vergleich zu anderen Ländern.

Welche Rolle spielt das Internet?
Wenn Patientinnen sich informiert haben, ist das super, weil es uns Arbeit abnimmt. Anfangs hatten wir befürchtet, dass Patientinnen jetzt mit tausend Fragen kommen. Aber das ist nicht so. Fast alle

können zwischen guten und schlechten Informationen unterscheiden. Und bei zweifelhaften Dingen fragen sie, ob das jetzt sinnvoll ist oder nicht. Es gibt viele Versprechungen im Internet und es gibt auch leider falsche. Aber ich habe das Gefühl, dass wenige darauf hereinfallen. Wir sind immer ehrlich in den Gesprächen und reichen keine Strohhalme. Aber wenn jemand, dem wir nicht allzu viel versprechen können, nach einem Strohhalm sucht, kann ich das auch verstehen.

Eine unserer Autorinnen hatte den Wunsch, dass ihr beide Brüste abgenommen werden. Den hat man ihr nicht erfüllt. Sie hatte danach zweimal einen Rückfall in der Brust, die man ihr nicht abgenommen hat. Man liest auch von ärztlichen Fehlleistungen. Können Sie nachvollziehen, dass in solchen Fällen das Vertrauen in die Ärzteschaft erschüttert ist?
Die Operation der nicht erkrankten Brust ohne eine genetische Veränderung ist nicht empfohlen. Wir verlassen uns da auf Studien. Zwar birgt die Operation keine wahnsinnigen Risiken, kann aber natürlich nicht wieder rückgängig gemacht werden. Ich habe aber über die Jahre dazugelernt, und wenn Patientinnen sich das gut überlegt haben und zweimal gehört haben, dass es ihnen statistisch gesehen keinen Nutzen bringt, dann sind wir damit mittlerweile etwas großzügiger.

Es gibt Leitlinien zu Krebstherapien, und das ist gut so. Aber sehr viele Dinge darüber hinaus haben ebenfalls Einfluss auf den Behandlungserfolg. Manche Autorinnen berichten über ihre Intuition. Welche Erfahrungen haben Sie damit gemacht?
Es gibt fast immer verschiedene Alternativen. Wir entscheiden zwar nach Leitlinien, aber auch da gibt es immer verschiedene Möglichkeiten. Und wir entscheiden häufig auch nach Erfahrung und Bauchgefühl. Und das sollten wir als Ärzte und Ärztinnen auch den Patientinnen zubilligen.

Wenn Sie sich an Patientinnen erinnern, die besonders gut durch diese Krise gekommen sind, gibt es irgendwas, was diese alle gemeinsam haben?
Patientinnen, die, wenn sie schwer erkrankt sind, nicht zulassen, dass ihre Erkrankung ihr ganzes Leben dominiert, beeindrucken mich tief. Ob sie besser durchkommen, weiß ich nicht. Aber sie nehmen sich Freiräume. Es gibt kaum Therapien oder Untersuchungen, die so dringend sind, dass man sie nicht zum Beispiel wegen eines Urlaubs verschieben kann.

Es gibt Situationen, in denen alle Alternativen ausgeschöpft sind, keine Option mehr im Köcher. Welche Rolle können Sie dann spielen?
So denken wir nicht. Natürlich ist es manchmal sinnvoll, eine medikamentöse Therapie abzubrechen, weil die Wahrscheinlichkeit, dass etwas wirkt, verschwindend gering ist. Viele Patientinnen haben sich damit dann schon auseinandergesetzt. Wir reden hier von der fortgeschrittenen Erkrankung. Manchmal kommt es dann vor, dass Patientinnen meinen, man kann jetzt gar nichts mehr für sie tun, jetzt sterben sie ganz schnell. Aber das stimmt nicht. Denn immer ist eine palliative Therapie ein Baustein zum Ziel, länger und besser zu leben. Das ist ein wirklicher Segen. Niemand stirbt schneller im Hospiz, im Gegenteil. Patientinnen, die früh palliativmedizinische Betreuung in Anspruch nehmen, leben sogar im Schnitt nicht nur länger, sie leben vor allem auch besser, das ist belegt. Palliativ bedeutet nicht, schneller zu sterben, sondern möglichst gut zu leben.

Wie gehen Sie mit Patientinnen um, die bei guten Heilungschancen für sich selbst sehr negativ eingestellt sind? Oder sich mit Selbstvorwürfen quälen?
„Was habe ich falsch gemacht?“, das hören wir häufig. Ich antworte auf die Frage: „nichts“. Denn gerade bei Brustkrebs gibt

es keine uns bekannten starken Risikofaktoren. Trotzdem frisst sich das Wort Krebs in den Kopf. Objektiv gibt es beispielsweise eine 95-prozentige Heilungschance, aber eben keine 100-prozentige. Das ist eine Riesenherausforderung für ganz viele. Man muss das akzeptieren. Genau wie Angst. Die Strategie ist, einen Teil der Angst für sich zu akzeptieren. Und dann braucht es gute, individuelle Bewältigungsstrategien gegen Angst. Bei uns haben alle Patientinnen die Möglichkeit für einen Kontakt zu den Psychoonkologinnen. Mein Rat ist, diese Hilfe in Anspruch zu nehmen.

Manche haben Angst vor negativen Gedanken. In der Konsequenz heißt das: Ich darf nur positiv denken, sonst kommt mein Krebs wieder, oder?
Gut, dass Sie das ansprechen. Es gibt meines Wissens keine einzige wissenschaftliche Arbeit, die zeigt, dass es einen Zusammenhang zum Beispiel von Stress und Brustkrebs gibt.

Was lernen Sie von Ihren Patientinnen?
Dankbarkeit für meine eigene, recht gute Situation, aber auch Dankbarkeit für die Freundlichkeit der Patientinnen. Manchmal ist es fast ein bisschen beschämend. Patientinnen denken an meine Gesundheit, wenn ich erkältet bin. Dabei müsste ich mich umgekehrt nach ihrem Befinden erkundigen. ■

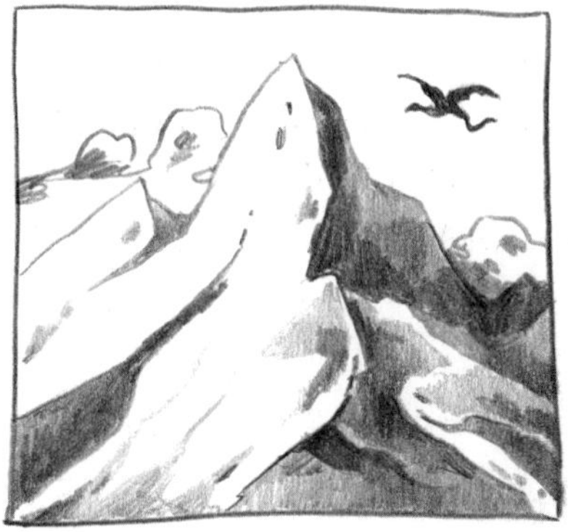

HÖHER ALS EIN DREITAUSENDER

Marie Sophie Zimmermann

Diagnose Brustkrebs mit 57 Jahren

Wie kam es zu meiner Erkrankung? Die Frage lässt mich nicht los. Krebs erwischt einen großen Teil aller Menschen – viele aber auch nicht. Warum also ich? Liegt es an mir? Bin ich eine „Krebspersönlichkeit"? So toxisch gegen mich selbst, dass ich davon Krebs bekommen habe?

Nein, natürlich nicht, und eigentlich weiß ich das auch. Als Naturwissenschaftlerin kenne ich die Studienlage und kann sie einordnen. Und bislang gibt es keinen einzigen validen Hinweis darauf, dass bestimmte Persönlichkeitsmerkmale die Entstehung von Krebs begünstigen. Krebskranke Menschen haben auch nicht „falsch gelebt" und sind schon gar nicht „selbst schuld". Die „Krebspersönlichkeit" ist eine Lüge – und zwar eine, die offenbar nicht totzukriegen ist.

Ich gehöre zur Nachkriegsgeneration. Von außen betrachtet war meine Jugend eine glückliche Zeit: Ich bin Boomerin, hineingeboren in eine scheinbare Bilderbuchfamilie, mitten in den blühenden Aufbau des Wirtschaftswunders. Doch vieles war

Fassade. Meine Mutter war ambitioniert und ungewöhnlich emanzipiert für eine Frau ihrer Generation. In ihrer Jugend hatte sie Ärztin werden wollen, doch ihre Eltern sagten Nein. „Du wirst heiraten, also was soll das", hatte es geheißen. Sie erkämpfte sich trotzdem ihren Weg an die Uni und arbeitete schließlich als Lehrerin, verdiente eigenes Geld, auch noch nach der Heirat. Als wir Kinder kamen, war damit Schluss. Plötzlich war sie Hausfrau und Mutter – und damit finanziell abhängig von ihrem Mann. Ihren Frust und ihre Wut darüber ließ sie an uns Kindern aus – oft mit Gewalt.

Meine Eltern waren beide streng, vieles haben sie mir verboten. Erwartungen und Forderungen gab es dagegen viele. Doch nichts, was ich tat, war gut genug. Schließlich entzog ich mich. Ich rebellierte, provozierte, wo es ging, und dachte überhaupt nicht daran, mich anzupassen. In der Schule fuhr ich bewusst die Dinge an die Wand. Ich sabotierte.

Doch irgendwann, ohne dass ich genau begriff, warum, drehte sich etwas. Ich riss mich zusammen, machte ein gutes Abitur, studierte, und kaum hatte ich meinen ersten Job, war aus meiner Rebellion gegen andere vollends ein Streben nach Perfektion für mich geworden: Alles musste ich bestens hinkriegen – makellos und vollständig. Das Ergebnis war dann tatsächlich immer ziemlich perfekt. Wie viele Stunden mich das alles gekostet hatte, war mir egal. Ich hatte keine andere Wahl. Ich wollte niemals auf jemand anderen angewiesen sein, anders als meine Mutter. Ich kämpfte für meine Unabhängigkeit.

Dabei war ich oft sehr hart zu mir und auch zu anderen. Das ist bis heute so. Ziele verfolgte ich stur und aus dem Bauch heraus. In gewisser Weise habe ich mich immer selbst getrieben. Immer extrem. Den Mittelweg fand ich oft nicht. Kein Wunder, dass ich irgendwann haarscharf an einem Burn-out vorbeischrappte.

Ich lasse mir die Butter nicht vom Brot nehmen. Das ist vielleicht nicht immer einfach, weder für mich noch für andere. Aber ich hatte das Glück, einen liebevollen und ebenfalls sehr emanzipierten Mann zu finden, der damit sehr gut umgehen kann. Und so ein Exemplar ist die halbe Miete im Kampf gegen das fiese Misttier, das Alien, das mich vor nunmehr fünf Jahren heimsuchte – und das zumindest meine Gedanken wohl nie wieder verlassen wird. Sicher, ich hätte es auch allein schaffen können. Aber das wäre wohl viel schwieriger gewesen.

Gut 30 Jahre lang hatten mein Mann und ich eine relativ unbeschwerte Ehe geführt – großartige Jahre. Wir lebten in einem kleinen, eigenen Haus mit einem winzigen Gärtchen. Wir schufteten beide hart, zweifelten aber nie daran, dass all unsere Anstrengungen richtig wären. Wir verlebten wunderbare Urlaube. Ich bezwang Dreitausender, und auch sonst trieb ich extrem viel Sport, lief locker 20 Kilometer in zwei Stunden und war fit wie nie. Auch beruflich standen spannende Zeiten an. Ich dachte, ich starte noch mal richtig durch. Und dann plötzlich war da was in meiner Brust. Ich gab Gas im Ärztemarathon und bekam gleich die Auskunft: „Das sieht nicht gut aus." Und so war es dann auch.

Das war jetzt also mein Ende. Ich sah mich selbst binnen drei Monaten dahinsiechen, so wie mein Schwager, der zwei Jahre zuvor rasend schnell an Darmkrebs gestorben war. Wie sollte ich es also schaffen, das alles zu überleben? Ich konnte es mir nicht vorstellen. Und mit der Diagnose kamen auch die Fragen nach dem Warum. Hatte ich mich zu sehr ausgepowert? Fehlten mir Selbstfürsorge und der Kontakt zu meiner Seele? Oder lag es daran, dass ich in den 80ern den Fallout von Tschernobyl abbekommen hatte? Ich wusste keine Antworten.

Mein Ärzteteam blieb entspannt. Der Krebs hatte sich noch nicht weit ausgebreitet und entpuppte sich als gut behandelbar. Dennoch war und ist er sehr ernst zu nehmen. Es folgten eine OP,

20 Chemos und 28 Bestrahlungen. Unvorstellbar. Ich erstarrte, erfror. Meine Seele machte dicht. Es fühlte sich an, als wäre ich nicht mehr ich. Da war kein Kontakt mehr zu mir selbst. Ich verstand die Welt nicht mehr – und gestand mir das nicht einmal zu. Kaum eine Träne habe ich bisher darüber vergossen, dass ich so schwer krank war. Über andere Dinge schießen mir heute allerdings schneller die Tränen in die Augen als früher. Ich habe näher am Wasser gebaut.

Die meisten Untersuchungen ließ ich über mich ergehen. Ich fühlte mich ausgeliefert. Aber mein Kopf war trotzdem nicht abgestellt. Als Naturwissenschaftlerin fand ich mich schnell im Thema zurecht. Ich las wie eine Wahnsinnige und löcherte anschließend meine Ärzte mit meinen Fragen. Ich war lästig. Aber ich verstand: Mehr oder weniger hatte ich Glück im Unglück gehabt. Mit meinem „Nullachtfünfzehn-Krebs", bei dem die Therapien eindeutig sind, war bald klar, wie der Weg ungefähr aussehen würde und dass die Behandlung statistisch gesehen auch wirkte.

Ich forderte dennoch eine Zweitmeinung an. Dieser Professor gab mir seine Handynummer, und wir telefonierten einige Male, immer morgens, wenn er mit dem Auto auf dem Weg zur Arbeit war. Irgendwie schien er einen Narren an mir gefressen zu haben, mit all meinen komischen Fragen und meiner eigenartigen Logik. Er schaffte es, mich runterzuholen von meinen schlimmsten Ängsten. „Sie werden sich in der Chemotherapie ganz schnell langweilen", sagte er. Ich hielt das damals für ziemlich verpeilt. Doch er würde recht behalten.

Ich hatte einen stark hormonabhängigen Tumor mit niedriger Teilungsrate. Damit kam zuerst die OP. Ich dachte nur: „Weg mit beiden Brüsten, was nicht mehr da ist, macht auch keinen Ärger mehr." Doch sowohl der Leiter des Tumorboards als auch der Arzt für meine Zweitmeinung redeten mir die doppelte Mastektomie aus, und heute bin ich einigermaßen froh darüber. Das Ergebnis wurde ästhetisch ansprechend. Ich habe nur eine kleine Delle, wie eine schlimme Orangenhaut, und absolut erträgliche Narben. Darunter, im Inneren der Brust, sieht es wohl eher nach Schlachtfeld aus. Aber ich hatte von Beginn an kaum Schmerzen, und so konnte ich auch die Physiotherapie sofort ohne Probleme durchführen.

Ob die Entscheidung, meine Brüste zu behalten, gut war, kann nur die Zukunft zeigen. Ein Rezidiv ist möglich, und der Gedanke daran überfällt mich manchmal hinterrücks, meistens in der Nacht. Ich drehe ihn dann in meinem Kopf herum, betrachte ihn von allen Seiten, lasse ihn eine Zeit lang zu und bändige ihn schließlich mit einer Mischung aus Ablenkung und Verdrängung. Ich spanne meine Muskeln an, so fest, wie es nur geht, und lasse dann die Spannung los. Die Progressive Muskelentspannung nach Edmund Jacobson habe ich in der Reha gelernt. Sie hilft mir.

Überhaupt probierte ich alles aus, was mir irgendwie wohltuend und hilfreich erschien und was mir zustand. So versuchte ich auch direkt nach der OP in der Klinik eine Psychotherapie. Doch ich wurde mit der Therapeutin nicht warm. Fast als Erstes sagte ich ihr, dass ich wieder arbeiten wolle. Dass ich wieder raus wolle, in den Bergen rumklettern, wie vor der Diagnose. Meine Ziele waren mir klar, allen latenten Zweifeln zum Trotz: Ich wollte mir meinen Job nicht nehmen lassen, ich wollte mir mein altes Leben zurück erkämpfen.

Diese Therapeutin aber ging davon aus, dass ich meinen Job aufgeben würde. Ich müsste doch fertig sein nach meiner Erkrankung. Warum dann noch arbeiten. Ich kam mir vor, als müsste ich mich verteidigen. Natürlich fragte ich mich anschließend, ob die Schuld an diesem verkorksten Therapieversuch bei mir lag. Aber so funktioniert das nicht. Therapeuten und Patienten harmonieren – oder nicht. Niemand hat Schuld, wenn es nicht passt. Und in mein altes Leben möchte ich bis heute oft zurück, obwohl ich weiß, dass das unmöglich ist.

Ich fand schließlich eine andere Therapeutin, und sie hat mir wirklich geholfen. Ich denke, es lohnt sich immer, selbst aktiv zu werden. Aber damals fühlte ich mich oft wie in einem Dschungel, in dem ich nichts sah und nur Stimmen hörte. Leute, die auf mich einredeten: „Nein. Du brauchst das anders!“ Irgendwie musste es in diesem dunklen Gewirr einen Weg geben, der gut für mich war. Meinen Weg. Ich ließ sie reden, versuchte aus jedem Nein ein Ja zu machen, wenn es sich für mich richtiger anfühlte – und meistens gelang mir das.

Ich sollte 20 Chemos bekommen. Nach den ersten vier Sitzungen bekam ich Aufbauspritzen, die meine Blutwerte pushten, sodass mein Körper die kontrollierten Vergiftungen besser durchstehen sollte. Zusätzlich brauchte ich Kortison, damit ich am Antikrebswirkstoff nicht krepierte. Ich bekam Antikotztabletten, damit ich überhaupt bei Kräften bliebe. Seit der Diagnose hatte ich schon acht Kilo abgenommen und war damit an der Grenze zum Untergewicht. Ich heulte, weil mein Müsli mit Erdbeeren schmeckte wie Tapetenkleister. Ich bekam Panik, wie sollte ich das durchstehen? Ich konnte nur wenig essen, in der Woche nach der Infusion fast nichts und in der Woche darauf relativ wenig. Und dann kam auch schon die nächste Infusion.

Ich beschaffte mir eine Perücke, die sehr echt aussah, und ich konnte mich irgendwie auch ansehnlich schminken. Wegen des Kortisons sah ich oft aus wie das blühende Leben mit rosigem Teint. Doch ohne Schminke fühlte ich mich wie der glatzköpfige Nosferatu. In der ersten Zeit mied ich alle spiegelnden Flächen, später fing ich an, ohne Perücke Grimassen im Spiegel zu ziehen. Ich konnte mich nicht gut ansehen. Ich mochte mich nicht. Das Schlafzimmer und ich stanken nach Chemo. Meinem Mann wurde schlecht, wenn er die Chemostation betrat. Er hat das alles trotzdem mit mir ausgehalten. Irgendwann sagte er, dass ich mit meinem Schlafmützchen auf der Glatze so niedlich aussähe wie das neue Baby meiner Nichte. Er war meistens zum Dahinschmelzen.

Das Make-up und die falschen Haare brauchte ich wie die Luft zum Atmen. Sie waren meine Tarnkappe. Nur so blieben mir die Mitleidswellen der anderen erspart – zumindest meistens. Denn was sollte ich damit? Was hilft mir Mitleid, vor allem das von Fremden? Meine Freunde lenkten mich ab, gingen mit mir in Museen und machten mir Aufmunterungsgeschenke. Mein Mann betüddelte mich, so viel er konnte. Und eines Tages war Phase eins der Chemo vorbei.

Ich ging nach Hause, setzte mich aufs Sofa und fühlte mich, als hätte mir jemand einen mit der Pfanne übergebraten. Und trotzdem keimte nun plötzlich, wie aus dem Nichts etwas in mir auf: das Gefühl, dass doch noch ein Stück von mir da ist. Dass ich es schaffen könnte. Ich konnte mich wieder spüren. Dass ich schon sehr viel geschafft hatte, war mir in diesem Moment allerdings nicht klar. Ich hatte nur Angst vorm zweiten Teil der Therapie. Und vor der Krankheit an sich.

Nach einer Pause ging es weiter mit einem einzelnen Wirkstoff: Paclitaxel. Diese Chemo vertrug ich weitaus besser als die beiden vorherigen, ich konnte essen und war wenige Stunden nach jeder Gabe wieder fit. Mittlerweile hatte ich mich in einem Internetselbsthilfeforum angemeldet. Dort fand ich humorvolle Frauen, die mir halfen und mich motivierten.

Und diese Motivation brauchte ich dringend: Ich brachte vor Wut meinen Büchern das Fliegen bei, weil ich nicht zur Therapie wollte. Und zwar kontrolliert, wie sollte es anders sein. Nicht ein Eselsohr hatten die Bücher, wenn ich sie an die Wand gepfeffert hatte. Aber ich ging zur Therapie. Jedes Mal. Ich habe alle Chemos geschafft, ohne Dosisreduktion, ohne Pause, ohne irgendwas. Durchgegangen wie nichts? Für die Ärzte wahrscheinlich, aber ich konnte meinem Körper dabei zusehen, wie er immer wrackiger wurde. Irgendwie kam ich trotzdem zu jeder Infusion zum Krankenhaus, irgendwie kam dieses Zeug in mich rein, und irgendwie kam ich wieder zurück. Irgendwie die optimale Dosis abgreifen – das war mein Ziel, und das verfolgte ich stur.

Und ich strickte. Eine Babydecke sollte es werden, für meine neue Großnichte. Mehr als Perlmuster und eine Reihe nach der anderen bekam ich nicht hin. Aber immerhin. Und die Freude, die die Decke machte, ließ mich später fast vergessen, dass ich sie auch zur Ablenkung gestrickt hatte. Ich las viel, sah viel Schwachsinn im Fernsehen, aber auch gute Filme. Es ging um Ablenkung. Ablenkung. Ablenkung.

Der Sommer war superheiß. Ich tröstete mich mit dem Gedanken, dass es mir auch schlechter gehen könnte. Rückblickend waren nur drei Tage der Chemozeit so richtig bescheiden. Ansonsten konnte ich sogar ein Gartenfestival besuchen, und ich ging jeden Tag wie aufgezogen schleichend eine Stunde spazieren. Bewegung, hatte man mir gesagt, sollte das A und O sein, und ja, so kam es mir auch vor. Nach der Chemo sagten mir die Ärzte, ich hätte die Tortur der Therapie nur wegen des vielen Sports so gut geschafft. Sport? Naja, Sport war das nicht, aber ich habe mich fast jeden Tag eine Stunde bewegt, meist morgens ganz früh, wenn es noch nicht so heiß war.

Als die Chemo nach fünf Monaten vorbei war, und bevor es mit der Bestrahlung weitergehen sollte, stahl ich mich davon. Ohne Absprache mit meinen Ärzten oder der Krankenkasse flog ich zu einem Familientreffen nach Österreich. Ich dachte: Da gibt es Krankenhäuser, da kann nix schiefgehen. Und siehe da: Es ging sogar sehr gut. Ich genoss die Zeit mit meiner Familie bei herrlichem Wetter. Ich hatte Glück. Und ich war glücklich.

Die 28 Bestrahlungen schließlich waren recht einfach zu überstehen. Keine Verbrennungen, ab und an Müdigkeit, und durch einen kleinen Strahlenkater kippte ich auch schon mal beim Müllrausbringen um. Von der Chemo sind mir Polyneuropathien geblieben – und das nicht zu knapp. Aufgrund dieser Nervenschädigungen, die ich vor allem in den Füßen habe, musste ich meine geliebte Bergsteigerei aufgeben. Es fiel mir schon schwer, einen etwas unebenen Weg zu gehen, wie sollte ich da auf einen Berg klettern. Das macht mich auch heute noch manchmal sehr traurig, fünf Jahre nach der Erstdiagnose.

Es gibt viele Momente, in denen ich um mein altes Leben trauere. Dann will ich nur zurück. Ob das jemals aufhören wird? Ist mein Leben jetzt nur noch halb, oder dreiviertel? Oder vielleicht 120 Prozent, weil es auch ganz anders hätte kommen können?

Ich habe Fatigue, bin chronisch erschöpft und längst nicht mehr so leistungsfähig wie früher. Ich kann mir noch immer schwer vorstellen, wie ich dauerhaft mit diesem niedrigen Kraftlevel klarkommen soll. Keine Dreitausender mehr. Dennoch gibt es für mich vieles, wofür es sich zu leben lohnt. Und es geht mir doch relativ gut. Was ist Jammern auf hohem Niveau, und was ist die Trauer um Gewesenes? Was ist angemessen, und was an schlechtem Feeling kann ich abstreifen, weil es unnütz ist?

Egal wie, ich kann versuchen, auf mich zu achten und das zu tun, was gut für mich ist. Ich erlaube es mir, manchmal dabei zu scheitern. Die Todesangst wird mich nie wieder ganz loslassen, aber mit der Zeit wird sie sicher seltener auftreten. Meine Fragen nach dem Warum bringen mich nicht weiter. Sie halten mich vom Leben ab. Und ich möchte leben. ■

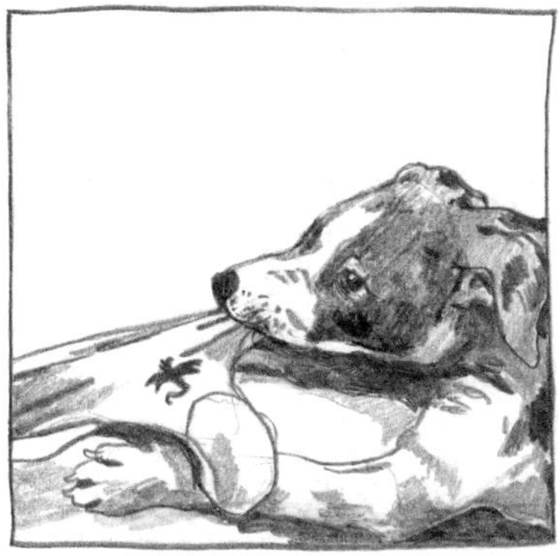

FASS MICH NICHT AN

Manuela

Leukämie-Diagnose mit 56

Ich mag nicht angefasst werden.
Ich mag nicht geknuddelt werden.
Ich mag nicht fremdbestimmt sein.
Ich mag nichts, was mit „Du musst“ anfängt.
Ich mag nichts Unnötiges erdulden müssen.
Ich mag keine Anordnungen.
So weit, so gut. Krieg mit diesen Voraussetzungen mal häppchenweise ’ne Diagnose, die auf Leukämie rausläuft.
Ich mag keine Ärzte. Ich mag keine Behandlungen.
Ich mag es ÜBERHAUPT nicht, Termine haben zu müssen.

Letzteres bestimmt mein Leben. Ich treffe keine festen Verabredungen. Aber genau daraus besteht die kommende Behandlung, aus lauter Terminen, die meine Freiheit einschränken. Meine erste Reaktion gegenüber dem Arzt ist: Nein, danke, ich will das nicht. Ich will keine Therapie. Ich bin Mitte 50, Single, habe ein Zuhause für meinen Hund gefunden, alles geregelt, keine Kinder und aktuell ein glückliches Leben. Keine Lust auf

Chemo. Keine Lust auf „morgens um sechs Blutabnahme und wiegen". Keine Bereitschaft zu Spritzen, Krankenhaushemden oder Krankenhilfsschwestern, die zum dritten Mal vergeblich versuchen, in meinen Venen einen Zugang zu legen.

Erst nachdem der Arzt mir bildlich und drastisch vor Augen führt, dass es sich an Blutkrebs nicht leicht und unkompliziert stirbt, lasse ich mich auf eine Behandlung ein. Da bin ich bereits seit 14 Tagen als Notfall im Krankenhaus, weil ich ein blockiertes Iliosakralgelenk habe. Unbeweglich im Bett liegend, kann ich spüren, wie mein Körper streikt. 86 Prozent meines Blutes sind Blasten. Mund und Rachen voller Aphten. Geschwollene Lymphknoten. Keine Stimme mehr. Durchfall. Erstickungsangst. Flimmern vor den Augen. Der Arzt meint, ohne Chemo würde das alles noch schlimmer werden, und ich hätte unbehandelt maximal noch drei Wochen zu leben. Es stirbt sich nicht so einfach. Selbst der kaputteste Körper will leben und wehrt sich.

Das ist der Moment, in dem ich entscheide, mich auf die langwierige Behandlung einzulassen. Trotz aller Ängste. Was habe ich schon zu verlieren? Also sage ich zu und werde am darauffolgenden Tag in eine Klinik mit Isolationszimmer verlegt. Ich habe resigniert. Ich habe aufgegeben. Ich habe die Kontrolle an eine Mannschaft aus Ärzten abgegeben, die ich nicht kenne. Paralysiert vor Angst. Nicht vor der Leukämie, nicht vor der Chemo, sondern vor der Hilflosigkeit. Mein schlimmster Albtraum ist wahr geworden. Gefesselt den Mächten um mich herum ausgeliefert sein. Schmerzen erdulden müssen. Gehorchen müssen. Gequält werden. Wehrlos sein.

Ich heiße Manuela. Bis dahin nie krank. Keinen Hausarzt, keine Medikamente. Ich lebte mit meinem kleinen Hund im Wald auf einem Campingplatz und war glücklich. Etwas kraftlos vielleicht, daher suchte ich eine Ärztin auf. Sie machte ein Blutbild, schob die Kurzatmigkeit auf mein Gewicht von 105 Kilo und gab mir Ernährungstipps.

Auch ein zweites Blutbild ergab keinen Anhaltspunkt, und so schickte sie mich zu einem Hämatologen. Anfang Dezember machte dann das dort gefertigte Blutbild eine Knochenmarkbiopsie erforderlich. Mittlerweile hatte mein Körper abgebaut. Aphten im Mund. Nacheinander fünf operierte Abszesse mit stationärem Aufenthalt. Geschwollener Hals. Zahnfleischbluten. Bei der Biopsie am 2. Januar war mein Iliosakralgelenk blockiert worden, sodass ich drei Tage später als Notfall stationär aufgenommen wurde. Weder Sitzen noch Laufen waren möglich. Die Notfalltasche war nach vier Stunden dürftig gepackt. Zahnbürste, Handyladekabel, Foto vom Hund, Ersatzsocken, Lieblingskopfkissen, Adiletten und Handy. Ohne Scheiß. Inklusive der Zeit, eine Tasche zu suchen, vier Stunden.

Jetzt also das Isolationszimmer mit der Diagnose AML: akute myeloische – oder so ähnlich – Leukämie. Führt unbehandelt nach einigen Wochen zum Tod durch Infektionen. Ich werde ab dem 19. Januar mit Chemo behandelt. Heilungschancen 40 Prozent für mich. Vom Gedanken, wie bisher den Campingplatz als alleinigen Aufenthaltsort zu nutzen, werde ich mich verabschieden müssen. Wegen der Keimbelastung. Schweren Herzens werde ich eine kleine Wohnung mieten. Wenigstens habe ich einen lieben Hundepapa gefunden, der „für den Fall, dass …", mein Baby adoptiert. Mein Pepe ist dort überglücklich und verteilt auch eifrig Glückshormone an den neuen Papi. Win-win.

Ich vertreibe mir die endlose Zeit im Krankenhaus mit Stricken und Häkeln – drei Dreieckstücher, vier Schals, sieben Paar Socken – und male in Erwachsenenmalbüchern. Meine Psychotherapie. Leider kommen mir jetzt beim stationären Aufenthalt einige meiner individuellen Befindlichkeiten böse in die Quere. Ich kann auf gar keinen Fall diese Krankenhausnachthemden anziehen. Ich habe sofort das Gefühl, erwürgt zu werden. Mit den dicken Lymphknoten erst recht nicht. Ich habe aber auch vorher schon mein Leben lang kein Kleidungsstück beim Schlafen toleriert. Also schlaf ich auch hier nackig. Und bekomme Durchfall. Klasse. Alle 25 Minuten auf den Toilettenstuhl neben meinem Bett, kann ja nicht laufen. Der Dauerbesuch meiner Zimmergenossin beschwert sich bei einer Schwester, dass ich nackt rumrenne. RENNEN? Ooookääy ... Gröööhl ...

Die Schwester mault mich an, ich soll 'ne Unterhose und ein Nachthemd anziehen. Ich versuche, ihr mein Problem mit dem Würgereiz zu erklären. Und Unterwäsche? Hab ich nicht. Ob mir denn jemand von zu Hause welche bringen könnte? Noch mal: Ich besitze keine Unterwäsche. Sie guckt ungläubig, geht, kommt aber gleich mit so einer Netzunterhose wieder. Ich frage sie nur lachend, ob sie für die andere Arschbacke auch noch eine hat. Viel zu klein. Morgens um viertel vor sieben werde ich geweckt. Ein 20-jähriger Zivi soll mich auf den Wiegestuhl setzen. Tu ich, noch völlig neben der Spur. Nackend. Werde angemault, so ginge das nicht. Sei ja kein FKK-Strand.

Endlich komme ich in ein Einzelzimmer. Für das Pflegepersonal bin ich eine Zumutung. Ich soll ein Nachthemd tragen. Die Tür fliegt auf. Ich werde mal wieder angefahren. Ich soll das Nachthemd anziehen und mich hinlegen. Mir sei doch gesagt worden, es gehe jetzt runter zum ZVK-Legen, da soll ich mit dem Bett hingeschoben werden. Ich maule zurück, ob das nicht wohl auch ohne Nachthemd ginge. Ich könnte mich doch zudecken. Und ich bleibe sitzen. Punkt. Liegen schmerzt und ist generell doof. Nörgelnder Pfleger. Okay. Ich lege mich auf die Seite, das geht.

Bevor es zum ZVK-Legen auf die Intensivstation geht, erst mal zum MRT wegen meines Rückens, weil dort kurzfristig ein Termin frei geworden ist. Ich werde angemault, ich soll still auf dem Rücken liegen. Ich sage, kann ich nicht, kann nur seitlich liegen. Deswegen wird ja das MRT gemacht. Sie machen Bilder, die sind aber später wegen der Position nicht zu gebrauchen. Auf der Intensivstation werde ich wieder angemault, ich soll mich auf den Rücken legen. Ich erkläre wieder geduldig, dass ich wegen des Ilio nicht auf dem Rücken liegen kann. Hätte der Arzt bei der Knochenmarkpunktion besser gearbeitet, wäre ich noch beweglich. Ich darf seitlich liegen bleiben. So langsam mag ich nicht mehr. Ich zittere am ganzen Körper. Mehr vor Wut als vor Angst. Aber die Anästhesistin gibt mir was zur Beruhigung, und ich schlafe ein.

Zurück auf der Station. Mein Riesenpflaster auf dem Hals ziept. Dann Visite. Ärzte, die auf Augenhöhe mit mir reden. Sie beantworten meine Fragen. Einige Sorgen, die ich hatte, waren unbegründet. Danach liege ich in meinem Bett. Durch die Aphten im Mund kann ich nur flüstern. Anstrengend. Ich kann nicht schlucken, spucke permanent in so einen Kotzbeutel. Habe immer noch Durchfall. Kann nicht schlafen. Ein Engel bringt mir Eiswürfel. Fünf verschiedene Salben und Spülungen für den schmerzenden Mund. Eiskalte Milch. Tröstende Worte. Ich bin angekommen.

Nachdem ich mich wieder etwas bewegen kann und wirklich wie eine liebe Familienangehörige gepflegt werde, kann ich mich auch besser auf die unangenehme tägliche Routine einstellen. Denn diesen Ritualen unterworfen zu sein, fällt mir schwer. Herr im Himmel! Was kann denn bitte an einer nächtlichen Urinkontrolle so lebensentscheidend sein? Wir einigen uns auf morgens halb sieben. Also stelle ich mir ab sofort täglich um sechs den Wecker. Selbstüberlistung. Um 6.30 Uhr blöke ich fertig gewaschen und angezogen den irritiert guckenden Schwestern ein fröhliches „guten Morgen“ entgegen. Die morgendlichen großen Fünf werden mit hellem Licht und beschwingter Musik erwartet. Blutabnahme, Wiegen, Messen und Pinkelprobe, Putzelfe Natalia. Dann Frühstück, Visite und endlich wieder stricken.

Ich bekomme fünf Zyklen Chemo und später dann Konsolidierung mit einer weiteren Chemo statt Stammzellentransplantation. Das hat die Tumorkonferenz so entschieden, da das Risiko eines Rezidivs geringer ist als das Risiko, im Zusammenhang mit der Transplantation zu sterben. Es geht mir langsam besser, im Juli werde ich entlassen. Es ist leider noch Mutation vorhanden und somit gibt es eine recht hohe Rückkehrwahrscheinlichkeit. Dumm gelaufen. Im Februar des darauffolgenden Jahres erstmaliger leichter Anstieg des MPMI-Wertes im Blut. Bestätigt sich die Tendenz, steht eine Stammzellentransplantation an.

Ein Zyklus Chemo bedeutet circa vier bis sechs Wochen Einzelzimmer, etwa ab Tag zehn Isolation. Die ersten acht Tage läuft die Chemo, die restliche Zeit werden Transfusionen mit roten und gelben Blutkörperchen verabreicht, und es wird auf das Steigen der Blutwerte gewartet. Die weißen muss der Körper selbst schaffen. Man bekommt einen zentralen Venenzugang, und es läuft ständig irgendwas da durch. Kochsalz. Entwässerung. Anti-Übelkeit. Antibiose. Auch Blut wird darüber abgenommen.

Man muss nicht im Bett bleiben und hat eigene Klamotten an. Ich überstehe alles ohne große Komplikationen. Fieber zwischendurch ist lästig, aber normal. Die Haut braucht viel Creme, die Füße brauchen größenverstellbare Latschen. Für die Mundprobleme gebe ich den Schwestern eine Packung Eiswürfeltüten, damit sichergestellt ist, dass ich immer an etwas Kaltem lutschen kann, das hilft. Auch eine lidocainhaltige Salbe habe ich dort erbeten. Die betäubt die Schleimhaut im Mund und hilft dabei, essen zu können. Die Erscheinungen der AML am Körper sind in etwa identisch mit den schweren Nebenwirkungen einer Chemo. Die Chemo hilft hier nur erst mal, die Symptome zu beseitigen.

Ich gebe nicht auf. Ganz im Gegenteil. Aber es ist nicht einfach. Wenn ich wüsste, dass ich wenigstens nächstes Jahr mein altes Leben weitgehend wieder hätte. Aber es wird ein anderes Leben sein, nicht meins. Ich lebe im Wald und bin Einzelgänger. Gewollt. Misanthrop. Die Quittung kommt jetzt. Dem aktuellen Hundepapi mein Glückshormonbündel wieder wegnehmen kann ich nicht, das wäre für ihn und auch für den Hund fies. So muss ich also Kontakt pflegen, dem Hund zuliebe. Und immer die Angst vor einer Wiederkehr der Leukämie. Die ist zu Recht riesig.

Ich werde von finanziellen Engpässen bedroht. Angst, mir das Auto nicht mehr leisten zu können, es ist teuer. Meinem Hund nicht mehr gerecht werden zu können und künftig nur noch Straßenspaziergang statt frei vor der Parzelle rumlaufen und dann ab in den Wald. Die Angst, dass weiterhin ständig schmerzhaft an meinem Körper rumgedoktert wird. Die neue Wohnung ist noch nicht eingerichtet, und mir fehlen von Krankenkasse und Beihilfe 2.700 Euro, für das Labor und den Aufenthalt im Krankenhaus, um deren Erstattung ich mit Briefen kämpfe. Ich bin privat versichert mit Beihilfeberechtigung. Wenn ich in einer Apotheke ein Medikament kaufe, muss ich es erst bezahlen und reiche die Quittung dann bei der Krankenkasse für die Beihilfe ein. Die bearbeiten das, und das dauert. Ich habe keinen Apotheker, der mir ein Medikament für 16.000 Euro aushändigt und acht Wochen auf die Bezahlung wartet. Wobei nach vier Wochen dann bereits die nächsten 16.000 Euro fällig werden. Eventuell klappt es damit: vorab Rezept abstempeln, einreichen, Geld bekommen, schließlich Medikament erhalten und bezahlen. Ich arbeite dran.

Ich war bisher in meinem Leben fast nie beim Arzt. Hab auch keinen, nur einen Orthopäden, und jetzt soll ich ständig hin? Ich habe die letzten Jahre so gekämpft, um ein freies und selbstbestimmtes Leben führen zu können. Und schon wieder muss ich Abstriche machen und Kompromisse eingehen. Das will ich nicht. Ich bin sehr gerne alleine, daher halte ich die Therapie auch gut aus. Wegen Einsamkeit braucht sich bei mir niemand Sorgen zu machen, solange ich in meinem Zuhause bin und meinen Hund habe. Ich hab ja noch genug Motivation und Kraft, eine Herausforderung nach der anderen zu stemmen. Mein Minimum an Anspruch, also wie bisher leben zu können, ist aber in Gefahr, und da kriselt es bei mir.

Die Werte steigen weiter. Jetzt, fast zweieinhalb Jahre nach Diagnose, doch die Stammzellentransplantation. Mein Campingauto Purzel und ich stehen vorm Transplantationszentrum in Berlin. Morgen um 12.30 Uhr soll ein Erstgespräch mit dem leitenden Professor stattfinden. Es soll um die Spendersuche für Stammzellen und um die Klärung einiger für mich wichtiger Fragen gehen. Also eigentlich nix Schlimmes. Aber ich habe Bammel, ob der Arzt Rücksicht auf meine lustigen Befindlichkeiten nehmen wird, und Angst, Antworten zu hören wie: „Lassen Sie uns mal machen." Also parke ich an der Hauptstraße, häkle ein wenig und futtere Gummibärchen. Bürste vergessen. Morgen werde ich aussehen wie ein aufgeplatztes Sofakissen. Egal. Bin gespannt und ein wenig nervös.

Der Termin ist aus medizinischer Sicht ein Desaster. Bedingt durch Inkompetenz, Machtgerangel, fehlende Kommunikation und verbale Legasthenie haben es zwei Ärzte verbockt. Die Leukämie droht zurückzukommen, und eine Chemo muss das unbedingt verhindern. Nur dann gibt es bei einer Stammzellentransplantation zu circa 70 Prozent eine Chance auf Heilung. Sonst sind es nur 50. Es fehlt ein Blutwert, auf den alles ankommt, und der wurde bei der letzten Blutabnahme Ende März einfach vergessen zu ermitteln. Die Chemo zur Vorbereitung der Transplantation bekomme ich jetzt erst verspätet. Emotional gesehen bin ich dort aber in den besten Händen. Der Professor ist ein toller

Typ, so 'n bissel Käpt'n Blaubär. Den möchte man einfach knuddeln. Redet nicht um den heißen Brei herum, spielt nichts runter und strahlt Zuversicht aus trotz allem. Respekt vor dem Leiter des Stammzellentransplantationszentrums in Berlin. Meine Fragen werden exakt beantwortet, er findet mich gut vorbereitet. Sinngemäß: Es ist schlimm, geht aber bald los, und wir machen es Ihnen so angenehm wie möglich.

Das muss ich erst mal verdauen. Danach treffe ich meine vier liebsten Menschen und muss schauspielern. Bei meinem Papi rede ich nur etwas von „wird ein Blutwert weiter überwacht und dann mal gucken". Beim Hundepapi erwähne ich „hohe Wahrscheinlichkeit", dass er meinen Pepe vermutlich schon dieses Frühjahr wieder für einige Wochen bekommen wird. Bei meiner Schwägerin nur kurz loswerden, dass ich wegen eventueller Termine keine Pläne machen kann. Um dann zu hören, dass die Mutti heute früh eingeschlafen ist und ich somit am 10. April nicht zu Besuch, sondern zur Beerdigung fahren werde. Lediglich bei meiner Freundin, die ich seit 45 Jahren kenne, hätte ich etwas deutlicher werden können. Für sie hat aber die Info gereicht, dass ein Spender gesucht wird. Damit weiß sie, was auf mich zukommt.

Am Abend grüble ich. Ich habe ein sehr glückliches Singleleben, mein Hundi hat einen neuen Papi, kein Kind. Also, für wen soll ich mich quälen? Meine Unbefangenheit und Leichtigkeit wie kurz nach der Erstdiagnose sind weg. Hatte ich zuerst noch die Vorstellung, Augen zu und ab in die Therapie, wird mir am Ende auch absolute Therapietreue keine Garantie bringen. Je mehr Infos ich bekomme, desto weniger will ich wissen. Ich habe zwar einen gut funktionierenden Verdrängungsmechanismus, werde aber durch Nebenwirkungen, Termine und Warten immer wieder an die Bedrohung erinnert. Ich bin ein Macher. Und manchmal macht mich die Hilflosigkeit wahnsinnig. Wann ist der Moment, wo ich erkennen muss, das ist jetzt der Anfang vom Ende?

Bisher ging es um Therapie, Heilung, Hoffnung auf Überleben. Ab wann geht es um Linderung und Lebensqualität für den letzten Weg? Loslassen und das Unvermeidliche akzeptieren. Frieden schließen mit der Umwelt und mir selbst. Demut und Dankbarkeit empfinden, dass ich nicht mehr als nötig leiden muss. Abschied nehmen, gedanklich und emotional. Zur Ruhe kommen und nicht mehr kämpfen müssen. Andererseits sind mir durch die Chemo bereits zwei Jahre gesundes Weiterleben geschenkt worden. Wenn das kommende Jahr dann auch vorbei ist, werden es vielleicht wieder zwei oder mehr. Guter Deal. Also Ärmel hoch und Koffer gepackt, wenn es so weit ist. Seit Mai bin ich im „Wait and Watch". Der erhöhte NPMI-Wert bedeutet zwar, dass es demnächst losgehen könnte mit der Produktion von Krüppelzellen. Die Laborwerte sind aber noch alle okay. Nächster Termin für die Blutabnahme: Mitte Oktober. Jetzt muss nur noch endlich mein Auto aus der Reparatur zurückkommen, dann geht das los, was der Professor mir wünschte: „Einen schönen Sommer noch!"

Einige sagen, ich sei tough und stark. Ich sage, mich treibt ein gesunder Pragmatismus in ein trotz allem glückliches Leben. Ich verfalle in operative Hektik und beschäftige mich. Wenn es brenzlig für die Seele wird, suche ich Perspektivwechsel. Ich sage nicht: „Ich habe ein Rezidiv." Ich sage: „Meine Krankheit muss erneut behandelt werden." Aber ich hatte ganz schön lange eine gute Zeit ohne irgendeine Art von Therapie. Ich sage: „Ich konnte die Untersuchungen und Medikamente einmal ertragen, dann kann ich es auch ein zweites Mal." Ich bin einmal mit den gruseligen Nebenwirkungen klargekommen, also klappt das auch ein zweites Mal. Und zu guter Letzt: Ich bin beim ersten Mal wieder gesund geworden, und der Ansatz ist wieder kurativ. Passt. Krieg ich hin.

Ich sage jedem: „Mir geht es gut, und ich genieße das Leben." Ist auch so. Gleichzeitig wache ich jeden Morgen genervt von meinem Gewicht auf, brauche für die Hunderunde einen Stuhl

„to go“ und breche ständig in Tränen aus. Es hilft mir, dass ich alles mache, alles genieße und mir nichts mehr verweigere, was ich vorher nicht durfte. Ich futtere, bin faul, gebe sinnlos Geld aus und sage Nein. Und wenn ich die kommende Behandlung hinter mir habe, werde ich auch mental wieder Kraft finden, etwas gegen Schmerzen und Übergewicht zu unternehmen. Wer sagt eigentlich, dass morgens zwei Stunden rumdümpeln etwas Negatives ist? Für mich ist das ganz normal.

Ich habe über die Jahre die Eigenart entwickelt, dass mich die Meinung anderer zu meinem Leben, Denken, Aussehen oder zu meinem Alltag null die Bohne interessiert. Klar bin ich auch empfänglich für liebe Worte, aber sie berühren mich nicht. Ich muss nur vor mir selbst bestehen und in den Spiegel gucken können. Ich bin liebevoll und freundlich, aber auch schonungslos direkt. Man muss nicht mit mir kommunizieren, macht jeder freiwillig. Umso mehr erschreckte mich meine Betroffenheit, als mein Vater vor fünf Monaten meinte, dass ich akute Leukämie bekommen habe, sei kein Wunder. Bei meinem Lebenswandel. 35 Kilo zugenommen (vor drei Jahren aufgehört zu rauchen und 25 Kilo davon immerhin wieder abgenommen), gestörter Tag-Nacht-Rhythmus (Rückenschmerzen, deshalb ja auch Frühpensionierung), auf einem Campingplatz wohnen, bunte Haare, unvorteilhaft gekleidet. Vom Ex getrennt. Hund schläft im Bett. DESWEGEN habe ich Leukämie bekommen? Ich habe mittlerweile meinen inneren Frieden mit ihm geschlossen. Er ist 82. Aber gelegentlich brodelt es.

Zwei Spender sind bereits gefunden mit zehn von zehn Übereinstimmungsmerkmalen. Was sagt mein Ex? Bist ’n zähes Luder, datt schaffste ooch noch. Ich beiße beim Organisieren meines eventuellen Ablebens auf Granit, sobald ich mit meinen wenigen Mitmenschen darüber reden will. Bei meinem Hundepapi lasse ich mich aber nicht beirren, sondern quatsche ihn gnadenlos mit

Wünschen und Vorschriften zu. Zu gerne würde ich meine Nachrufe lesen können. Der Kampf gegen den Krebs ist nicht schwer, viel Einfluss hat man sowieso nicht. Aber der Kampf, trotzdem glücklich zu leben, kurz oder lang, mit oder ohne Nebenwirkungen, ist eine verdammt große Herausforderung.

Wir alle haben ähnliche Ängste. Eine sehr große Angst, die sich mir immer wieder in den Vordergrund drängt ist die, nach der erfolgreichen Behandlung nicht mehr das alte Leben führen zu können. Die Angst, durch Nebenwirkungen und Veränderungen am Körper nicht mehr den lieb gewonnenen Beschäftigungen nachgehen zu können. Ich lese viel, oft kommen die Worte vor: „Ich möchte so gerne wieder …“ Und natürlich macht der normale und gewohnte Tagesablauf glücklich und bietet Sicherheit. Das macht uns aus, die Routine des Lebens bestimmt unser Selbstwertgefühl.

Und dann bin ich vor einer Weile auf einen Satz gestoßen, der in meinem Kopf einen Schalter umgelegt hat: „Ich möchte sooo gerne endlich wieder Bergsteigen können.“ Ganz ehrlich? Für mich ist der Wunsch, einen Berg besteigen zu wollen, ähnlich intensiv wie der Wunsch, einen Furunkel am Poppes haben zu wollen. Null! Doch dann überlegte ich, was mir selbst eigentlich wichtig ist. Und wie unterschiedlich und austauschbar doch die tägliche Beschäftigung bei uns allen ist. Wäre ich am Boden zerstört, wenn ich nicht mehr Handarbeiten machen könnte? Unglücklich, wenn ich nicht mehr auf dem Campingplatz leben könnte? Kurzfristig sicherlich, aber ich lese täglich, dass sich andere Menschen mit anderen Dingen beschäftigen. Könnte ich also akzeptieren, dass mich eine Erkrankung ein bisschen zu einem anderen Menschen gemacht hat? Und eine neue Beschäftigung finden, die mich glücklich macht?

Für mich habe ich die Antwort gefunden: Ja! Ich kann und ich werde auch wieder zufrieden leben. Statt Stricken und Häkeln und Camping werde ich vielleicht irgendwo in einer Pförtnerloge sitzen. Oder den ganzen Tag Bahn fahren. Oder täglich viel Zeit in einem Tierheim als Gassigeher verbringen. Ich kenne meinen Plan B noch nicht. Ich weiß aber, ich werde einen haben.

Und wenn jetzt wirklich was mächtig schieflaufen sollte … Ich würde als glücklicher Mensch sterben. Nichts bereut, nichts unerledigt, nichts übrig. Was könnte ich mir denn mehr wünschen?

Manuela starb am 12. August 2023. ■

SEITENBLICKE:
DIE LILA HÜTE

Von Kerstin

Da sitzen 18 Frauen, und alle tragen lila Hüte. Junggesellinnenabschied? Dafür sind die Frauen eigentlich zu alt. Vielleicht ein Kegelausflug? Es scheint ihnen gut zu gehen, sie lachen und plaudern, sind ziemlich laut. Sind fröhlich.

Tatsächlich hatten oder haben alle diese Frauen Krebs. Kennengelernt haben sie sich über ein Onlineforum. Und wenn sie zusammen sind, lassen sie den Alltag hinter sich. Sie kommen auf andere Gedanken, sprechen mit Gleichgesinnten, und was am wichtigsten ist: Sie müssen nichts erklären. Alle verstehen. Die Frauen treffen sich jeweils im Frühjahr und im Herbst, immer für ein Wochenende. Zweimal ging das Treffen sogar schon über eine Woche. Viel Zeit für Austausch.

Und wieso die lila Hüte? Barbara las im Internet einen Text über lila Hüte und kaufte sofort lila Hüte für alle. Die stehen dafür, nichts aufzuschieben und selbstbewusst durchs Leben zu gehen.

Kerstin hält die Truppe zusammen. Sie bucht die Zimmer, organisiert Ausflüge, sucht nette Restaurants aus und managt all die kleinen Dinge, die anfallen. Die Tage sind durchgetaktet, niemand braucht sich um etwas zu kümmern. Es gibt viel Raum für gute Gespräche.

„Ich bin aus allen Therapien raus und wieder im normalen Leben", sagt Steffi, die schon häufig bei einem Forumstreffen dabei war. Sie habe seit der Diagnose mit Ängsten zu kämpfen, das Leben von früher gebe es nicht mehr, sagt sie. Alles sei anders geworden. „Aber die Tage mit den Mädels richten mich mental wieder auf."

Die Frauen machen sich gegenseitig Mut: Sie treffe hier immer wieder tolle Menschen, die ihre Probleme angehen, sich nicht kleinkriegen lassen, sagt Simone. „Jede hat ihre eigenen Sorgen, klar. Aber trotzdem ist jede eine Hilfe für andere. Das inspiriert mich." Die Frauen meistern ihre kleinen und großen Krisen und sind füreinander da.

Einige Teilnehmerinnen bieten ihre Expertise an, und so gibt es manchmal Angebote wie Lachyoga oder Qigong am Morgen, alles mit großer Leichtigkeit und Spaß organisiert. Denn wer Krisen zusammen meistern kann, der kann umso besser die schönen Seiten des Lebens genießen. ■

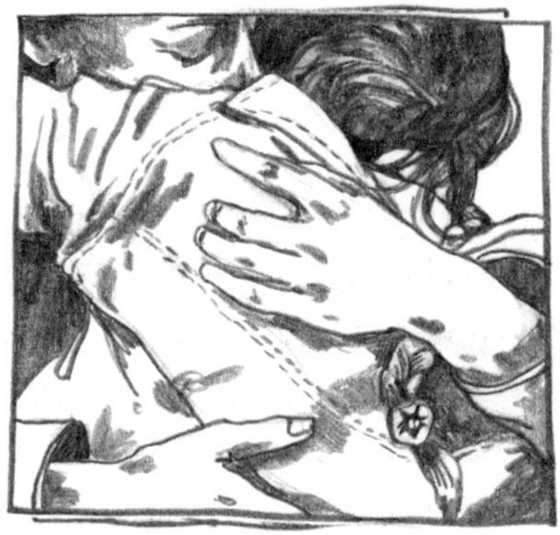

WTF – ODER EINFACH EINE MUTMACHGESCHICHTE

Daniela und Helena

Daniela bekam mit 44 die Diagnose Brustkrebs, ihre Tochter Helena war damals 13 Jahre alt

Ich sitze vor der Tür und warte. Um mich herum: graublauer Krankenhausalltag. Radiologische Abteilung. Schritte irgendwo. Gedämpfte Geräusche von irgendeinem Gerät, vielleicht eine Lüftung. Jemand spricht leise. Ich muss grinsen. „Und täglich grüßt das Murmeltier", denke ich. Wie gern wäre ich jetzt ganz woanders. Aber dort hinter der Tür wartet die Wundermaschine, die den Krebs in meiner Brust restlos ausradieren soll – oder was davon noch übrig ist.

Bestimmt fragen sich viele, wie sich Kinder fühlen, wenn die Eltern die Diagnose Krebs bekommen. Jedes Kind, jeder Teenager fühlt sich da bestimmt anders. Ich habe eine glückliche und starke Mama, die alles positiv sieht. Egal in welcher Situation. Ich habe keine Geschwister, lebe mit Mama und Papa in einem schönen gro-

ßen Haus in einem kleinen Dorf. Als meine Mama die Diagnose bekommt, bin ich 13.

Meine Brustkrebsdiagnose erhalte ich an einem kalten, regnerischen Tag im Februar. Weltkrebstag. Verrückt. Ein totaler Schock. Ich bin 44 Jahre, habe eine Tochter im Teenageralter und lebe in einer glücklichen Ehe. Und jetzt habe ich Krebs. War's das jetzt? Ich bekomme die Nachricht telefonisch mitgeteilt, bei der Arbeit. Ich bin medizinische Fachangestellte in einer Praxis für Allgemeinmedizin. Und eigentlich bekommen solche Diagnosen meine Patienten, nicht ich. Die Ärztin sagt Dinge wie aggressiv, Chemotherapie, Operation, Bestrahlung, Antihormontherapie. Das volle Programm.

Ich lege auf und fühle erst einmal gar nichts. Sie kann doch gerade unmöglich über mich geredet haben. Krebs. Sowas kriegen nur die anderen. Doch nicht ich. Letztes Jahr habe ich noch am Muddy Angel Run teilgenommen, das ist ein Schlammlauf gegen Brustkrebs. Ich? In meiner ganzen Familie gibt es keinen Krebs. Dann denke ich an den Tod. Wie sage ich es meiner Tochter, meinem Mann? Das ist das Schlimmste für mich.

Gerade bin ich von der Schule nach Hause gekommen und gehe zu Mama ins Wohnzimmer. Wir unterhalten uns ein bisschen. Alles ganz normal. Dann sagt sie plötzlich, sie müsste mir was Wichtiges sagen. Keine Ahnung. Ich soll mich setzen. Sie erzählt mir, dass sie bei ihr in der Brust einen Tumor gefunden haben.

Ich verstehe nicht wirklich, was das heißt. Kenn mich ja nicht damit aus. Sie sagt, sie hätte Brustkrebs. Ich weiß nicht viel darüber, aber ich weiß, dass das eine schwere Krankheit ist, gefährlich. Mein Kopf ist irgendwie leer, und ich überlege, wie ich reagieren soll.

Ich hab noch nie gewusst, wie man richtig tröstet. Jetzt auch nicht. Ich sage: „Oh!" Sonst nichts. Aber dann schießen mir die Fragen durch den Kopf. Wird sie jetzt sterben? Wie wird es meinem Papa damit gehen? Hat sie es ihm schon gesagt? Wie lange weiß sie es schon? Ich frage sie, was denn jetzt passieren wird und ob man sie heilen kann.

Ich sehe nur noch Chaos, alles dreht sich. Auf einmal stehe ich nicht mehr als Profi hinter der Anmeldung, sondern als Patientin davor. Ab jetzt folgt mein Leben einem Plan, auf den ich keinen Einfluss habe. Ich habe die Kontrolle verloren. Ich muss ständig zu irgendwelchen Terminen. Zuerst durchleuchten sie mich. Meine Knochen, meine Lunge, mein Oberkörper, alles wird nach Metastasen durchsucht. Gott sei Dank können sie nichts finden. Ich bekomme einen Port. Das ist ein zentraler Venenverweilkatheter, über den ich die Chemotherapie erhalte. Und am nächsten Tag, keine drei Wochen nach der Diagnose, geht es dann schon mit der ersten Chemo los.

Meine Mama sagt mir, dass sie jetzt eine Chemotherapie macht und dass der Tumor noch klein ist. Das heißt, man kann den Krebs heilen. Ich hab trotzdem Angst.

Am ersten Therapietag fühle ich mich, als ob ich zur Schlachtbank geführt werde. Es ist alles so anstrengend. Was kommt da auf mich zu? Ich habe Angst. Und trotzdem fange ich langsam an, mich besser zu fühlen. Denn heute beginne ich meinen Kampf gegen diesen scheiß Krebs. Endlich. Ich werde mir mein Leben nicht wegnehmen lassen.

Und tatsächlich habe ich bald meinen Alltag wieder. Trotz Chemo. Denn die vertrage ich gut. Gegen die Nebenwirkungen bekomme ich wirkungsvolle Medikamente. So habe ich nie mit Übelkeit zu kämpfen. Ich treibe viel Sport, bin regelmäßig laufen, mache Yoga. Ich merke, wie wichtig Bewegung in dieser Zeit ist. Und wie wichtig es mir ist, auf meinem Weg nicht allein zu sein.

Ich staune, wie ruhig Mama ist, aber ich habe auch manchmal das Gefühl, sie tut nur so, weil sie mir nicht noch mehr Sorgen machen will. Meine Mama ist eine starke Frau. Sie guckt fast immer bei allem auf die guten Seiten. Das war schon vor der Diagnose so. Und als es mit der Therapie losgeht, sehe ich, dass sie sogar da positiv rangeht. Sie gründet sogar eine WhatsApp-Gruppe mit allen möglichen Leuten und nennt die „What The Fuck". Ich merke, wie gut ihr das tut. Sie sagt immer, es würde keinen Sinn machen, sich jetzt durchhängen zu lassen.

Schon kurz nach der Diagnose richte ich eine WhatsApp-Gruppe ein. Per Handy teile ich hier die heißesten Neuigkeiten mit all meinen Freunden, der Familie, mit Bekannten und Kollegen. Kurz nach der zweiten Chemo fallen mir die Haare aus, und ein paar Tage später entscheide ich: Heute kommen sie runter. Ich bürste und bürste, so lange, bis fast nichts mehr auf dem Kopf ist. Ich bin nicht allein. Meine Tochter macht Fotos, meine Freundin unterstützt mich live am Telefon, die Bilder landen augenblicklich in der Gruppe. Den letzten Feinschliff, die Rasur, übernimmt meine Nachbarin, die ich spontan dafür aus der Sauna hole.

Mama steht vorm Spiegel und kämmt sich. Es fallen ganz viele Haare aus. Die Nachbarin kommt und rasiert den Rest ab. Ich wundere mich darüber, wie Mama es schafft, sich so leicht dafür zu entscheiden.

Tja, nun habe ich eine Glatze. Aber ich muss sagen, es gefällt mir gar nicht schlecht. Es ist einfach der richtige Tag. Natürlich kann jetzt jeder sehen, was mit mir los ist. Ich sehe halt einfach krebskrank aus. Aber ich peppe meine Glatze mit bunten Tüchern und Mützen auf. Meine Freundin hat mir für jeden Tag der Woche eine Mütze genäht, in den tollsten Farben. Ich habe auch eine Perücke, aber die trage ich kaum. Ich fühle mich wie verkleidet damit. Da bin ich lieber auf dem Kopf „ganz ohne" unterwegs.

Im Juli bekomme ich meine letzte Chemo. Fünf Monate hat die Therapie gedauert, und sie hat den Tumor in meiner Brust komplett plattgemacht. Ich lade zu einer After-Chemo-Party zu mir nach Hause ein. Ich genieße den Tag, und ich genieße mein Leben, und der Krebs wird daran nichts ändern. Während der Chemo und auch bis heute habe ich meine Ernährung nicht umgestellt. Ich höre auf meinen Körper, ich nasche gern und trinke gelegentlich ein Glas Wein.

Die Zeit von Mamas Therapie ist für unsere Familie schwer. Mein Papa und ich versuchen, ihr ganz viel abzunehmen, damit sie sich ausruhen kann. Sie macht sonst sehr viel im Haushalt und holt zweimal am Tag den Staubsauger raus. Das ist eine ganz schöne Herausforderung, sie davon abzuhalten, das Haus auf den Kopf zu stellen. Sie sollte sich wegen der Chemotherapie ausruhen. Aber sie sagt immer, sie kann nicht nur rumsitzen, und ihr würde es besser gehen, wenn sie was zu tun hat.

Ich hoffe jeden Tag, dass Mama wieder gesund wird. Jeden Tag merke ich, dass ich nicht ohne sie leben könnte. Ich weiß auch, dass mein Papa nie wieder glücklich wäre, würden wir wirklich den Kampf verlieren. Ich sehe meine Mama in der ganzen Zeit nie weinen und nie traurig. Ich bin mir nicht sicher, vielleicht versteckt sie das auch nur vor mir.

Drei Wochen nach meiner letzten Chemo werde ich brusterhaltend operiert. Ich liege drei Tage im Krankenhaus. Bis heute kann ich nicht verstehen, warum sich manche Frauen freiwillig die Brüste operieren lassen. Ich finde es sehr unangenehm und schmerzhaft.

Irgendwann hat sie ihren OP-Termin. Mein Papa und ich besuchen sie nach ihrer OP, und da sehe ich sie das erste Mal weinen. Ich kann das gut verstehen. Sie hat es bis hierhin geschafft und auch ihre

Chemotherapie hinter sich gebracht. Ich werde das Bild haargenau in meinem Kopf behalten, wie sie dort im Krankenhaus liegt und mein Papa sie tröstet. Es ist nicht schön zu sehen, wie schwach sie ist und wie es ihr geht, wie sie da liegt und überhaupt die ganze Situation. Doch ich bin auch mächtig stolz auf sie.

Dann habe ich sechs Wochen Pause von allem, bevor es im September mit den Bestrahlungen losgeht. 33 Bestrahlungen. Jeden Tag, außer am Wochenende. Ich drehe schon ein bisschen am Rad in dieser Zeit. Tagein, tagaus die gleiche Taxifahrt, die Warterei, der Blick immer auf dieselbe Tür immer auf demselben graublauen Krankenhausflur. „Ich fahr Taxi", ist plötzlich mein Ohrwurm, den Hit gab es mal in den 80er-Jahren, das Video dazu landet gleich in meiner WhatsApp-Gruppe. Und die Tür, vor der ich sitze, die male ich mir täglich bunter. Ich knipse sie mit meinem Smartphone und verpasse dem Foto meine Lieblingsfarben. Blumen, Muster, Formen, wie es mir gefällt. In meiner Welt verändert sich die graue Krankenhaustür jeden Tag ein bisschen mehr, und ich poste die immer buntere Version in meiner Gruppe. Nach all den Bestrahlungen ist ein echt schönes Bild entstanden. Das hängt heute als Leinwand bei mir zu Hause. Und für alle anderen habe ich das Foto als Postkarte verschickt, als kleines Dankeschön.

Als Mama mit der Bestrahlung fertig ist, wird geguckt, ob ihr Tumor wirklich weg ist oder ob der Krebs vielleicht doch noch gestreut hat. Ich bin so glücklich, als ich höre, dass alles gut ist. Ihr Tumor ist weg, und er hat nicht gestreut. Es fällt eine große Last von mir ab, und ich bin sehr froh, dass meine Mama alles so stark gemeistert hat.

Leider bleibt noch eine Angst in meinem Kopf übrig, dass der Krebs zurückkommt. Aber ich möchte positiv denken und mir sagen, das wird nicht passieren. Das Schicksal hat gesehen, wie stark meine Mama mit allem umgeht und deswegen den Krebs besiegt. Sie erholt sich mehr als gut von allem, auch wenn sie ab jetzt Tabletten nehmen muss und dadurch auch schon in den Wechseljahren ist. Aber ich bin dankbar, dass es nur sowas ist und dass sie keinen Krebs mehr hat. Wenn mich wer fragen würde, ob ich ein Vorbild habe, würde ich sofort sagen: „Ja, meine Mama! Die stärkste Frau, die ich kenne.“

Tja, nun ist schon alles zwei Jahre her. Ich gehe regelmäßig zur Nachsorge, und bis jetzt ist alles tippitoppi. Ich hoffe, dass das auch immer so bleibt. Ich will später vielleicht meine Enkel aufwachsen sehen. Das ist ein sehr großer Wunsch von mir.

Tatsächlich haben mich die Diagnose und die Zeit danach verändert. Es ist, wie es ist. Aber es wird das, was ich draus mache. Das ist mein Leben. Deswegen genieße ich jeden einzelnen Tag. In vielen Dingen bin ich gelassener geworden. Wer weiß, was morgen ist? Ich bin sehr dankbar dafür, dass ich alles so gut überstanden habe. Ich weiß, es geht nicht jedem so. Aber ich möchte allen im Kampf gegen den Krebs Mut machen. Wir sind stärker, als wir denken. ■

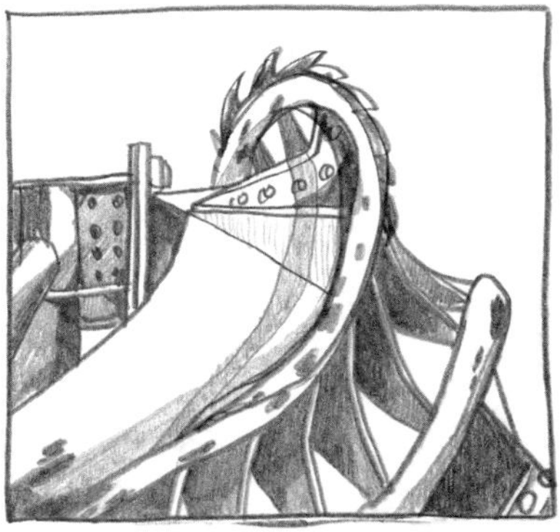

ACHTERBAHN

Katja Genuit

Erstdiagnose mit 49, Metastasen mit 51

Irgendwas Komisches passierte in meinen Kopf.

Wir packten mitten in der Nacht das Wohnmobil und wollten einfach nur noch weg. Ich war von oben bis unten von Mücken zerstochen, und unsere Nachbarn auf dem Campingplatz feierten lautstark eine Party. Als ich meinem Mann half, alles zu verstauen, verlor ich die Balance. Ich schwankte beim Laufen. Wohl der Stress, der Ärger und die ungewohnt späte Uhrzeit. Doch dann fingen diese wahnsinnigen Kopfschmerzen an. Mir wurde übel.

Wir fuhren ein paar Stunden quer durch die polnische Wildnis und landeten schließlich irgendwo in Ostdeutschland. Die Kopfschmerzen hatte ich jetzt pausenlos. Der Schmerz zog bis ins Genick. Mein Mann war besorgt und fragte, ob wir zum Arzt müssten. Aber ich wollte nicht. Ich wollte diesen Urlaub unbedingt. Mit dem Gleichgewicht hatte ich von Stunde zu Stunde mehr Probleme, und ich rempelte mir die Beine blau. Die Übelkeit wurde dadurch noch schlimmer. Endlich begann ich, mir Sorgen zu machen. Irgendetwas stimmte nicht. Die Anzeichen hatte ich schon länger ignoriert. Ich gehe nicht oft zum Arzt. Warum auch, ich war ja nie besonders krank. Doch mittlerweile dröhnte mein Kopf wie ein Radio.

Etwa drei Monate zuvor hatte es einen eigenartigen Vorfall gegeben. Es war bei der Arbeit. Ich bin Empfangsmitarbeiterin in einem Krankenhaus. An diesem Vormittag hatte ich Stress. Kaum hatte ich mit etwas angefangen, klingelte das Telefon, und auf dem Schreibtisch stapelte sich die Arbeit. Plötzlich stand dieser Mann vor mir. Sein Gesicht war dunkelrot. Er redete auf mich ein und wurde dabei immer lauter und aggressiver. Seine Stimme dröhnte in meinem Kopf, der Mann war außer sich, und ich verlor die Nerven. Es gab ein ziemliches Wortgefecht, und von Sekunde zu Sekunde wurde das Dröhnen in meinem Kopf stärker. Schließlich warf ich den Mann raus.

Ich war schweißgebadet. Meine Hände zitterten. Ich atmete ein paarmal tief durch, beruhigte mich ein wenig und versank nach kurzer Zeit wieder in meine Arbeit. Ich weiß nicht, wie viel Zeit vergangen war. Doch plötzlich schreckte mich ein lautes Hämmern auf. Ich riss den Kopf hoch und starrte in ein wutverzerrtes Gesicht. Der Idiot von vorhin hatte die Fäuste erhoben und schlug wie ein Besessener an die Scheibe der Rezeption. Dann wurde alles schwarz.

Als Nächstes drehte jemand meinen Stuhl um, und ich sah in das besorgte Gesicht des Chefarztes. Wo kam der denn her? War nicht eigentlich die Tür abgeschlossen? Hinter ihm stand meine Chefin. Hatte der Arzt sie gerufen? Oder umgekehrt? Ich wusste es nicht. Ich hatte vollkommen die Kontrolle verloren, und das machte mir Angst. Ich bekam keine Luft mehr vor lauter Weinen, und ich konnte nicht mehr richtig sehen. So etwas war mir noch nie passiert. Nach diesem Vorfall arbeitete ich einfach normal weiter. Der Stress, hieß es.

Am Donnerstag nach unserem Campingtrip ging ich endlich zum Hausarzt. Der meinte, ich solle in der kommenden Woche einen Termin beim Neurologen machen. Ohne Antworten ging ich wieder nach Hause und versuchte, das Wohnmobil auszuräumen. Schwierig. Entweder mein Kopf explodiert gleich, oder ich werde ohnmächtig, dachte ich. Mein Mann machte sich Sorgen, und ich versuchte, keine Panik zu bekommen. Am nächsten Morgen konnte ich nichts mehr in der linken Hand halten. Noch immer weigerte ich mich, ins Krankenhaus zu gehen. Wir hatten immerhin noch Urlaub. Im Nachhinein frage ich mich, ob ich irre oder blöd war. Doch mein Mann machte alles richtig. Er ging mit mir zum Hausarzt. Dort kam er mit ins Sprechzimmer und forderte meine sofortige Einweisung ins Krankenhaus. Etwa zwei Stunden später fand ich mich auf der neurologischen Station wieder.

Ab jetzt ging alles sehr schnell. Fünfzehn Minuten nach der Einweisung bekam ich ein Kontrastmittel gespritzt und wurde durchs MRT geschoben. Nach der Untersuchung kam sofort ein sehr netter Arzt zu mir. Er sagte, er habe eine gute und eine schlechte Nachricht für mich. Ein Hirntumor, sehr aggressiv. Und die gute Nachricht, man könne operieren. Ab da stand alles still. Es fühlte sich unecht an. Nach einem kurzen Gespräch und seiner Mahnung, dass Rauchen nicht gut für mich sei, fragte er mich plötzlich, ob wir nicht zusammen eine Zigarette rauchen wollten. Ich nickte.

Draußen auf der Bank, erklärte er mir, dass er eigentlich Arzt geworden sei, um Menschen zu helfen, und nicht, um seinen Patienten solch schreckliche Dinge zu sagen. Ich wurde nun panisch und weinte. Er versuchte, mich zu beruhigen. Leise erklärte er mir, er habe in der Uniklinik Marburg ein Bett für mich organisiert. Jede Minute müsse der Transport da sein. Ich sollte aber ganz in Ruhe noch zu Ende rauchen. Ich starrte ihn hilfesuchend an.

Die Fahrt im Krankenwagen dauerte eine gefühlte Ewigkeit. Das kann doch nur ein Irrtum sein, dachte ich. Aber was, wenn ich da nie wieder rauskäme? Ich erzählte dem Rettungssanitäter, der nicht aufhörte, mir in die Augen zu leuchten und den

Blutdruck zu messen, dass ich Idiotin mich mal vor zwei Jahren umbringen wollte. Eine familiäre Geschichte. Aber ich wollte doch leben. Der Sanitäter war unheimlich lieb und beruhigte mich, er verstand mich gut.

Jetzt sah ich zum ersten Mal eine Uniklinik von innen. Bis dahin hatte ich immer gedacht, dass es wirklich schlimm um einen bestellt sein muss, wenn man mal in eine Uniklinik muss. Jo, dachte ich. Dann lass ich mich jetzt mal auf alles ein. Es gab eine weitere MRT-Untersuchung. Anschließend eröffnete mir ein Arzt, es müsse operiert werden, und zwar schnell. Man erklärte mir die OP, und sie sagten, dass sie gut an den Tumor kämen. Die nächsten zwei Tage waren sehr schlimm für mich. Das Warten. Die Ungewissheit. Die Angst. Mein Mann besuchte mich mit unseren zwei Söhnen. Jeder von ihnen hatte einen Blumenstrauß für mich dabei. Ich versuchte, den dreien klarzumachen, dass sie nun zusammenhalten müssten – egal wie die OP ausginge. Sicher ist sicher, dachte ich.

Montag. Die OP verlief nach Plan. Zwei Finger an der linken Hand waren noch gelähmt, aber ich lebte. Ich brauchte eine Weile, bis ich wieder auf die Füße kam, denn die wollten nicht, wie ich wollte. Ich bekam einen Rollator – ein cooles Teil, das mir wirklich half. Bis dahin hatte ich gar nicht gewusst, wie durchdacht diese Dinger gebaut sind. Nach einer Woche durfte ich nach Hause. Doch überstanden war es noch lange nicht. Die OP war erst der Anfang.

Mein Kopf sollte bestrahlt werden. Ich bekam eine eigens für mich angefertigte, exakt sitzende Maske um den Kopf geschnallt, die mich während der Bestrahlung an jeder Bewegung hindern sollte. Zwei Löcher für die Nase, das war's. Nichts für Leute mit Platzangst. Um die Panik in Schach zu halten, konzentrierte ich mich auf meine Atmung und zählte jeden Atemzug ruhig mit. Konzentriertes Zählen. Das war meine Rettung vor der Angst. Zehn Minuten zählen, so lange etwa dauerte jede Sitzung.

Weil meine Klinik so weit weg war, hatte man mich für die Strahlentherapie stationär aufgenommen und auch alle noch anstehenden Untersuchungen in diesen Zeitraum gelegt. Diese zwei Wochen waren meine persönliche Prüfung. Ich überstand mehrere CTs mit Kontrastmittel und ein Knochenszintigramm. Bei einer Mammografie fand man heraus, dass der Hirntumor von einem Tumor in der Brust stammte. Und dann entdeckte man auf meiner Leber Metastasen. Bis zu diesem Zeitpunkt hatte ich nichts über Krebs gewusst, mich niemals damit beschäftigt, weil es ja immer nur die anderen traf. Jetzt bekam ich immer mehr Diagnosen um die Ohren gehauen. Am schlimmsten war die Biopsie meines Tumors in der Brust. Es fühlte sich an, als hätte die Ärztin zu früh gebohrt. Ich weinte und schrie, und sie sagte, es könne gar nicht so schlimm sein, wie ich mich anstellte. Ich hätte ja immerhin zwei Kinder geboren. Haha. Nun hatte ich meine Diagnose: Mammakarzinom mit Leber- und Hirnmetastasen, vererbt, nicht hormonell. Empfehlungen zur Weiterbehandlung: palliativ.

Die Zeit im Krankenhaus neigte sich dem Ende zu. Mittlerweile war ich absolut entspannt bei der Bestrahlung des Kopfes. Ich war glücklich, dass ich all diese Untersuchungen endlich hinter mir hatte. Erleichtert und grinsend, meine Horrordiagnosen völlig ausblendend, saß ich auf dem Bett, als die Stationsärztin zur Visite kam. Sie redete eine Weile auf mich ein, und irgendwann fragte ich sie: Werde ich das überleben? Sie zögerte und trat näher an mein Bett. Sie nahm ihre Brille und den Mundschutz ab, fing ganz langsam an, mit dem Kopf zu schütteln, und dann liefen ihr die Tränen übers Gesicht. Die Erde öffnete sich unter mir, mein ganzer Körper kribbelte. Was sollte ich tun? Wieder Panik.

Zuhause dachte ich ans Sterben, wie meine Beerdigung aussehen sollte. Wenn ich tot bin, ist meine Familie allein, dachte ich. Dieser Gedanke war fast unerträglich. Nächtelang wanderte ich durch die Wohnung, verzweifelt suchte ich nach Trost, den ich nicht fand. Tagsüber kamen viele liebe Menschen. Sie versuchten, mich aufzubauen, ich bekam jeden Tag Geschenke, und das Wort „danke" hing mir irgendwann zum Hals raus. Natürlich freute ich mich. Sehr sogar. Aber irgendwann fragte ich mich, soll das jetzt das ganze Jahr so weitergehen? Danke, danke, danke. Schnarch.

Ich sehnte mich danach, alles verarbeiten zu können. Endlich ein bisschen Frieden zu finden. Doch dem war nicht so. Langsam bekam ich eine Vorstellung davon, wie es ist, schwer krank zu sein. Das Leben um die Untersuchungstermine herumzuplanen, war nicht einfach für mich. Denn durch meine Kopf-OP fühlte sich mein Gehirn an wie gematschter Pudding. Das Denken fiel mir nicht mehr leicht.

Der erste Kontakt mit meinem zukünftigen Begleiter, dem Onkologen Dr. Stahl, war eine wahnsinnige Erleichterung. Er wusste genau, wie es mir ging. Und was jetzt zu tun sei. Er war einfühlsam und erklärte penibel, wie es nun weitergehen würde. Bei ihm konnte ich alle meine Fragen loswerden und bekam auf alles Antworten. Der Name passt, mein Doktor ist wirklich aus Stahl gemacht.

Ich bekam einen Port implantiert, für Chemo und Antikörper. Für den ersten Tag der Chemo war ich vorbereitet und voll ausgestattet: eine Wolldecke, eine Flasche Wasser, Bonbons und eine Scheibe Brot. Ich nahm das alles ungenutzt wieder mit nach Hause, bekam keinen Bissen runter, ich war viel zu nervös. Dachte an die ganzen Horrorgeschichten, die man so über Chemos hört. Im Geiste sah ich mich abgemagert und apathisch auf einem Chemosessel liegen. Quatsch! Natürlich war es kein Spaziergang. Aber weit von meinen Horrorvorstellungen entfernt. Und eine Wahl hatte ich nicht.

In dieser Zeit fühlte ich mich abgeschnitten von der Außenwelt, alles war anders, mein Körper veränderte sich rasant. Meine Kräfte schwanden sehr schnell. Am meisten vermisste ich meinen

Geschmackssinn. Es ist furchtbar, wenn man etwas isst und es nicht schmecken kann. Meine Verdauung spielte verrückt. Durchfall, dann wieder Verstopfung. Meine Haut war eitrig. Allmählich fielen dann auch meine Haare aus. Auf der einen Seite des Kopfes war durch die Bestrahlungen ohnehin schon eine ganze Ecke kahl. Jetzt wurden auch die Haare auf der anderen Seite dünn und dünner. Es sah merkwürdig aus. Meine Freundin kam vorbei und rasierte die Haare kurzerhand ab. Tränenreich, aber erleichtert feierten wir diese Prozedur. Mein Mann, immer an meiner Seite, aufmunternd grinsend, erlebte diese Veränderungen hautnah mit. Ich vergaß nie, wofür ich das alles auf mich nahm.

Ein Jahr nach der Diagnose machten wir Urlaub in Dänemark, ein Geschenk meiner älteren Schwester und ihres Mannes. Wir hatten ein bezauberndes kleines Ferienhaus mit gemütlicher Terrasse. Ich war glücklich, erlebte mich völlig neu. Zeit für Zweisamkeit. Zum Nachdenken. Zeit, mich neu kennenzulernen. Denn ich hatte mich verändert. Ich war ruhiger geworden. Das Sterben war erst mal aufgeschoben. Die Aufarbeitung meiner Krankheit dauerte lange. Aber meine Seele litt nicht mehr so stark. Die Krankheit hatte mich nicht kleingekriegt.

Zwei Monate später. Ich hatte begonnen, mir nach und nach meinen Alltag zurückzuerobern, die Wiedereingliederung in den Job gestartet. Jeder Schritt zurück ins Leben fühlte sich gut an. Dann der Schock: Bei einer Kontrolluntersuchung fand man Metastasen in meinen Knochen.

Es wird weitergehen. Ich werde weiterkämpfen. Nur gibt es jetzt beim zweiten Mal einen großen Unterschied: Ich kenne mich besser als jemals zuvor. Und ich empfinde Liebe für mich. Das war früher anders, und es gibt mir Kraft. Wie meine Zukunft aussehen wird, weiß ich nicht. Aber wer kennt schon seine Zukunft? ■

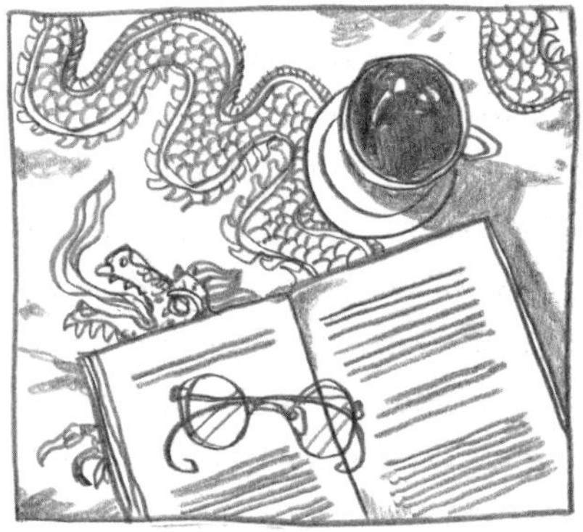

ERNTEZEIT

Petra Bosch

Alter bei Erstdiagnose: 64 Jahre

Vor mir sitzt Dr. Jenk, ein Augenarzt. Genauer, ein Makulaspezialist. Ich kann auf einer Seite fast nichts mehr sehen. Innerhalb von vier Wochen hatte sich in meinem Auge ein Fleck gebildet. Von klein und schwarz zu richtig groß, fast das ganze Sichtfeld füllend, bis auf einen schmalen Lichtrand. Von außen sah man nichts. Tagsüber verdrängte ich es. Aber in der Nacht überfielen mich die Gedanken und ließen mir keine Ruhe. Ich suchte im Internet nach Makuladegeneration. Könnte passen. An meine Brust dachte ich nicht. Obwohl, so ganz tief drinnen, ganz leise, sagte eine Stimme: Es wird doch nicht etwa …?

„Wir vermuten, Sie haben Brustkrebs", sagte Dr. Jenk, „und der schwarze Fleck ist eine Aderhautmetastase." Die Worte trafen mich ins Mark. Also doch. Das war's jetzt also. Metastasierter Brustkrebs. Im Auge. Die Metastase saß direkt auf der Makula, dem gelben Fleck, dem Punkt des schärfsten Sehens. Damit fing meine Erkrankung nicht an. Aber mein Überleben.

Zuerst war da nur dieses leichte Ziehen in der rechten Brust, damals, als meine Mutter zum Pflegefall wurde. Das ist sicher schon länger als zehn Jahre her. Das Ziehen ging immer schnell wieder weg und kam dann irgendwann auch nicht wieder. Zum Arzt gehen ging nicht. Es war nie Zeit dafür. Ich hatte meine Pflichten. Im Lauf der Jahre ging es mit meiner Mutter stetig bergab. Ich musste meinen Vater immer mehr bei ihrer Pflege unterstützen. „Die Petra, die hat Nerven wie Drahtseile", sagte Mama oft, schon früher, als ich noch ein junges Mädchen war. Und starke Nerven konnte ich jetzt gut gebrauchen. Zu dieser Zeit begann meine Brustwarze, sich etwas einzuziehen. Kein Knoten, keine vergrößerten Lymphknoten. Zum Arzt ging ich nicht. Ich war zu sehr eingespannt, auch beruflich. Eine 50- bis 60-Stunden-Woche war normal.

Meine Mutter starb nach jahrelanger Krankheit an einem eisigen Februartag. Mein Mann war seit einiger Zeit arbeitslos. Er hatte seinen Job als Zimmermann aus gesundheitlichen Gründen aufgeben müssen. Manchmal war er zwischendurch über Zeitarbeit beschäftigt. Ich habe um meine Mutter getrauert, meinen Vater getröstet, das Selbstwertgefühl meines Mannes aufgerichtet, unseren jüngeren Sohn beim Studium unterstützt. Ich sorgte mich um unseren älteren Sohn und seine Alkohol- und Drogenprobleme und gab dabei immer mindestens 150 Prozent in der Firma. Für die Baustelle Brust hatte ich keine Kapazitäten. Ich schob alles von mir weg. Ich war ansonsten pumperlgesund. Zwar keine Kondition, schließlich war ich Büroarbeiterin und eher Bücherwurm als Sportskanone, aber nur minimal übergewichtig und nie krank.

Nach längerem Suchen fand mein Mann im Herbst endlich eine neue Arbeit als Lkw-Fahrer. Eigentlich eine Sorge weniger, aber sich einzufinden, fiel ihm schwer. Er war unsicher und ständig angespannt. Monatelang spielte ich den Cheerleader für ihn, baute ihn auf und machte ihm Mut.

Irgendwann kamen bessere Zeiten. Eines schönen Frühlingstages klickte es, und ich wurde über Nacht zur Nichtraucherin. Von zwei Schachteln pro Tag auf null. Unser jüngerer Sohn hatte das Studium beendet, eine Partnerin gefunden und war in die Schweiz gezogen. Mein Mann hatte wieder Selbstvertrauen, mein Vater kam langsam über seine Trauer hinweg und reiste das halbe Jahr mit seinem Wohnwagen durch die Republik. Die 50- bis 60-Stunden-Wochen hatte ich immer noch an der Backe. Aber zwischendurch machten wir auch Urlaub, und wir feierten die Hochzeit unseres Jüngsten. Wenn ich mir jetzt die Fotos von damals anschaue: Ich war das blühende Leben. Dann kehrte unser Ältester nach Hause zurück. Nach längerem Lotterleben hatte er sich wieder gefangen, und mein Mann hatte ihm einen Job in seiner früheren Firma besorgt. Wir machten eine lange Reise in die USA, die ich sehr genoss. Nur ab und zu dachte ich an meine Brustwarze und erinnerte mich an das merkwürdige Ziehen. In mir wuchs die dunkle Ahnung, dass das meine letzte USA-Reise gewesen sein könnte. Doch ich ließ mir nichts anmerken.

Etwa vier Jahre nach dem Tod meiner Mutter begannen sich bei meinem Vater die gesundheitlichen Probleme zu häufen. Er kämpfte mit Blasenentzündungen, Rippen- und Rückenschmerzen. Es ging rapide abwärts, und ich musste mich mehr und mehr um ihn kümmern. Mein Vater lehnte Ärzte ab. Keine Behandlung. Dann begann er, unsicher zu laufen. Die Schmerzen ließen ihm kaum noch Ruhe und wurden über die Wochen immer heftiger. Erst als es für ihn unerträglich wurde und er nicht mehr laufen konnte, ließ er sich ins Krankenhaus einweisen.

Metastasierter Prostatakrebs. Es war zu spät, um die Lähmung ab dem Becken aufzuhalten. Seine Wirbelsäule wurde zehnmal bestrahlt, um den Progress der Knochenmetastasen und die Schmerzen zu stoppen. Er war wochenlang im Krankenhaus, ein anspruchsvoller und schwieriger Patient. Ich musste ihn täglich besuchen, ihm die Hand halten und ihm gut zureden. Er bestand auf seinen gewohnten Bio-Nahrungsmitteln. Ich sollte ihm Ziegenbutter besorgen und spezielles Dinkelbrot. Tagsüber führte ich stundenlang Telefonate oder schrieb E-Mails an die Krankenkasse, die Pflegekasse, das Sanitätshaus, Pflegeheime und Pflegedienste. Alles neben meinem Vollzeitjob. Zu dieser Zeit verdiente ich viel mehr als mein Mann und war die Hauptpernährerin.

Inzwischen fing meine Brust an, sich zu verformen. Vor meinem Mann versteckte ich mich schon länger, passte auf, dass er mich obenherum nicht nackt sah. Ich hatte im Lauf der Zeit meine Tricks entwickelt. Im Bad legte ich mir ein Handtuch parat, das ich mir schnell vor die Brust halten konnte, sollte er mal reinkommen. An Sex war ohnehin nicht zu denken. Wir hatten alle Hände voll damit zu tun, überhaupt durch den Tag, die Nacht, die Woche zu kommen, ohne zusammenzubrechen. Irgendwo in mir war die Gewissheit, dass ich Brustkrebs hatte, und zwar schon lange. Vielleicht sogar mit Metastasen. Dann wäre eh alles zu spät. Ich beschloss, so lange wie möglich zu schweigen. Vor allem gegenüber meinem Vater. Pflichtbewusstsein.

Mein Vater wurde daheim zum All-inclusive-Pflegefall, bevor er eines Tages im Dezember völlig unerwartet starb. Im Schlaf. Ohne Schmerzen. Wir mussten seine Wohnung leerräumen. Die war im dritten Stock, ohne Aufzug. Die Sachen meiner Mutter hatte er dort auch noch gehortet. Jedes Wochenende verbrachten mein Mann und ich nun mit der aufwendigen Haushaltsauflösung. Schon seit Längerem war ich kaum noch die Treppen hochgekommen. Und es wurde schlimmer. Die Atemlosigkeit kam immer häufiger, ich hustete nach jeder Anstrengung, sodass mein Mann mich schon beschuldigte, wieder mit dem Rauchen angefangen zu haben.

Auch hatte ich Probleme beim Gehen. Der linke Oberschenkel tat weh. Ich redete mir ein, es sei eine Zerrung, und besorgte mir ein starkes Mittel gegen die Schmerzen: einen COX-2-Hemmer. Der half. Das Humpeln war fast weg. Problem gelöst, nur der Husten und die Atemnot blieben und wurden nicht weniger. Dann, mittlerweile war es Anfang März, war da plötzlich ein Knubbel auf der Haut unterm Hals. Bis Ende des Monats kamen noch zwei kleinere Knubbel dazu, hinten an jeder Schulter einer. Ich vermutete Metastasen. Also, wie ich es mir gedacht hatte: alles eh schon vorbei.

Ich legte einen Zahn zu, um die Wohnung verkaufsfertig zu machen. Ich musste Erbscheine besorgen und zum Notar gehen. Und ich machte mein Testament. Sehr zaghaft deutete ich jetzt meinem Mann an, dass mit mir etwas nicht stimmte. Natürlich hatte er das Husten bemerkt und dass ich kaum noch die Treppe hochkam. Ein paar Mal sagte er, ich solle doch mal zum Arzt gehen. Aber er drängte mich nicht weiter. Er war ebenso eingespannt wie ich, und auch er trauerte um meinen Vater. Letztendlich schob er meine Beschwerden wohl auf all den Stress.

Mit der Schlüsselübergabe an den Käufer der Wohnung meines Vaters war es schließlich vollbracht. Ich hatte meine Pflichten getan. Meine Angelegenheiten waren geordnet. Ab jetzt konnte ich mich auf mich konzentrieren. Ich machte sofort einen Termin bei einer Augenärztin. Sie veranlasste diverse Untersuchungen, fand nichts. Doch ich hatte lange genug gewartet. Jetzt wollte ich es wissen, und zwar schnell. Also ließ ich mich für den nächsten Tag als Notfall in die Augenklinik überweisen, wo man mich gründlich untersuchte und mich einem Spezialisten vorstellte.

Und dann kam Dr. Jenk. Der Makulaspezialist. Er ignorierte mein lapidares „Ich hab sonst nichts“ und fragte mich aus. Er bohrte so lange nach, bis ich zugab, dass da auch was an meiner

Brust war. Ich fühlte mich wie ein Kaninchen vor der Schlange. Und so gestand ich ihm schließlich auch all meine anderen Wehwehchen, den Knubbel unterm Hals, die Probleme am Oberschenkel, die Schmerzen ohne COX-2-Hemmer.

Dr. Jenk vermutete Brustkrebs und eine Metastase im Auge. Jetzt war's raus. Ich musste schwer schlucken und an diese leise Stimme denken, die so lange immer wieder gesagt hatte: „Es wird doch nicht?" Ich bekam Angst. Aber nicht vor dem Tod. Ich war dabei, als meine Mutter starb, und hatte meinen Vater nur Stunden nach seinem Tod gesehen. Beide wirkten friedlich. Aber ich wollte nicht blind sein, wenn ich sterbe. Ich wollte meine letzten Tage zumindest lesend verbringen, mit meinen geliebten Büchern.

Dr. Jenk war sehr einfühlsam. Er erzählte mir von zwei Kolleginnen, die mit metastasiertem Brustkrebs lebten; die eine sogar schon länger. Auch ich könne noch ein gutes Leben führen, sagte er. Ich glaubte ihm. Und nach all dem Horror, den ich zu metastasiertem Brustkrebs im Internet und anderswo gefunden hatte, fühlten sich seine Worte beruhigend und tröstend an.

Jetzt begann der nächste Untersuchungsmarathon. Ich lag stationär in der Augenklinik. Morgens holte mich ein Taxi ab und brachte mich in irgendeine andere Klinik. Man untersuchte mich, beäugte mich von Kopf bis Fuß, fotografierte, ultraschallte, biopsierte. Die meiste Zeit wusste ich nicht, wo und in welcher Klinik ich gerade war. Das war ein völlig neues Gefühl. Jemand anderes organisierte, lenkte, kümmerte sich. Ich konnte loslassen. Und genau diese Fürsorge brauchte ich, denn anders hätte ich es nicht geschafft. Ich hatte die Kontrolle abgegeben, und das war eine neue, eine irritierende, aber eine gute Erfahrung.

Schließlich hatte ich es offiziell. Ich hatte metastasierten Brustkrebs, und der saß nicht nur an den üblichen Stellen wie in allen möglichen Knochen, in Leber und Lunge, am Bauchfell und an den Eierstöcken. Mein Krebs wuchs auch an so exotischen Orten wie auf der Haut und auf der Aderhaut. Aber ich hatte Glück. Um mich kümmerten sich ausschließlich kompetente, ruhige und größtenteils emphatische Ärztinnen und Ärzte. Niemand gab mir irgendeine Prognose, aber alle gaben mir das Gefühl, dass mein Tod zumindest nicht unmittelbar bevorstand. Und was für mich am wichtigsten war: Niemand machte mir Vorwürfe. Niemand fragte mich, warum ich trotz eindeutiger Symptome so lange gewartet hatte. Über zehn Jahre. Wie hätte ich das auch erklären können? Dass es mein Pflichtgefühl war, das mich zu fest in seinen Fängen hielt? Dass ich nie Zeit gehabt hatte? Dass andere immer wichtiger waren? Ich kann es mir selbst nicht erklären.

Als ich meinem Mann von meiner Diagnose erzählte, sah er mich mit großen, panikerfüllten Augen an. Ich legte alle Fakten auf den Tisch. Es gab jetzt kein Verstecken mehr. Er blieb stumm. Gleich danach informierte ich die unmittelbaren Kolleginnen und den Geschäftsleiter an meiner Arbeitsstelle. Dort hatte man sich bereits gewundert, warum die Petra plötzlich einige Krankentage hatte. Mein Chef versprach mir jegliche Unterstützung. Er freute sich, dass ich vorhatte weiterzuarbeiten. Für Termine oder Untersuchungen würde ich ohne Krankmeldung frei bekommen. Ginge es mir schlecht, könnte ich später kommen, früher gehen, wegbleiben oder mich krankschreiben lassen. Sollte ich merken, dass ich überfordert bin, würden wir eine Lösung finden. Dieser Rückhalt tat mir gut und beruhigte mich.

Dr. Jenk hatte mich an die Frauenklinik überwiesen, zur weiteren Befund- und Therapiebesprechung. Nach allem, was ich mir über meine Krankheit bislang angelesen hatte, rechnete ich nun mindestens mit einer Operation und einer Chemotherapie. Vor beidem hatte ich eine Mordsangst. Doch ich sollte mich irren. Denn mein Krebs, sagte man mir, wachse recht langsam, und zum Überleben brauche er Östrogen. Mein Ärzteteam empfahl mir eine Antihormontherapie und einen CDK4/6-Hemmer – ein brandneues Medikament, das damals erst seit etwa zwei Jahren zugelassen war. Ob ich damit einverstanden sei. Was für eine Frage! Diese Nachricht nahm mir eine riesige Last vom Herzen, und natürlich sagte ich Ja.

Kurz darauf begann ich meine Therapie. Zur Stabilisierung der Knochenmetastasen verordnete man mir Xgeva-Spritzen. Bereits vor der ersten Kontrolluntersuchung bemerkte ich, dass der schwarze Fleck im Auge kleiner wurde. Auch die Knubbel schienen zu schrumpfen. Die Untersuchungen bestätigten mein Gefühl. Zudem waren ein paar meiner Metastasen in Leber und Lunge entweder messbar kleiner geworden oder zeigten eine Tendenz zum Regress.

Und so setzte sich das fort: Mal war die eine Metastase etwas kleiner geworden, mal eine andere. Der Primärtumor schrumpfte ebenfalls, und in den Knochen sah man eine fortschreitende – und erwünschte – Sklerosierung. Nach sieben Monaten lag meine Sehfähigkeit im rechten Auge wieder bei 70 Prozent. Inzwischen ist von der Aderhautmetastase nur übrig, was die Ärztin in der Augenklinik Narbengewebe nennt. Meine Sehfähigkeit hat sich bei rund 80 Prozent eingependelt. Besser wird's nicht mehr, aber das ist ein großartiges Ergebnis. Die Krankheit ist zum Stillstand gekommen. Alle sechs Monate muss ich nun zur Tumorkontrolle. Die Schmerzen im Oberschenkel sind weg. Bei Anstrengung oder Aufregung habe ich immer noch Atemnot, aber nicht mehr so schlimm. Ich komme zwei Etagen hoch, ohne zu kollabieren, und der Husten ist verschwunden.

Ich erhalte starke Medikamente, aber Nebenwirkungen habe ich mittlerweile nicht mehr viele. Nur die ersten acht Monate waren hart. Der CDK4/6-Hemmer machte dem Blut Probleme, und so setzte man die Dosis nach einer Weile herunter. Seither geht es mir noch etwas besser. Die Sache mit den Blutwerten ist bis heute ein stetiges Auf und Ab, und so muss ich mit dem Medikament manchmal eine Extrawoche pausieren. Aber diese Strategie funktioniert.

Mit knapp 66 ging ich in Rente. Die Arbeit habe ich bis zur Regelaltersgrenze durchgezogen. Kurz nach der Diagnose hatte es noch etliche Fehlzeiten gegeben, doch die letzten acht Monate meines Arbeitslebens ging es mir so gut, dass ich nur noch ab und zu wegen Arztterminen ausfiel. Die Arbeit tat mir gut. Die Kolleginnen und Kollegen haben mich wie immer behandelt. Nur tragen durfte ich nichts mehr, und es war immer ein Stuhl für mich in der Nähe. Man nahm mir ein paar Kunden ab und schickte mich früher in den Feierabend.

In der Zwischenzeit bin ich Oma eines entzückenden kleinen Mädchens geworden. Es geht mir gut. Ich hoffe, dass die jetzige Therapie noch eine Weile anschlägt, und zwischen meinen Terminen möchte ich reisen. Schließlich haben wir von meinem Vater einen Wohnwagen geerbt. Ich mache Pläne. Ich bin ein pragmatischer und positiver Mensch. Ich gehe zuversichtlich Schritt für Schritt durch mein Leben. Das habe ich schon immer so gemacht, und anders hätte ich die vergangenen Jahre nicht durchgehalten. Meine Mutter hatte recht: Alles in allem habe ich wohl wirklich Nerven wie Drahtseile. Natürlich habe ich auch dunkle Tage. Dann will ich mich nur noch verkriechen oder mich ein paar Stunden richtig ausweinen.

Aber ich habe gelernt, fürsorglich zu mir selbst zu sein. Das gelingt mir immer besser. Ich sage öfter Nein, ernähre mich gesünder, lese viel und genieße diese Auszeiten. Heilsam ist auch der Besuch eines Onlineforums, das mir oft hilft, wenn es schwierig wird. Die Anteilnahme der anderen Forumsmitglieder, der liebevolle Umgang und das Verständnis, das ich dort erlebe, richten mich immer wieder auf.

Alles ist weiterhin stabil. Seit etwa vier Jahren bekomme ich nun die erweiterte Antihormontherapie, und was damals bei mir noch so neu war, ist mittlerweile eine Standardbehandlung bei fortgeschrittenem Brustkrebs. Unsere kleine Enkelin redet mittlerweile wie ein Buch, sie ist ein glückliches und sehr aufgewecktes Mädchen. Ich profitiere von der modernen Medizin und habe gute Ärztinnen und Ärzte an meiner Seite. Ich habe Glück! ■

SEITENBLICKE:
EIN HÖRBUCH FÜR JONAS

Von Anja Angenendt und Annette Waschbüsch

In der Erinnerung verliert ein Mensch zuerst seine Stimme. Das typische Lachen, kleine sprachliche Eigenheiten, die Art, eine Geschichte zu erzählen – all das verblasst nach dem Tod. Ein Familienhörbuch kann helfen, diesen einzigartigen Schatz zu bewahren.

Es ist Anjas Leben zum Anhören, Kapitel für Kapitel: von ihren Kindheitserinnerungen über die erste Liebe, zu besonderen Momenten, voller Alltagsgeschichten und kleiner Geheimnisse. „Es ist wunderschön geworden", sagt die 45-Jährige. „Ich hoffe sehr, dass ich es meinem Sohn zu seinem 18. Geburtstag selbst schenken kann."

Anja hat metastasierten Brustkrebs. Seit ihrer Diagnose ist für sie klar, dass es wahrscheinlich keine Heilung geben wird. Seit sie das weiß, ist da auch diese Angst, ihren heute neunjährigen Sohn Jonas nicht mehr aufwachsen zu sehen. „Ich habe befürchtet, ich könnte nicht mehr genug Zeit mit ihm haben, um ihm diese ganzen kleinen Geschichten über ihn und über mich zu erzählen", sagt sie. „Es fühlte sich an, als müsste ich ihn allein zurücklassen." In Anja wächst der Wunsch, Jonas etwas Bleibendes von sich zu hinterlassen. Sie sucht nach Ideen, beginnt, ihre Lebensgeschichte für ihn aufzuschreiben, doch es will nicht so recht gelingen.

Schließlich stößt sie im Internet auf die Seite des Familienhörbuchs. Das gemeinnützige Projekt ermöglicht es Müttern und Vätern, die mit einer unheilbaren Krankheit und einer lebensverkürzenden Diagnose konfrontiert sind und minderjährige Kinder haben, ihre selbst erzählte Lebensgeschichte aufzunehmen. Das fertige Hörbuch ist dann unterteilt in altersgerechte Kapitel und gedacht zum gemeinsamen Anhören, als Begleitung beim Erwachsenwerden – fürs Jetzt und über den Tod hinaus; sehr persönlich und ganz individuell abgestimmt auf die jeweilige Familiensituation. Und damit am Ende alles möglichst gut klingt, helfen ausgebildete Audiobiografinnen, Radioprofis, Musikerinnen und Sounddesigner mit dem Interview und bei der Produktion. Schon über 450 Familienhörbücher sind seit 2017 entstanden, und durch Spenden und viel ehrenamtliches Engagement ist das Angebot für die betroffenen Familien kostenfrei.

Anja ist anfangs unsicher, ob das Projekt etwas für sie ist. „Ich habe gezweifelt, ob ich es wirklich schaffen würde, ein tolles Familienhörbuch aufzunehmen", sagt sie. „Ich wusste auch gar nicht, ob ich wirklich krank genug bin, um mich dafür zu bewerben. Noch geht es mir ja gut." Aber dann entdeckt sie auf der Website die Textstelle, die für sie den Ausschlag gibt: Eine Bewerbung bedeute nicht, dass die Erkrankung schon sehr weit fortgeschritten sein oder unmittelbar mit einer massiven Verschlechterung gerechnet werden müsse. Anja schickt den Bewerbungsbogen los.

Knapp zwei Wochen später bekommt Anja einen Anruf von Familienhörbuch-Gründerin Judith Grümmer. Die ehemalige Medizin-Rundfunkjournalistin nimmt sich viel Zeit, stellt Fragen zu Anjas Erkrankung, zu ihrem Sohn, will wissen ob und inwieweit er Bescheid weiß. „Ich fühlte mich sofort verstanden", sagt Anja. Sie erfährt, dass sie bei Bedarf sogar psychologische Unterstützung bekäme: Drei ehrenamtliche Psychoonkologinnen stehen dem Projekt zur Seite.

„Es war so ein gutes, herzliches Gespräch", sagt Anja. Trotzdem ist sie unsicher, ob sie das Richtige tut. Ob sie geeignet ist für solche Aufnahmen. Und was ist mit ihrer Traurigkeit? Macht sie ihrem Sohn damit eine Freude, oder wird es eine Last für ihn?

Doch Anja schafft es, ihre Zweifel zur Seite zu schieben. Auf in ein Abenteuer!

Und dieses Abenteuer beginnt vier Wochen später bei Jana Magdanz. Die Radiojournalistin hat daheim ein kleines Tonstudio. Und hier nehmen die beiden Frauen in den nächsten drei Tagen Anjas Audiobiografie auf, Stück für Stück, Erinnerung für Erinnerung. „Frau Magdanz hat für eine tolle Atmosphäre gesorgt", sagt Anja. Die Chemie stimmt, und die Geschichten sprudeln nur so aus ihr heraus. Nach drei Tagen und etwa zwölf Stunden Tonmaterial ist die Aufnahme fertig. Am Ende sucht Anja noch ihre Lieblingsmusik aus, um die Kapitel passend zu unterlegen. Der Rest ist Sache eines professionellen Producers.

Ursprünglich hatte Anja sich vorgenommen, nicht in ihr fertiges Buch hineinzuhören. Doch als sie einige Wochen später die Datei mit dem fertigen Familienhörbuch in ihrem E-Mail-Postfach findet, packt sie die Neugier. „Was soll ich sagen? Es ist viel schöner geworden, als ich mir das vorgestellt hatte."

Jonas wird nicht vergessen müssen, wie sich die Stimme seiner Mutter anhört. Wie sie erzählt, wie sie lacht oder wie es klingt, wenn sie von etwas Traurigem spricht. All die kleinen, typischen Eigenheiten, die Anja einzigartig machen. „Er wird ein Andenken an mich haben, vor allem mit meiner Stimme", sagt Anja. „Ich bin unendlich dankbar, dass ich dieses Hörbuch aufnehmen durfte." ■

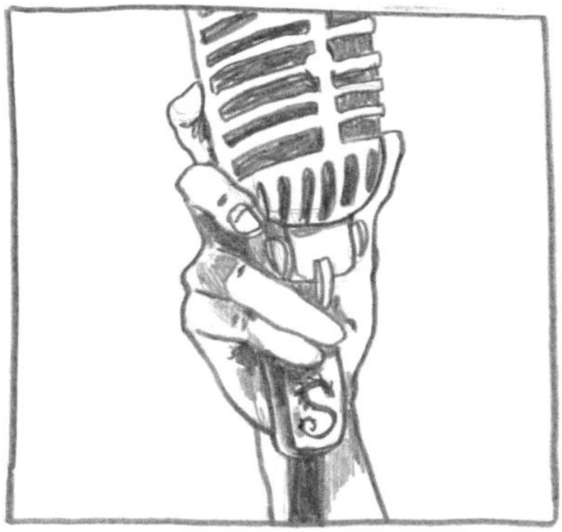

KREBS HAT KEINE ZIELGRUPPE

Paulina Ellerbrock

Diagnose Brustkrebs mit 30 Jahren

Mein Leben war so unspektakulär, dass es sich an Unaufgeregtheit kaum übertrumpfen ließ. Kind, Partner, ein sinnstiftender Job, eine kleine Wohnung in der Stadt, ein Schrebergarten im Grünen. Ab und zu ein „Moin!" nach links und rechts, manchmal ein Kopfnicken dazu.

Dass ich heute auf Veranstaltungen spreche, mich in der Maske fast schon routiniert abpudern lasse, eine eigene Fernsehsendung bekomme – all das hätte ich selbst am allerwenigsten gedacht. Und manchmal, da fühlt es sich ambivalent an. Ich bin keine Moderatorin, Sängerin oder Schauspielerin. Ich hatte Krebs. Und mit diesem Thema im Gepäck trieb es mich in die Öffentlichkeit.

Das alles begann mit einer Suche. Kurz nach meiner Diagnose suchte ich Geschichten und Momente eines Alltags, der mir im freien Fall entglitten war. Ich suchte Menschen, die öffentlich über ihre Erkrankung berichteten, die Menschen hinter den Überlebensstatistiken. Und ich wollte ihnen nahekommen – nicht im Klinikalltag, nicht als Patientinnen, sondern als Menschen in ihrem normalen Leben. Es gibt viele Themen, die bei einer Krebsdiagnose eine Rolle spielen – die wenigsten davon haben Platz im Behandlungszimmer. Krebs findet zu Hause statt. Und dafür suchte ich Beweise.

Mich in meinem neuen Alltag zurechtzufinden, war ein grundlegender Schritt, von dem ich mir Halt erhoffte. Also begann ich zu suchen. Und suchte. Und suchte noch mehr. Was ich fand, waren Personen, die im „Leben nach Krebs" standen und retrospektiv berichteten. Sie strotzten vor Resilienz. Sie standen im Licht einer Lebensdankbarkeit, die mich in meiner Realität überhaupt nicht erreichte.

Trotzdem versuchte ich daran zu glauben, vielleicht irgendwann mit langen Haaren vor einem neu gewonnenen und geordneten Leben in bester Gesundheit zu stehen. Aber es gelang mir nicht. Ich war noch nicht so weit. Schließlich hatte meine kleine Schwester einen Einfall: „Vielleicht musst du gar nicht suchen?", sagte sie. „Vielleicht musst du gefunden werden."

So begann also die Geschichte, die zur Stütze meines neuen Lebens werden sollte. Ich holte tief Luft und fing an, in den sozialen Medien über meinen Alltag mit dem Krebs zu berichten. Ich fand Gleichgesinnte. Es entstanden Freundschaften, Diskussionen, Austausch; es gab Wissenstransfer und Verbundenheit. Und ich erlebte, dass ich so viel mehr als die Zahl in einer Statistik war.

Bevor ich mich in den sozialen Medien mit anderen austauschte, hatte ich mich in die Materie Krebs eingelesen. Ich hatte versucht, meinen Wissensstand im emotionalen Ausnahmezustand auf ein halbwegs entscheidungsfähiges Level zu bringen; hatte verstehen wollen, was mit mir passierte, und mehr noch, was mir bevorstand. Ich hatte versucht, biochemische Prozesse zu begreifen, hatte von den Unterschieden der Chemotherapien gelesen, mit dem Textmarker in der Hand in einem Berg voller Kopien gesessen und versucht, mich zu orientieren. Ich war trotzdem überfordert gewesen. Ich hatte nichts gefühlt, mechanisch funktioniert. Das sollte meine neue Lebensrealität sein?

Über solche Dinge sprach ich in den sozialen Medien – und das brachte mich den Frauen nah, die ebenfalls in ihren Wohnzimmern saßen und jede für sich kopfschüttelnd am Rande ihrer eigenen Verzweiflung standen. Jetzt waren wir nicht mehr allein. Die Verzweiflung brachte uns zusammen. Wir verstanden einander, wir teilten Anekdoten, unsere eigene Art von Humor, und wir wurden gemeinsam immer selbstsicherer. Aus Leidensgenossinnen wurden Freundinnen. Das half, dem Thema Krebs die Schwere zu nehmen. Der Austausch tat mir gut. Ich fing wieder an zu lachen, freute mich über Behandlungserfolge und erlebte emotionale Unterstützung, als diese bei mir ausblieben.

Ich sah Freundinnen sterben. Auch das ist Krebs. Es gehört zum Umgang mit der Erkrankung dazu. Aber die Patientenakten der anderen sind nicht meine eigenen. Indem ich mir das klar machte, lernte ich, meine Ängste zu kontrollieren. Krebsfreundschaften sind besonders. Unsere Basis ist keine gemeinsame Vergangenheit voller schöner Erinnerungen. Wir lernen uns mitten in einer Lebenskrise kennen. Das Schöne, das uns verbindet, ist zunächst fiktiv: Wir füttern uns mit Zuversicht und Mut und hoffen, gemeinsam die Zukunft, die wir uns gedanklich erschaffen, zu erreichen. Das Damoklesschwert hängt dabei dicht über unseren kahlen Köpfen.

Diese Freundschaften sind zerbrechlich, und jeder Behandlungsrückschritt einer anderen kann der Trigger der eigenen Ängste werden. Ich beweinte anfangs nicht nur, was meinen Freundinnen widerfuhr, sondern jedes Mal auch mich selbst und mein eigenes Schicksal. Erst mit der Zeit habe ich gelernt, das zu trennen. Und heute weiß ich: Wir haben diese eine Krankheit, Krebs. Aber jede hat dabei ihre eigene Krankenakte.

Als ich nach einem Rezidiv endlich mit der Akuttherapie fertig war, hoffte ich, dass meine eigene Krebsgeschichte nun zu Ende erzählt sei. Das Thema Krebs wich aus meinem Alltag, und ich wollte nicht diejenige sein, die frisch erkrankten Menschen plakativ erzählt, wie glücklich sie nun sei. Ich hatte nicht vergessen, wonach ich selbst damals gesucht hatte. Und es gab noch so viel mehr zu sagen.

Ich wählte mir ein neues Medium. Ich begann zu bloggen und startete schließlich mit meiner Freundin einen eigenen Podcast, den ersten dieser Art in Deutschland: „2 Frauen, 2 Brüste". Anfangs war man skeptisch. Man sagte uns, Krebs würde immer ein Nischenthema bleiben; eines, das niemand in seinem Alltag haben wolle. Dass Menschen nach Idolen streben, Unterhaltung bevorzugen. Dass unser Podcast zwar inspirierend und erfrischend sei, aber eben für die meisten uninteressant.

Wir widersprachen entschieden. Denn Krebs hat keine Zielgruppe. Statistisch gesehen bekommt jede achte Frau im Laufe ihres Lebens eine Brustkrebsdiagnose. Jeder zweite Mensch in Deutschland wird Krebs bekommen. All diese Menschen haben Zugehörige, die dadurch ebenfalls mit der Erkrankung konfrontiert werden. Die Gesellschaft ist unsere Zielgruppe, und wir wollen dieses Thema in ihrer Mitte platzieren.

Es ging nicht um uns. Wir wollten nicht berühmt sein. Doch das Thema hat es verdient. Jetzt war ich nicht mehr die Suchende, jetzt konnte ich zurückgeben. Wir konzentrierten uns auf einen Sozialraum, in dem wir uns alle aufhalten und der trotzdem so wenig genutzt wird: das Internet. Und wir waren erfolgreich. Zeitschriften interessierten sich, Preise folgten, Gremien fragten an. Wir bekamen eine eigene Fernsehsendung mit drei Folgen zur Primetime. Ich darf strategisch beraten, schreiben, darf Themen politisch platzieren. Ich darf aufzeigen, wie individuell diese Krankheit ist.

Heute wird über viele Krankheiten öffentlich und authentisch gesprochen. „Ihr werdet immer ein Nischenthema bleiben, ein Tabuthema“, hallt es in mir manchmal nach. Dass das schon lange nicht mehr stimmt, macht mich stolz auf alle, die dazu beitragen. Sie alle sind es, die den Unterschied machen und die ich damals so mühsam gesucht habe. Ein starkes Kollektiv.

Krebs in der Öffentlichkeit ist kein Thema, es ist ein Prozess, und ich bin sehr stolz darauf, dass wir uns trauen, ihn zu zeigen – obwohl wir immer zwischen Ernsthaftigkeit und Bagatellisierung balancieren. Aber es ging nie um mich, mein Gesicht oder mein unaufgeregtes Leben. Es ging immer und immer wieder um den Austausch, darum wie es ist, mit dem Krebs zu leben.

Es geht nicht darum, anderen zu zeigen, dass man ein Leben nach dem Krebs erreichen kann. Die Frauen im Survivorship waren mir kurz nach meiner Diagnose viel zu weit weg. Diejenigen, die mir zeigten, dass man trotz Krebs die Spülmaschine ausräumen kann, wurden zu meiner Inspiration. Mit ihnen fühlte ich Verbundenheit. Weil sie meine Idee von einem Alltag mit der Krankheit mit Leben füllten. Manchmal sind es die kleinen Dinge, die greifbaren, die erlebbaren, die der Theorie Lebendigkeit einhauchen.

Meine Suche hat sich gelohnt. Das stelle ich fest, wenn ich heute zurückdenke, im Garten sitze, wieder im piefigen Lieblingsalltag versunken bin, in meinen Kaffee puste und mit einem „Moin“ nach links und rechts grüße. ■

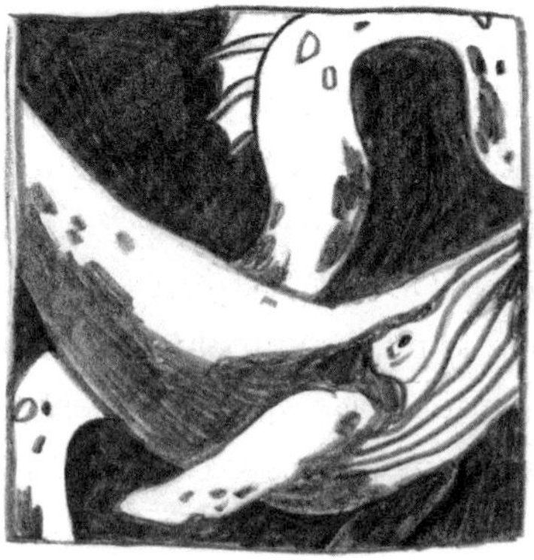

DAVONLEBEN

Katharina

Diagnose Brustkrebs mit 26 Jahren

Der Wal springt. Mit überraschender Anmut hebt sich sein tonnenschwerer Körper aus den Wellen. Langsam reckt er seine Flossen und biegt das Rückgrat durch, bevor er mit einem lauten Platschen zurück in die Fluten gleitet. Das Wasser spritzt meterhoch. Unser Schlauchboot tanzt auf den kleinen Flutwellen. Mein Gesicht ist nass und salzig. Ob von Gischt oder Freudentränen – ich weiß es nicht. Ich bin so dankbar und überwältigt. Das war der Wahnsinn! Und alles andere als selbstverständlich. Einer meiner Kindheitsträume ist Wirklichkeit geworden. Ich sitze in einem kleinen Gummiboot vor der Küste Kanadas. Mein Herz schäumt über, prickelt und blubbert. Ganz wie die kleinen Bläschen auf der Meeresoberfläche, die der Buckelwal hinterlassen hat.

Ich verspüre in diesem Moment gleichzeitig Demut und Wehmut. Demut, weil ich vier Jahre zuvor nicht damit gerechnet hatte, diesen Augenblick jemals erleben zu dürfen. Kindheitstraum und Punkt auf meiner Bucket List. Wie oft habe ich nach meiner Brustkrebsdiagnose an diese Liste gedacht. War deprimiert und traurig. Es sah so aus, als würden einige Punkte für immer unerledigt bleiben. Mein Leben deutlich früher enden, als es mir lieb war. Ich war erst 26, als ich 2017 die Diagnose triple-negatives Mammakarzinom bekam. Ohne familiäre oder genetische Vorbelastung. Einfach so. Doch heute sitze ich in der kleinen Nussschale von Boot und könnte kaum glücklicher sein.

Wehmut, weil ich für einen kurzen Augenblick an die Zeit vor meiner Erkrankung denken muss. Als Glücksmomente wie dieser noch völlig unbeeinträchtigt waren vom Krebs. Ich mich wie jeder gesunde Mensch ganz unbedarft freuen konnte. Diese Zeit ist vergangen und wird nicht mehr zurückkommen. Der Krebs und sein dunkler Schatten werden immer ein Teil von mir sein. Sie begleiten mich bei jedem Schritt und jeder Reise – mal mehr, mal weniger spürbar.

Die Diagnose brachte viele furchtbare Emotionen mit sich. Sorgen und Ängste, wie ich sie nie zuvor gespürt hatte. Die Sorte Kummer, die mich nachts mit Herzrasen aufschrecken oder mich erst gar nicht in den Schlaf finden ließ. Oftmals war ich wütend, zornig über mein Schicksal und die schwere Bürde, die mir mit der Diagnose auferlegt worden ist.

Aber es wurde mit der Zeit besser. So wie der zeitliche Abstand zum Tag der Diagnose wuchs, so lernte ich mit all dem umzugehen. Ich wuchs an meinen Aufgaben.

Während und kurz nach meinen Therapien – 16 Zyklen Infusionschemo, sechs Zyklen Tablettenchemo, 36 Bestrahlungen, brusterhaltende OP – war es manchmal nicht einfach, die düsteren Gedanken in Schach zu halten. Ein falscher Blick des Arztes. Unschöne Neuigkeiten einer lieben Mitpatientin. Ein fieser Traum. Das löste bei mir an schlechten Tagen bittere Tränen und Todesängste aus. Wie sollte es auch anders sein? Schließlich sah ich mich mit dem aggressivsten aller Brustkrebstypen konfrontiert. Mein Tumor hatte zudem ein paar ungünstige Parameter und ich daher nicht die beste Ausgangsposition. Und obendrein war mir nach der regulären Chemotherapie nicht einmal die pathologische Komplettremission vergönnt. Bei meinem Subtyp prognostisch eher ungünstig.

Doch auch die anstrengende Phase der Therapie verging. Mehr und mehr rückten Ängste und Sorgen in den Hintergrund. Langsam fühlte ich mich wieder sicherer in meinem Körper. Konnte seine Signale wieder besser deuten und Vertrauen aufbauen. Nach wie vor schnellt der Puls kurz vor wichtigen Kontrollterminen in die Höhe. Aber die Untersuchungen bereiten mir schon lange keine schlaflosen Nächte und Bauchschmerzen mehr.

Auch im Umgang mit meinen Ärzten hat eine Entwicklung stattgefunden. Die Tatsache, dass meine damalige Frauenärztin meinen Tumor aufgrund meines jungen Alters monatelang als gutartig eingestuft hatte, war ein Schock für mich. Eine fatale Fehleinschätzung, die mich mein Leben hätte kosten können. Und die meinen Blick auf medizinisches Fachpersonal grundlegend verändert hat. Das Bild der unfehlbaren Götter in Weiß hat Risse bekommen. Ich aber wurde dadurch während der Therapiephasen zu einer mündigen, emanzipierten Patientin. Immer informiert und wissbegierig. Manchmal kritisch hinterfragend. Und wenn es sein muss, auch mal bestimmend. Heute führe ich mit meinen Ärzten Gespräche auf Augenhöhe. Ein schönes Gefühl, das mir Sicherheit und Zuversicht gibt.

Mein Leben – es ist anders als vorher. Wird für immer anders sein. Irgendwo, ganz tief im Unterbewusstsein, wird für immer der Krebs sein Unwesen treiben. Manchmal drängt er an die Oberfläche. „Was, wenn er zurückkommt …?“ Ein düsterer Gedanke. Schaudern erfasst mich. Völlig normal. Gänzlich in Ordnung. Solange ich dem Krebs nicht zu viel Raum gebe oder gar darüber panisch werde. Das ist nicht immer einfach, und manchmal überkommt es mich, auch wenn ich es gar nicht möchte. Aber als

Krebspatientin auf meine mentale Gesundheit zu achten ist ein großer und wichtiger Schritt in Richtung Heilung. Neben all den Therapien und Maßnahmen für den Körper darf ich sie nicht aus den Augen verlieren.

Wie ich das schaffe? Ich befolge den Rat meines Senologen. „Sie müssen dem Krebs davonleben“, gab er mir bei meinem letzten Termin im Brustzentrum mit auf den Weg.

Und das tue ich. Tag für Tag. Die Erkenntnis, dass mein Leben abrupt enden könnte, war und ist hart und schmerzhaft. Altwerden ist keine Selbstverständlichkeit, sondern ein Privileg. Dies ist gewiss eine der wichtigsten und prägendsten Lektionen meines Lebens. Ich schiebe die Verwirklichung meiner Lebensträume nicht mehr auf die lange Bank. Denn meine Bucket List ist lang. Und das Leben kann so verdammt kurz sein. Zu kurz für „später“, zu kurz für „irgendwann“.

Leben im Hier und Jetzt. Wie heute. Mitten auf dem Meer vor der Küste Kanadas. Ich sitze in einem kleinen, schwankenden Schlauchboot und beobachte, wie die Buckelwale springen. ■

DANKSAGUNG

Wollte man jemandem erklären, was genau eigentlich Teamarbeit ist – dieses Buch wäre das perfekte Beispiel dafür. Viele Menschen haben uns geholfen, Tipps gegeben, ihr Netzwerk angezapft, haben angeschubst, begleitet und beraten. So viele, dass der Platz hier gar nicht ausreicht. Unser besonderer Dank geht an …

- das Forum der Frauenselbsthilfe Krebs, ohne das es dieses Buch nicht gäbe.

- die vielen Spenderinnen und Spender (und Buttje!), die es uns durch die Sammelaktion bei Betterplace.me ermöglicht haben, mit professionellen Lektorinnen zu arbeiten.

- unseren Verleger Peter Tamm, das Team des Verlages und ganz besonders an Meike Nieberding, die uns sensibel und vertrauensvoll durch den ganzen Prozess geleitet hat, sowie an Kristina.

- unsere Lektorinnen Susanne Herold, Kristine Kress und Annette Krüger.

- Friwi Kramer. Ein Gespräch, klingt interessant, schick mal ein Exposé, ich kenn da einen Verleger. Hat gleich geklappt.

- Peter für den unverhofften Reisekostenzuschuss.

- die Deutsche Bank, die uns für das Honorarkonto keine Gebühren in Rechnung stellt. Danke Katrin.

- Charlotte für deine Kunst.

- Prof. Volkmar Müller, Dipl.-Psych. Florentine Larbig, und Dipl.-Psych. Silke Meier sowie Ruth Belzner und Barbara Quenzer für ihre Geduld und Expertise.

- Kevin für den technischen Support.

- Dieter und Lutz. Ohne eure Unterstützung wäre es kaum möglich gewesen, dieses Buch zu realisieren.

- alle Autorinnen und Autoren, die den Entstehungsprozess des Buches von Anfang an kreativ und voller Begeisterung mitgegangen sind. Ihr macht mit euren großartigen Geschichten, eurer Offenheit, eurem Mut und ganz viel Teamgeist dieses Projekt aus und tragt es alle gemeinsam. Danke jeder und jedem Einzelnen von euch!

Ihr seid großartig!

AUTORINNEN UND AUTOREN

Anja Angenendt
Jonas Angenendt
Katharina Books
Petra Bosch
Hanna C.
Carlotta
Daniela und Helena
Fiducia Deserto
Paulina Ellerbrock
Ute Engelmann
Katja Funk
Katja Genuit
Paula Göcking
Kathrin Hartz
Hans-Peter K.
Kim
Tanja Krämer
Florentine Larbig
Lucia
Anja-Maria M.
Manuela
Silke Meier
Kerstin Meve-Garreis
Anke Möhn
Bettina Ney
Pia
Robert
Jessica Röhner
Margarete S.
Simone F.
Claudia Schneider
Achim Sohnius
Annette Waschbüsch
Marie Sophie Zimmermann